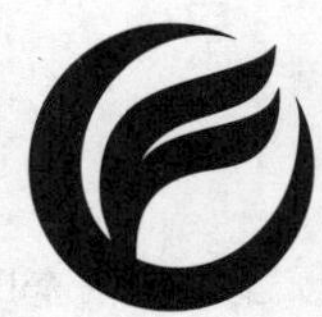

全国高等卫生职业教育技能紧缺型
人才培养“十二五”规划教材

供临床医学、护理、助产、药学和医学检验技术等专业使用

老年护理

主　审　高清源

主　编　周立平　杨雪琴　冷育清

副主编　缪礼红　余新华

编　者　（以姓氏笔画为序）

于英华　河北北方学院附属第一医院
刘雪娟　永州职业技术学院
苏玉华　常德职业技术学院
杨雪琴　荆楚理工学院
余新华　湖北医药学院附属太和医院
冷育清　河北北方学院附属第一医院
金小千　常德职业技术学院
周立平　常德职业技术学院
饶小明　湖北医药学院附属太和医院
黄小丽　江西医学高等专科学校
缪礼红　常德职业技术学院

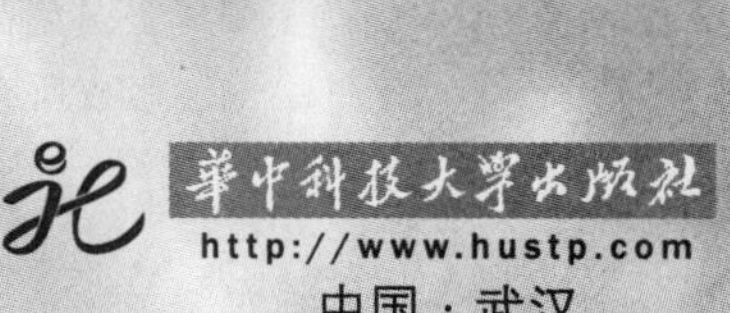

華中科技大學出版社
http://www.hustp.com
中国·武汉

内容简介

本书是全国高等卫生职业教育技能紧缺型人才培养“十二五”规划教材。

本书共分为九个项目，内容包括绪论、老化的相关理论、老化的身心表现、老年人健康评估、老年人安全用药的护理、老年人日常生活护理、老年人常见健康问题与护理、老年人常见疾病护理、老年人临终关怀护理。

本书可供临床医学、护理、助产、药学和医学检验技术等专业使用，也可供其他专业及在职医疗卫生技术人员和有关人员学习和参考。

图书在版编目(CIP)数据

老年护理/周立平，杨雪琴，冷育清主编. —武汉：华中科技大学出版社，2014.5

ISBN 978-7-5680-0095-6

Ⅰ.①老… Ⅱ.①周… ②杨… ③冷… Ⅲ.①老年医学-护理学-高等职业教育-教材 Ⅳ.①R473

中国版本图书馆 CIP 数据核字(2014)第 100124 号

老年护理 周立平 杨雪琴 冷育清 主编

策划编辑：史燕丽
责任编辑：张 琳
封面设计：范翠璇
责任校对：马燕红
责任监印：周治超
出版发行：华中科技大学出版社(中国·武汉)
武昌喻家山 邮编：430074 电话：(027)81321913
录 排：华中科技大学惠友文印中心
印 刷：武汉市籍缘印刷厂
开 本：880mm×1230mm 1/16
印 张：13.75
字 数：447 千字
版 次：2019 年 1 月第 1 版第 4 次印刷
定 价：38.00 元

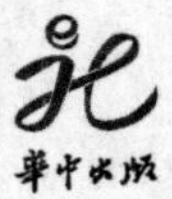

总序

随着我国经济的持续发展和教育体系、结构的重大调整，职业教育办学思想、培养目标随之发生了重大变化，人们对职业教育的认识也发生了本质性的转变。我国已将发展职业教育作为重要的国家战略之一，高等职业教育成为高等教育的重要组成部分。作为高等职业教育重要组成部分的高等卫生职业教育也取得了长足的发展，为国家输送了大批高素质技能型、应用型医疗卫生人才。

我国的护理教育有着百余年的历史，积累了丰富的经验，为培养护理人才做出了历史性的贡献，但在当今的新形势下也暴露出一些问题，急需符合中国国情又具有先进水平的护理人才体系。为了更好地服务于医学职业教育，《"十二五"期间深化医药卫生体制改革规划暨实施方案》中强调：加大护士、养老护理员、药师、儿科医师，以及精神卫生、院前急救、卫生应急、卫生监督、医院和医保管理人员等急需紧缺专门人才和高层次人才的培养。护理专业被教育部、卫生部等六部委列入国家紧缺人才专业，予以重点扶持。根据卫生部的统计，到 2015 年我国的护士数量将增加到 232.3 万人，平均年净增加 11.5 万人，这为护理专业的毕业生提供了广阔的就业空间，也对卫生职业教育如何进行高素质技能型护理人才的培养提出了新的要求。

为了顺应高等卫生职业教育教学改革的新形势和新要求，在认真、细致调研的基础上，在全国卫生职业教育教学指导委员会副主任委员文历阳教授及沈彬教授等专家的指导下，在部分示范院校的引领下，我们组织了全国 20 多所高等卫生职业院校的 200 多位老师编写了符合各院校教学特色的全国高等卫生职业教育技能紧缺型人才培养"十二五"规划教材，并得到参编院校的大力支持。

本套教材充分体现新一轮教学计划的特色，强调以就业为导向，以能力为本位，紧密围绕现代护理岗位人才培养目标，根据整体性、综合性原则，根据护理专业的特点将原有的课程进行有机重组，使之成为具有 21 世纪职业技术人才培养特色，并与护理专业相适应的课程体系。本套教材着重突出以下特点。

1. 突出技能，引导就业　以就业为导向，注重实用性，核心课程围绕技能紧缺型人才的培养目标，设计"基本执业能力＋特色特长"的人才培养模式。构建以护理技术应用能力为主线、相对独立的实践教学体系。

2. 紧扣大纲，直通护考　紧扣教育部制定的高等卫生职业教育教学大纲和护士执业资格考试大纲，按照我国现行护理操作技术规范，辅以系统流程图、必要的解剖图谱和关键操作要点。

3. 创新模式，理念先进　创新教材编写体例和内容编写模式，参照职业资格标准，体现"工学结合"特色。教材的编写突出课程的综合性，淡化学科界限，同时结合各学科特点，适当增加人文科学相关知识，强化专业与人文科学的有机融合。

教材是体现教学内容和教学方法的知识载体，是把教学理念、宗旨等转化为具体教学现实的媒介，是实现专业培养目标和培养模式的重要工具，也是教学改革成果的结晶。本套教材在编写安排上，坚持以"必需、够用"为度，坚持体现教材的思想性、科学性、先进性、启发性和适用性原则，坚持以培养技术应用能力为主线设计教材的结构和内容。在医学基础课程的设置中，重视专业岗位对相关知识、技能的需求，淡化传统的学科体系，以多学科的综合为主，强调整体性和综合性，对不同学科的相关内容进行了融合与精简，使医学基础课程真正成为专业课程学习的先导。在专业课程的设置中，以培养解决临床问题的思路与技能为重点，教学内容力求体现先进性和前瞻性，并充分反映专业领域的新知识、新技术、新方法。在文字的表达上，避免教材的学术著作化倾向，注重循序渐进、深入浅出、图文并茂，以利于学生的学习和发展，使之既与我国的国情相适应，又逐步与国际医学教育相接轨。我们衷心希望这套教材能在相关课程的教学中发挥积极作用，并深受读者的喜爱。我们也相信这套教材在使用过程中，通过教学实践的检验和实际问题的解决，能不断得到改进、完善和提高。

全国高等卫生职业教育技能紧缺型人才培养
"十二五"规划教材编写委员会

前言

老年护理是一门研究自然、社会、文化教育和生理、心理等因素对老年人健康的影响的技能性学科，旨在运用护理程序解决老年人的健康问题，提高老年人生活质量。

21世纪以来，人口老龄化进程加快，老龄化社会问题日益突出，如何提高老年人的生活质量，已成为全球关注的社会问题。率先进入老龄化社会的一些发达国家，已经形成一套较为完善的老年护理体系。我国老年护理事业近年来发展快速，在教育培训方面，高等医学院校已经开设"老年护理"课程及老年护理专业，各地养老机构亦如雨后春笋般发展起来，从业人员逐年增多。因此，为了适应我国老年护理事业的发展，满足老年护理教学工作和临床护理工作的需求，我们编写了此书。

本书的编写充分考虑了职业教育特点，秉承"教、学、做"合一的理念，注重护士职业能力培养。全书分为绪论、老化的相关理论、老化身心表现、老年人健康评估、老年人安全用药的护理、老年人日常生活护理、老年人常见健康问题与护理、老年人常见疾病护理、老年人临终关怀护理九个项目，系统阐述了老年护理基本概念、老年社会发展特点、老年人老化身心表现、老年人健康评估方法、老年人日常生活护理、老年人常见健康问题护理、养老机构的管理与特点、老年人常见疾病护理措施、临终关怀的发展与特点。

本书具有科学性、实用性、新颖性的特点，每个学习项目之前均设有"学习目标"，使学生学习时目标明确；每个学习项目之后均附有"项目小结"，对学习项目重点内容进行概括总结，使学生能抓住重点、强化记忆；教材中设有"知识链接"栏目，将一些与学习任务有关的知识置于其中，帮助学生更好地理解教学内容，提高学习兴趣；项目八"老年人常见疾病护理"中每个任务前均有"案例导入"，"能力检测"中均有每种疾病的"案例分析"，这样有助于培养学生的临床思维能力。

本书适用于高等卫生职业院校相关专业学生学习，同时也可供护理教师、临床护理人员、老年护理岗位培训机构、老年护理机构工作人员、护理管理人员使用和参考。

在本书编写过程中，我们阅读了大量文献，并引用了文献中的部分插图，在此，我们谨向所有的作者表示感谢！同时，我们也得到了华中科技大学出版社及编者所在单位的帮助和支持，在此，我们一并向所有给予本书编写提供过帮助和支持的单位和个人表示衷心感谢！

由于编者能力和水平有限，难免存在疏漏之处，真诚希望各位专家、读者和使用本书的护理学界同仁及读者提出宝贵意见。

编　者

目录

项目一 绪论

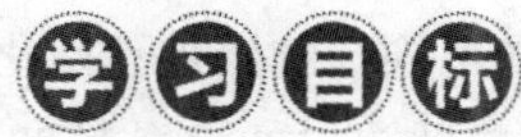

1. 掌握人口老龄化、老龄化社会及老年护理相关概念。
2. 熟悉人口老龄化的特征及人口老龄化的影响与对策。
3. 了解老年护理的发展与现状。

随着人类社会的进步和经济发展，人们的生活水平不断提高，平均寿命普遍延长，老年人在人口总数中的比例越来越大，人类社会已经进入老龄化社会。人口老龄化已成为全球面临的重要公共卫生问题和重大社会问题，为全世界所关注。针对老年人的生理特点，研究老年人的健康问题、满足老年人的健康需求、提供优质的老年护理、提高老年人的生活质量、维护和促进老年人的身心健康、实现健康老龄化的战略目标已成为护理领域的重要课题。

一、研究对象

老年护理的研究对象是老年人，包括了老年病人及未患病的老年人。从生理意义上讲，老年是人类生命过程中的一个阶段，此阶段人体的组织与器官开始老化，生理功能逐渐衰退。随着人类年龄的增长，这种老化是循序渐进的，它受遗传因素和非遗传因素等多方面的影响，而且每个老年人有其个体差异，老化的速度也不尽相同，即使在同一个老年个体内部，各器官与系统的老化也不完全一致。老年人是一个具有生理、心理、社会等方面需要的综合体，在其衰老的过程中会受到生理、心理、社会等各方面因素的影响。

二、研究方法

老年护理作为一门以临床护理实践为主的应用学科，其研究对象为老年人，具有一定的特殊性。随着老年学科的发展，揭示人类老化及与老年有关的各种问题的规律越来越科学，也为改进老年护理学研究方法提供了宝贵的经验。老年护理的研究方法可以概括为以下三种。

（一）观察法

观察法是从自然发生的现象中收集资料，对所观察的现象不施加任何因素，不改变内在和外界的任何条件，直接观察现象的自然过程。在运用观察法时，应注意如下几点。①客观性：观察时严格按照事物的本来面目、实事求是地去观察事物，例如，护理查体时，观察到某老年病人左足后跟部有一处 2 cm×3 cm 大小的溃疡创面，导致局部溃疡的原因则有待进一步研究。②完整性：按照一定的计划进行全面观察，例如，上例病人的观察，不应只满足于观察后发现的一个问题，而应全面观察病人，如有无消瘦、尿量是否增多、是否口渴等情况。③准确性：注重观察客观事物或现象的细微变化，如发现老年病人左足后跟部溃疡，其溃疡创面的大小为 2 cm×3 cm、深度为Ⅱ度且发生了组织坏死，溃疡表面呈黑色。

（二）调查法

调查法是通过科学调查，有计划地对收集的资料进行记录、整理、统计和分析研究，从而概括出规律性的结果和结论，以指导实践活动。常用于老年护理研究的调查法包括如下几种。①全面性调查：为达到某一目的而对某一范围内的所有研究对象进行全面的普查，如对某社区老年人进行老年性痴呆的普查。②个案调查：对于某个典型个案的护理研究，如一例老年呼吸衰竭病人接受机械通气治疗 2 年的护理。

③典型调查:对研究对象的某一方面进行深入、细致的调查,以便发现研究对象的共同规律,如住院老年人发生跌倒与日常生活能力的关系。④抽样调查:在某一总体中随机抽取一定的样本,充分反映总体的特征,如对住院老年冠心病病人进行某一药物疗效的观察。⑤评价性研究:对研究对象干预前后的效果判断等,如对老年糖尿病病人实施健康教育的效果评价。

(三)实验法

实验法是收集资料的主要手段,是在严格控制实验条件的前提下,对所研究的对象进行密切仔细的观察、分析、比较和综合,从而找出其规律性。常用的实验法如下:①临床试验:以病人作为研究对象、以个体为实验单位随机化分组进行研究的实验,如不同药物湿敷预防化疗引起静脉炎的效果评价。②动物试验:以动物为对象进行实验研究,例如,硝普钠静脉注射外渗引起皮下组织坏死的实验研究,可通过建立动物模型,直接在镜下观察其组织坏死情况,同时对不同处理方法进行动物实验比较,得出科学的结论,从而指导护理实践并改进护理方法。③干预试验:在社区护理研究中应用较广,以社区健康老年人或患病老年人作为研究对象,针对其健康问题,有目的、有计划地实施某项护理措施作为干预手段,从而获得实施干预或未实施干预的不同结果,如老年糖尿病病人健康教育效果的分析。

三、教学目的与任务

老年护理的教学目的是帮助学生掌握本课程的基本理论、基本知识和基本技能,重点内容如下:了解老年人可能发生的系统形态和功能方面的生理性改变;熟悉运用护理程序,对老年特有症状病人实施整体护理;熟悉正确的护理操作技术,指导老年人的日常生活;掌握老年人常见疾病的护理及心理健康问题,使学生通过实施老年护理活动,帮助老年人维持健康或获得最佳的健康状态,甚至让临终病人平静地、有尊严地逝去。

老年护理的教学任务包括绪论、老化相关理论、老化身心表现、老年人健康评估、老年人安全用药护理、老年人日常生活护理、老年人常见健康问题护理、老年人常见疾病护理及老年人临终关怀护理等。

任务一　老年人与人口老龄化

人的生命周期是一个生物、心理、社会等方面动态发展变化的过程,可以划分为童年、青年、中年和老年四个年龄阶段,在不同的年龄阶段,人体会发生一系列生理和心理改变。

一、老年人的年龄划分

人体衰老是一个渐进的过程。影响衰老的因素很多,而且人体各器官的衰老进度不一,个体差异很大。因此,老年只是个概括的含义,很难准确界定个体进入老年的时间。在老年护理中表示年龄的方法各不相同,但目前通常采用时序年龄(又称实际年龄)与生物学年龄(又称生理年龄)两种表示方法。时序年龄取决于出生日期,是按出生年、月、日计算出来的个体生存期间的年龄。生物学年龄取决于组织器官的结构与功能老化的程度,是反映器官功能状况的一个指标。时序年龄与生物学年龄的区别在于,前者是计算个体自出生和经历的时间,而后者是评估个体组织器官功能及结构老化程度。一般来讲,随着时序年龄的增长,生物学年龄也随之增加。

为了社会工作需要,便于科学研究和医疗护理工作的开展,年龄界限的划分一般以时序年龄为依据。由于各个国家的地理、人文环境和遗传基因不一致,平均寿命各不相同,对老年人的年龄界限亦无统一的标准。我国以 60 岁作为划分标准,而发达国家以 65 岁作为划分标准。我国老年人划分标准与世界卫生组织提出的老年人划分标准对比如表 1-1 所示。

表 1-1 我国与世界卫生组织老年人划分标准对比

我国老年人划分标准		世界卫生组织(WHO)老年人划分标准	
年龄	分期	年龄	分期
—	—	44 岁以下	青年人
45～59 岁	老年前期(中老年人)	45～59 岁	中年人
60～89 岁	老年期(老年人)	60～74 岁	年轻老年人
—	—	75～89 岁	老年人
90 岁以上	长寿期(长寿老人)	90 岁以上	长寿老年人
100 岁以上	长寿期(百岁老人)	—	—

二、人口老龄化

(一)人口老龄化

人口老龄化(aging of population)简称人口老化,是人口年龄结构老龄化。它是指老年人口在总人口中的比例不断上升的动态过程,也是指人口年龄不断增加的人口现象。影响人口老龄化的因素包括出生率和死亡率下降、平均寿命延长、青年人口外迁增多等。其中平均预期寿命的延长是世界人口趋向老龄化的直接原因。人口老龄化简单的表现形式是"老年比"上升,按照世界卫生组织(WHO)的标准,60 岁以上老年人口占总人口比例达 10%,或 65 岁以上老年人口比例达 7%,就称为人口老龄化。1950 年全世界 60 岁及以上老年人口约 2.1 亿,1975 年约为 3.5 亿,2000 年达到约 5.9 亿,而到 2050 年,60 岁以上的人口将达到近 20 亿。与工业化国家相比,发展中国家人口老化的速度更快。在未来的 50 年,发展中国家的老年人口预计将增长 4 倍,平均寿命为 70.4 岁,全球人口老龄化趋势不可避免。

(二)老龄化社会

老龄化社会是指老年人口占总人口的比例达到或超过一定值的人口结构模型。按照联合国的传统标准是指一个地区 60 岁以上老年人达到总人口的 10%,新标准是指 65 岁以上老年人占总人口的 7%,则该地区视为进入老龄化社会。联合国卫生组织对老龄化社会的划分有两个标准,如表 1-2 所示。

表 1-2 老龄化社会的划分标准

划 分 标 准	发 达 国 家	发展中国家
老年人年龄界限	65 岁	60 岁
青年型(老年人口系数)	<4%	<8%
成年型(老年人口系数)	4%～7%	8%～10%
老年型(老年人口系数)	>7%	>10%

1. 发达国家的标准 65 岁以上人口占总人口比例的 7%以上定义为老龄化社会(老龄化国家或地区)。欧洲的老龄化比例达 13.7%,成为世界上人口结构老龄化程度最高的地区,包括美国、加拿大等北美洲地区老龄化比例为 12.6%,仅次于欧洲居第二位。65 岁以上老年人口比例较高的国家依次是瑞典 17.9%、挪威 16.3%、英国 15.7%、比利时 15.4%、丹麦 15.4%、意大利 15.2%、法国 15.0%、德国 15.0%、瑞士 14.9%、日本 13.1%。

2. 发展中国家的标准 60 岁以上人口占总人口的 10%以上称为老龄化社会(老龄化国家或地区)。1999 年底,我国 60 岁以上人口占我国总人口比例的 10.09%,成为世界上第 50 个跨入老年型国家行列的国家。2010 年根据我国第六次人口普查数据,我国内地人口的总数为 13.39 亿,60 岁以上人口超过了 1.7 亿,占总人口的 12.70%,其中 65 岁及以上人口已经超过 1.1 亿,占总人口的 8.22%,2013 年 60 岁以上人口超过 2.02 亿,占总人口的 15.09%。我国老年人数量巨大,人口老龄化的速度比其他任何国家都要快,可以说是跑步进入老龄化社会。

三、人口老龄化特征

人口老龄化现象是由于社会经济不断发展,医疗卫生条件不断改善,科学文明程度不断提高,从而使得人口出生率和死亡率都不断下降,而平均预期寿命不断延长的结果,是科学与经济不断发展和进步的标志。

(一)世界人口老龄化特征

1.人口老龄化的速度加快 据有关部门统计,1950年全世界有2.1亿老年人,1990年增加至4.8亿,2002年已达6.3亿,占全世界人口总数的10%。预计到2050年,老年人数量将猛增到19.6亿,占世界总人口的31%,平均每年增长9000万。

2.发展中国家老年人口增长速度快 1950—2050年的一百年间,发达国家和地区的老年人口将增加3.8倍,发展中国家的老年人口将增加14.7倍。目前世界上65岁老年人每月以80万的速度增长,其中66%集中在发展中国家,因而世界老年人口日趋集中在发展中地区。预计2050年,世界上有约82%的老年人,即16.1亿老年人将生活在发展中地区,3.6亿老年人将生活在发达地区。

3.人口平均预期寿命不断延长 近半个世纪以来,世界各国的平均寿命都有不同程度的延长。19世纪许多国家的平均寿命只有40岁左右,20世纪末则达到60至70岁。全球最长寿的前10名国家依次为日本、澳大利亚、加拿大、法国、西班牙、新加坡、希腊、以色列、意大利和瑞典,这些国家的人口平均寿命都超过了78岁。2007年世界卫生统计显示,日本人的平均寿命是83岁,至今保持着世界第一长寿国的地位。中国人的平均寿命为69.98岁。

4.高龄老年人(80岁以上老人)增长速度加快 高龄老年人是老年人口中增长最快的群体。1950—2050年间,80岁以上人口以平均每年3.8%的速度增长,大大超过60岁以上人口的平均速度(2.6%)。2000年,全球高龄老年人达0.69亿,约占老年总人口的1/3。预计至2050年,高龄老年人约3.8亿,占老年人总人口数的1/5。

5.女性老年人占老年人口中的绝大多数 多数国家老年人口中女性超过男性。一般而言,老年人中,男性死亡率高于女性。性别间的死亡率差异使女性老年人成为老年人中的绝大多数。例如,法国是世界上第一个步入老年型人口的国家(1950年老年人口占总人口的10.1%),其女性老年人的平均预期寿命比男性高8.4岁,美国为6.9岁,日本为5.9岁,中国为3.8岁。

(二)我国人口老龄化特征

随着计划生育政策的实行和平均寿命的延长,从21世纪初开始,我国人口老龄化的进程逐渐加快,今后随着低生育率的长期化,人口老龄化会是中国最大的人口、经济、社会问题之一。全国老龄工作委员会办公室2006年2月23日发布的《中国人口老龄化发展趋势预测报告》指出,中国1999年进入了老龄化社会,目前是世界上老年人口最多的国家,占全球老年总人口的1/5。我国处于人口快速老龄化阶段,从2001年至2100年,中国的人口老龄化发展趋势可以划分为以下三个阶段。

第一阶段,从2001年到2020年的快速老龄化阶段。这一阶段,中国将平均每年增加596万老年人口,年均增长速度达到3.28%,大大超过总人口年均0.66%的增长速度,人口老龄化进程明显加快。到2020年,老年人口将达到2.48亿,老龄化水平将达到17.17%。其中,80岁及以上老年人口将达到3067万,占老年总人口的12.37%。

第二阶段,从2021年到2050年是加速老龄化阶段。伴随着20世纪60年代到70年代中期的新中国成立后第二次生育高峰人群进入老年,中国老年人口数量开始加速增长,平均每年增加620万人。同时,由于总人口逐渐实现零增长并开始负增长,人口老龄化将进一步加速。到2023年,老年人口数量将增加到2.7亿,与0～14岁少儿人口数量相等。到2050年,老年人口数量将超过4亿,老龄化水平推进到30%以上;其中,80岁及以上老年人口将达到9448万,占老年总人口的23.62%。

第三阶段,从2051年到2100年是稳定的重度老龄化阶段。到2051年,中国老年人口规模将达到峰值4.37亿,约为少儿人口数量的2倍。这一阶段,老年人口规模将稳定在3亿～4亿,老龄化水平基本稳定在31%左右。80岁及以上高龄老年人占老年总人口的比例将保持在25%～30%,进入一个重度老龄化的平台期。

目前，中国人口已经进入快速老龄化阶段，人口老龄化的压力开始显现。与其他国家相比，中国的人口老龄化具有以下主要特征。

1. 老年人口基数大 人口普查数据显示，截至 2013 年 11 月 1 日，60 岁及以上的老年人占总人口的 14.8%。我国是世界上唯一老年人口超过 2 亿的国家。根据联合国预测，21 世纪上半叶，中国一直是世界上老年人口最多的国家，占世界老年总人口的 1/5。21 世纪下半叶，中国也还是仅次于印度的第二老年人大国。

2. 老年人口增长快 根据国家应对人口老龄化战略研究课题组预测，2042 年老年人口比例将超过 30%。在人类历史的进程中，老年人口占总人口的比例一直维持在 3%左右，到了 20 世纪才出现了老年人口增多的现象，也只是在近几十年其比例才上升到 5%～10% 的水平。根据 1998 年联合国卫生组织人口资料显示，65 岁以上老年人口从 7%上升到 14%，法国用了 127 年，瑞典用了 85 年，美国用了 72 年，英国用了 47 年，而中国仅用了 27 年就完成了。我国将长期保持很高的递增速度，属于老龄化速度最快的国家之列。

3. 女性老年人口数量大于男性 目前，老年人口中女性比男性多出 464 万人，2049 年将达到峰值，将多出 2645 万人。21 世纪下半叶，多出的女性老年人口基本稳定在 1700 万～1900 万人。多出的女性老年人口中 50%～70%都是 80 岁及以上年龄段的高龄女性。近 10 年来，80 岁以上高龄老年人增加了近一倍，已经超过 2000 万，2010 年城乡空巢家庭接近 50%。

4. 老龄化先于工业化 发达国家是在基本实现现代化的条件下进入老龄社会的，属于"先富后老"或"富老同步"，而中国则是在尚未实现现代化、经济尚不发达的情况下提前进入老龄社会的，属于"未富先老"。相比发达国家我国现在仍处于工业化、城镇化的进程之中。发达国家进入老龄社会时人均国内生产总值一般都在 5000 美元以上，而中国目前人均国内生产总值才刚刚超过 1000 美元，仍属于中等偏低收入国家行列，应对人口老龄化的经济实力还比较薄弱。

5. 地区发展不平衡、城乡倒置显著 中国人口老龄化发展具有明显的由东向西的区域梯次特征，东部沿海经济发达地区明显快于西部经济欠发达地区。最早进入人口老年化行列的上海（1979 年）和最迟进入人口老年化行列的宁夏（2012 年）比较，时间跨度长达 33 年。目前，中国农村的老龄化水平高于城镇 1.24%，这种城乡倒置的状况将一直持续到 2040 年。到 21 世纪后半叶，城镇的老龄化水平才将超过农村，并逐渐拉开差距。这是中国人口老龄化不同于发达国家的重要特征之一。

6. 老龄化与家庭小型化相伴随，需抚养老年人比例快速上升 第六次全国人口普查数据显示，目前我国平均每个家庭 3.1 人，家庭小型化使家庭养老功能明显弱化。2010 年约 5 个劳动年龄人口负担 1 个老人，而据预测 2030 年约 2.5 个劳动年龄人口负担 1 个老人。

四、人口老龄化的影响

我国 60 岁以上的老龄人口已达到 2.02 亿，约占全国总人口的 14.8%；到 21 世纪中叶，我国老龄人口的数量将增加到 4 亿左右，由此带来的老年社会保障、老年健康等一系列问题，将给未来经济的可持续发展带来沉重的负担和压力，向社会养老保障和社会福利、社会服务提出了严峻的挑战。

（一）社会经济负担加重

被抚养人口负担，特别是老龄化负担的增大，导致在职职工与离退休人员比例发生变化，这对于经济发展是不利的。从宏观上来看，抚养老年人口的主要承担者是劳动年龄人口，其主要指标是劳动年龄对老年人口的总负担率。中国随着计划生育政策的实施，老年负担系数不断上升，由 2000 年的 11.07%急速上升，至 2030 年预计达到 21.66%，仅 30 年间增大至近 1 倍。随着经济和人口老龄化的发展，今后领取退休金和养老金的人数将不断增加，老龄化负担的增大引起老年退休金、养老金、老年医疗保健费用、社会福利基金和社会保险基金等国家财政支出的急剧上升，加重国家的财政负担，需要提供社会福利、老年医疗及老年福利设施等多种社会的服务。这样政府财政支出的增大，减少了生产部门的投资规模，加重了国民经济负担。

（二）人口老龄化的加快对消费的影响

一般而言，年龄结构的老龄化正在进行的过程中，因老年人口数量的增加，使消费群体日益扩大，消费支出呈现逐渐上升倾向。但是，进入老龄化社会以后，消费支出则呈现减少趋势，年龄结构的变化影响了消费结构。从中国城市居民的消费水平来看，老年人的家庭用品、保健费、医疗费以及交际费等支出的比例显著提高，但是将来随着人口老龄化的迅速发展，由于收入水平相对较低的老年人人均消费额随着衰老而减少，住宅、轿车、电视机及电冰箱等耐用消费品的需求量减少，这样人口老龄化的消费减退效果在某种程度上抑制了经济发展。

（三）人口老龄化对于储蓄的影响

人口老龄化导致储蓄额减少，减少了资本积累。中国老年人的实际收入普遍较低，储蓄倾向也低，老年人口的增加带来总储蓄水平的降低。退休后个人收入大幅度降低，退休人员的购买力也会因通货膨胀的影响进一步降低，而提前退休将会使个人的收入与储蓄能力下降的幅度更大。大量的老年人由于通货膨胀导致储蓄不足，不得不依靠子女的照顾。从总体上看，人口老龄化减少资本的积累和持续储蓄，使投资受到一定的限制，将影响社会扩大再生产。

（四）人口老龄化对劳动年龄人口的数量和质量的影响

在劳动年龄人口的数量和质量方面，人口老龄化成为抑制经济增长的因素。由于人口老龄化、出生人口减少，随着老年人口比例的上升，劳动年龄人口所占比例相应下降，使从事经济活动的劳动力人口往往呈现下降趋势，不利于经济发展。目前，西欧、北欧地区及美国、日本、澳大利亚等发达国家大都面临这一问题，特别是西欧国家。日本由于劳动力严重不足，在一定程度上不得不依靠吸引外国劳动力来补充，这对其经济发展的影响是深刻的。中国的劳动力自 1978 年以来以 3%左右的速度增长，成为经济快速增长的动力。但 1994 年以后，由于产业结构的失衡、国有企业优胜劣汰机制的实施导致新就业劳动力增长钝化，2020 年以后随着人口老龄化的加速，劳动年龄人口数量将逐渐减少，比重下降，将导致劳动力不足，对于经济发展是不利的。与此同时，伴随着人口老龄化的发展，劳动年龄人口的年龄结构逐渐趋向老化。这种变化是劳动年龄人口老龄化对于经济变动产生的负面影响。

（五）人口老龄化对参保人员社会结构和医疗保险基金来源的影响

随着我国医疗保险制度改革的发展，医疗保险基金的安全运行问题值得注意。人口老龄化加快直接导致参保人员的结构老化，进而引起参保人员收入、缴纳费用等的变化，将成为导致医疗保险基金出现险情的重要因素。20 世纪 90 年代初以来，我国开始逐步探索建立社会医疗保险制度。截至 2009 年全国已有 11.7 亿多人参加了医疗保险，2013 年参保人数达 13 亿。随着医疗保险覆盖人群的不断扩大和人口年龄结构特征的老化，参保人员结构的老龄化日益加快并加速发展。1993 年全国共有 291 万参保人员，其中退休人员 23 万，占参保人员总数的 7.9%。1998 年，全国共有 1879 万参保人员，其中退休人员 369 万，占参保人员总数的 19.6%。到了 2002 年，全国共有 9401 万参保人员，其中退休人员 2475 万，占参保人员总数的 26.3%，参保人员的数量和比例都上升很快。

我国的医疗保险制度是在原来的公费、劳保医疗制度的基础上建立起来的，医保基金没有历年的积累和存储。现行医疗保险制度规定，退休人员个人和单位均不缴纳医疗保险费用，又没有外来的资金投入，只能仅靠当其在职期间缴纳的医疗保险基金来支出。随着参保人员年龄结构老龄化的不断发展，要保持医疗基金的收支平衡，保证医疗基金的安全运行，其难度会越来越大。对于在实行新的医疗保险制度时已经退休的所谓老年人来看，他们所需要的医疗保险资金就形成了一笔越来越长期的赤字或债务。在没有其他可靠的渠道解决这些老年人的医疗保险资金的条件下，人口老龄化的加快将会造成医疗保险筹资与支出的矛盾加剧。

（六）人口老龄化对医疗基金支出的影响

人口老龄化的加快，老年人口增多，不仅人数增多，而且从疾病转型上，都将会扩大医疗费用支出。20 世纪，人类社会文明最大的进步就是疾病类型的转变和平均寿命的延长，20 世纪后半期，威胁人类健康和生命质量的主要疾病是慢性病。在我国和世界各大国，造成人类死亡最前列的疾病是心脑血管疾病、恶性肿瘤和呼吸系统疾病等，而这些疾病的发生与年龄的增长有很大关系。据1998年的调查，全国60岁及以上老年人两周患病率为全体人群的1.7倍，老年人平均患有2～3种慢性病。根据卫生部的调查结果显示，老年人的发病率比中青年人要高3～4倍，其住院率高2倍。人口老龄化在加快，老年人口在增加，平均预期寿命在延长，病痛在伴随着老年人，老龄化加速带来的医疗费用支出将成为社会的一大负担。

五、人口老龄化的对策

人口老龄化是经济、社会、科技发展的产物，是世界人口发展所面临的共同问题，尽管我国还处在老龄化的初期，但解决老龄化问题必须具有战略性和超前性。在充分借鉴国外经验的基础上，从我国的实际出发，逐步探索具有我国特色的解决人口老龄化问题的途径。

（一）尽早建立和健全养老保险制度

中国养老保险制度的重要性在于建立完善的养老社会保障体系，主要有职工养老保险、城镇居民养老保险、农村养老保险，扩大对未参保老年人的低保补助。职工养老保险为广大参保职工和离退休人员提供适当水平的基本生活保障，它是国有企业改革和经济结构调整的迫切需要，有利于改善居民对改革的心理预期，增加即时消费，促进我国经济的持续、快速增长。

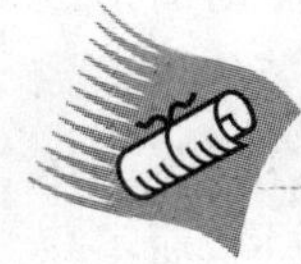

知识链接

国外老年护理保险制度

老年护理保险是指通过合同约定，当被保险人因疾病或衰老导致生活无法自理，需要入住康复中心或需要在家中接受他人护理时的有关费用由保险人提供补偿。美国、德国、日本的老年护理保险实行较早。

1.美国老年护理保险　美国商业性的老年护理保险承保被保险人在任何场所（除医院疾病治疗外）因接受各种个人护理服务而发生的护理费用。被保险人所获的赔偿金额不需要纳税，死亡给付金不作为遗产。

2.德国老年护理保险　1993年德国法定《护理保险法》生效，实行“护理保险跟随医疗保险”的原则，但国家官员、法官和职业军人由国家专门人员负责并承担有关费用。护理保险承保日常生活护理、医疗护理、精神护理、心理咨询和治疗等内容。

3.日本老年护理保险　日本于2000年4月实施了强制性护理保险。保费一半由国家提供，另一半由个人缴纳。首先要提出申请，护理保险管理机关将根据病人实际身体状况提供1～6级的等级护理服务。

（二）建立全面覆盖的老年医疗健康保险制度

现阶段，老年人具有患病率高、伤残率高、医疗利用率高的特点。老年人大多数都有慢性病，因此，为老年人提供基本医疗保险，满足他们的基本医疗需求，使老年人及其家庭不至于因为疾病而导致个人及家庭经济危机，建立全面覆盖的老年医疗保险制度迫在眉睫。除此之外，还要注意面向社会、家庭和老年人的健康教育，努力满足老年人的基本医疗需求，在农村应探索多种形式的健康保障，逐步建立城乡医疗救助制度。

（三）让老年人融入充满活力的经济社会生活

充分发挥老年人的人力资源优势，并认识老年人的价值，让老年人愉快地安度晚年。健康寿命延长意味着工作年限的延长将成为可能，总的劳动力生产成本会下降。我国实行性别、职业差异的退休年龄制，与那些预期寿命与我国同水准的国家相比，我国的退休年龄普遍较低。因此两种现象不可避免：一是退休人口大量隐性就业；二是退休时工龄越长养老待遇往往也就越好。后一现象也就意味着求学时间越长，退休时比同龄人的养老金会更低，这既不公平也不合理。因此，实行弹性退休年龄制度，有利于老有所为，有利于身心健康和延年益寿。能有效合理使用人力资源,鼓励和引导老年人从事教育传授、社会公益、社区服务和老年服务等活动。变隐性就业为显性就业,既不新增就业压力,又能客观反映我国从业人员结构及就业状况,实现提高劳动年龄人口就业率目标向提高总人口就业率目标的过渡。这种举措有利于完善劳动力市场,开拓新的就业渠道。

(四)尽快发展完善农村养老制度

推广实施社会基本养老不仅在城市,而且在农村也日渐重要与紧迫。未来的我国养老问题,难点在农村,重点也在农村。广大农村,由于家庭规模逐步萎缩,子女数量持续下降,青壮年劳动力大量流入城市,农村人口老龄化的动态速度也在加快。由于农村老年人数量极大,农民本身又有土地使用权,因此,从主体来说农村养老应以家庭为主、社会为辅,提倡老年人自养,树立自我养老意识。对于农村"三无"(无生活来源、无劳动能力、无子女依靠)老年人,继续实行"五保"制度。对于遵守国家生育政策而形成的独子(女)户、双女户,继续推行计划生育养老保险;另外,还要积极推进社区养老建设,发挥社区养老功能。现在全国各地都在创造许多新的养老模式,以大连为例,就有机构养老、小型家庭养老、日托养老、居家养老、管家养老、异地互动养老、合资养老等模式,有些取得了实效,可在全国推广。

(五)积极发展老龄产业,开拓老年消费市场

老年人的特殊需求推动老龄产业发展。所谓老龄产业,就是指由老年消费市场需求增长带动而形成的特色产业,它包括所有有关满足老年人特殊需求的商品生产、销售和服务等经济活动。我国老年人口数量多,老年消费市场规模庞大,人民生活水平逐步提高,城乡居民收入稳定增长,地区间差异大,需求层次多,为发展老龄产业提供了多种选择。发展老龄产业的根本目的,是为了提高老年人的生活质量,而不仅仅是为经营者获利。为此,政府应从多方面创造条件支持老龄产业发展,包括给予政策优惠和扶持。

(六)创建健康老龄化和积极老龄化

健康老龄化(aging of the health)是世界卫生组织提出并在全世界积极推行的老年人健康生活目标。它是指老年人在晚年能够保持躯体、心理和社会生活的完好状态,将疾病或生活不能自理推迟到生命的最后阶段。联合国相关组织提出,将健康老龄化作为全球解决老龄问题的奋斗目标。积极老龄化是在健康老龄化基础上提出的新观念,它强调老年群体和老年人不仅在机体、社会、心理方面保持良好的状态,而且要积极地面对晚年生活,作为家庭和社会的重要资源,继续为社会做出有益的贡献。各级政府和全社会各行各业要根据老年人的需要、愿望和能力,充分发挥他们的余热,使他们活得有价值、有意义。

在促进老年人的全面健康对策中,要在逐步妥善解决老年人物质生活的同时,强调并重视老年人的文化素养,提高老年人的生活质量,促进老年福利、老年教育、老年文化、老年体育等事业的发展,为广大老年人安度晚年创造条件。老年人不只是被关怀照顾的对象,也是社会发展的参与者和创造者,健康老龄化也不只是我们的终极目标,让老年人迸发出积极的政治、经济和文化的影响力,进一步增强社会可持续发展的资源,使老年人成为社会发展的建设性力量,是解决老龄化问题的重要途径。

任务二 老年护理概述

我国老年人数量庞大,老年病防治日益成为我国卫生保健事业关注的焦点之一。针对老年人这一特殊群体,研究老年人健康问题、探讨有效的护理措施、最大限度地满足老年人的健康需要、以最终提高老年人的生活质量为目标的老年护理应运而生。老年护理既是老年学的一个分支,又是临床护理学中的一个专业学科。

一、老年护理相关概念

1. 老年学 老年学(gerontology)是研究人类老化及其与老年有关的各种问题的一门综合性学科。它既是一门独立的学科,又与其他学科关系密切。老年学的内容十分广泛,主要包括老年生物学、老年医学、老年社会学、老年心理学、老年护理学等。

2. 老年医学 老年医学(geriatrics)又称老年病学,是一门研究人类衰老机制、人体老年性变化、老年人卫生保健和老年病防治的学科,它包括老年基础医学、老年临床医学、老年康复医学、老年社会医学、老年流行病学及老年预防保健医学等内容,是医学领域中的一个分支,也是老年学的主要组成部分。

3. 老年护理 老年护理(gerontological nursing)是老年学的一个组成部分,也是护理学的一个分支学科。老年护理是以老年人(包括患病的和未患病的老年人)这一特殊群体为研究对象,研究其老年期的身心健康和疾病的护理特点与预防保健的学科,是自然科学与社会科学相互渗透的综合应用的结果,是老年学研究的一个重要内容。它是一门新兴的边缘学科和交叉学科,它不同于一般护理,也不同于老年医学。由于老年人在生理、心理、社会适应能力等方面区别于其他年龄组的人群,同时老年疾病也有其特殊性,因此就决定了老年护理有其特殊的规律。老年医学的重点是研究衰老的特征,探讨有关衰老的病因、病理及老年疾病发病规律,研究诊断和防治老年病的方法等;而老年护理的重点是从老年人生理、心理、社会文化及发展的角度出发,研究自然、社会、文化教育和生理、心理等因素对老年人健康的影响,探求用护理手段或措施解决老年人现在的和潜在的健康问题,使老年人获得或保持最佳健康状态及平静地逝去,从而提高老年人的生活质量。

二、老年护理的发展与现状

老年护理的发展起步较晚,它伴随着老年医学而发展,是相对年轻的学科。老年护理与科学技术的发展和社会的进步密切相关,其发展大致经历了如下四个阶段。①理论前期(1900—1955 年),此阶段没有任何理论作为指导护理实践的基础;②理论初期阶段(1955—1965 年),随着护理专业的理论和科学研究的发展,老年护理的理论也开始研究和发展,第一本老年护理教材问世;③推行老年人医疗保险福利制度后期(1965—1981 年),在这一阶段,老年护理的专业活动与社会活动相结合;④1985 年至今,这一阶段是全面完善和发展时期。

(一)国外老年护理的发展与现状

世界各国老年护理发展状况不尽相同,各有特点,这与人口老龄化程度、国家经济水平、社会制度、护理教育发展等均有关系。老年护理作为一门学科最早出现于美国,而后对世界各国老年护理的发展起了积极的推动作用。1900 年,老年护理作为一个独立的专业需要被确定下来,至 20 世纪 60 年代,美国已经形成了较为成熟的老年护理专业。1904 年,美国开始有退休护士或未经正规老年护理学教育的护士办起了寄宿、收容机构,提供照顾疾病、残疾老年人的业务,这为日后发展老年护理打下了良好的基础。1961 年美国护理学会设立老年护理专科小组,标志着老年护理又向前迈进了一步,成为一门独立的学科。1966 年美国护理学会成立老年病护理分会,确立了老年护理专科委员会,由此老年护理真正成为护理学中一个独立的分支。老年病护理分会于 1969 年制定了老年护理准则,并于 1970 年正式颁布。1975 年开始颁布老年护理专科证书,同年《老年护理杂志》诞生,老年病护理分会更名为老年护理分会,其服务范围由患病老年人扩大至所有的老年人群。从此,老年护理专业开始有了较快的发展。

美国早期有关老年护理的研究侧重描述老年人及其健康需求,以及老年护理人员的特征、教育与态度,目前则更多研究具有临床意义的课题,如在约束与跌倒、压疮、大小便失禁、谵妄与痴呆、疼痛等研究领域取得了满意的效果。此外,老年护理场所的创新实践模式、长期护理照顾、家庭护理等问题也受到重视。近年来,由政府资助成立老年教育中心或老年护理研究院,以改进老年护理实践质量。某些护理学院拥有附属的老人院,便于教学、研究及学生实习。许多护理院校将老年护理纳入大学护理课程设置,并设立以此为主修科目的老年护理硕士、博士专业方向,每年有成千上万的护士接受美国护理学会颁发的老年护理专科证书。

(二)我国老年护理的发展与现状

新中国成立后,随着人民生活水平的不断提高,医疗卫生条件的不断改善,人们平均寿命的延长,老年医学迅速发展起来。1954 年上海最早开设了家庭病床,1958 年我国 14 个省市设置了家庭病床。随着中华老年医学会的成立和老年医学的发展,尤其是 20 世纪 80 年代以来,我国政府对老龄化事业十分关注,在北京、上海等大城市设立了老年病门诊或在综合医院设立老年科病房,进行老年人健康咨询和不定期义务体检，以及提供老年病人住院医疗护理服务，继而出现了不少老年医学研究室、老年医学研究所及老年医学研究中心。随着我国逐渐进入老年型人口国家的行列，有关老年的问题日益突出，对老年护理提出的挑战和要求日益显著，与之相关的老年护理工作也得到了高度的重视和发展。中华护理学会下设老年护理分会，开展学术经验交流，老年护理论文相继在护理专业书刊中出现。但是，目前我国老年护理的发展还远不能满足我国老年人护理的需求，老年护理教育明显滞后，从事老年护理专业人员的数量和质量远远不够。

随着老年人口的不断增长，尤其是我国进入老年型人口国家的行列，对老年护理服务的需求日益增多，加速老年护理学科的发展尤为重要，国家和社会对老年护理的重视将会出现空前阶段。20 世纪 90 年代，我国高等护理教育发展迅速，老年护理陆续被全国多所护理高等院校列为必修课程，继曾熙媛主编的《老年护理学》之后，有关老年护理的专著、教材、科普读物相继出版。各种杂志关于老年护理的论著、经验总结及文章陆续发表，有关老年护理的研究开始起步。现在有少数护理院校正酝酿开设专门的老年护理专业，护理研究生教育中也设立了老年护理研究方向。

在护理实践中，要求护士全面担负起各项护理工作，实施整体护理。老年护理不仅是向老年病人直接提供护理服务，而且还包括向所有的老年人、老年人家庭和社区老年人提供健康教育，为社会和某些医疗机构提供老年人保健和护理方面的咨询，并直接参加一些老年医疗的行政管理工作和老年护理专门研究工作。家庭护理、日夜诊疗中心、护理之家、各种长期照顾老年人的机构及临终关怀中心，甚至医院中的急诊室，均是老年护理工作的场所，因此，老年护理专业化发展将日益迅速，在其理论研究和临床实践方面必然日趋完善。

三、老年护理的职业道德和执业标准

护理从本质上说就是尊重人的生命，尊重人的尊严和权利。因此，护理是一种极其神圣的、道德水准要求较高的职业。护理人员必须严格履行职业道德准则和执业标准。

(一)老年护理的职业道德

老年人由于生理、心理、社会等方面的特殊性，使他们处于可能发生不良后果的较大风险之中，因而老年护理是一种更具社会意义和人道主义精神的工作，对护理人员的道德修养提出了更严格的要求。

1. 尊老爱老 尊老爱老是中华民族的传统美德。老年人操劳一生，对社会做出了很大的贡献，其人格和尊严理应受到社会的尊重。对待老年人应有诚心、爱心、细心和耐心，设身处地体谅老年人因疾病的痛苦、看病的艰难和治疗的不便而引起的烦躁和焦虑，尽最大努力满足他们的需求，保证他们的安全和舒适。对病人应一视同仁，无论职位高低、病情轻重、贫富如何、远近亲疏、自我护理能力强弱，都要以诚相待，并能提供个性化护理。杜绝“脸难看，话难听”的现象。

2. 热忱服务 热忱服务是护理人员满足病人需要的具体体现。热爱老年护理事业，忠实于老年人的健康利益。护士要把老年人的健康时刻放在心上，自愿用毕生精力去促进老年人的健康，维护老年人的生存与健康权利，并将这些视为老年护理的崇高职责。面对老年人的任何细小、烦琐、复杂的健康问题，都必须兢兢业业、一丝不苟，自始至终地忠诚于老年人的健康利益。

3. 高度负责 老年人反应不敏感，容易掩盖很多疾病的症状和体征，加上老年人病情发展迅速，不善于表达自己的感受，很容易延误病情。这不仅要求护理人员具有较高的专科护理理论知识水平，更重要的是强烈的责任心，在工作中要做到仔细、审慎、严密，尽可能地减轻或避免老年病人后遗症、并发症的发生，绝不能因为工作中的疏忽而贻误了老年病人的治疗。尤其是对待感觉迟钝和昏迷的老年病人，在独自进行护理时，要认真恪守慎独精神，在任何情况下都应本着不伤害原则，不做有损于病人健康的事。

4. 技术求精 精湛的护理技术是护理效果的重要保证。只有刻苦钻研护理业务，不断拓展和完善知识结构，熟练掌握各项护理技术操作，及时而准确地发现和判断病情变化，才能在操作中做到快捷、高效，最大限度地减轻病人的痛苦。

护士应根据各年龄段的老年人与老年病的特点给予相应的护理，要从认识上和行动上注意以下几点：①衰老是所有生物机体的自然过程；②遗传、营养、健康状况、生活经历、环境及社会压力等皆是影响衰老过程的因素，且各因素具有独特的特性；③将正常衰老过程及老年人独特社会心理特征等有关情况与一般护理知识相结合，正确将护理程序应用于老年护理；④老年人与社会中其他人群同样具有自我照护需求，且每个人具有其独特的能力和局限性；⑤老年护理的重点在于执行护理计划，加强医疗管理使老年人或老年病人增强自我照护能力，消除或降低自我照护的限制，在自我照护无法满足时，护士可代做或提供部分协助来帮助护理。

（二）老年护理的执业标准

护理人员必须通过学校教育、在职教育、继续教育和岗前培训等方式学习老年护理的知识和技能。我国尚无老年护理执业标准，目前主要参照美国的老年护理执业标准。该标准是1967年由美国护理协会提出，1987年修改而成，它是根据护理程序制定的，强调增加老年人的独立性及维持其最高程度的健康状态。

1. 服务组织 所有老年护理服务必须是有计划、有组织并且由护理人员执行管理，执行者必须具有学士以上学位且有老年护理及长期照料老年人或从事急救护理的工作经验。

2. 理论基础 护理人员以理论的研究及测试作为临床的基础，用理论指导有效的老年护理活动。

3. 收集资料 护理人员对老年人的健康状态必须进行定期、完整、详尽、正确且系统的评估，可将在健康评估中所获得的资料和健康照护小组的成员分享，包括老年人及其家属。

4. 护理诊断 护理人员使用或参考健康评估资料以确定其护理诊断。

5. 护理计划 护理人员与老年人和适当人选共同制订护理计划。护理计划包括共同目标、优先顺序、护理方式及评价方法，以满足老年人治疗、预防、恢复和康复的需求。护理计划可帮助老年人达到及维持最高程度的健康、安宁和生活质量，直至平静地死亡，并帮助老年人得到持续的照顾，即使老年人转到不同地点也能获得继续照顾，且在必要时进行修改。

6. 护理措施 护理人员依据护理计划制定护理措施，以帮助老年人恢复各项功能并预防合并症或残疾的发生。护理措施源自护理诊断且以老年护理理论为基础。

7. 护理评价 护理人员动态地评价老年人及其家属对护理措施的反应，以确定目标完成的进度，并根据评价结果调整护理诊断和护理计划。

8. 团队合作 护理人员与健康保健小组成员合作，在不同的情况下给予老年人相应的照顾和服务。小组成员定期开会以评价护理计划的有效性，并根据需要调整护理计划。

9. 研究设计 护理人员参与研究设计，以促进老年人护理知识的宣传，并将其运用于临床。

10. 伦理抉择 护理人员以护理人员守则作为伦理抉择的依据。

11. 专业成长 护理人员不仅对护理专业的发展肩负着重任，而且应对健康保健人员的专业成长做出应有的贡献。

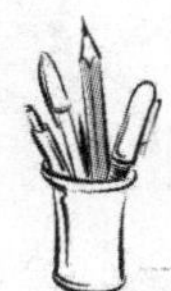

项目小结

老年护理是一门以临床护理实践为主的应用型学科，是护理学的重要组成部分。老年护理的研究对象是老年人，包括了老年病人及未患病的老年人。针对老年人的生理特点，研究老年人的健康问题，满足老年人的健康需求，提供优质的老年护理，提高老年人的生活质量，维护和促进老年人的身心健康，实现健康老龄化的战略目标，已成为护理领域的重要课题。本项目内容主要有老年人与人口老龄化（老年人的年龄划分、人口老龄化、人口老龄化特征、人口老龄化的影响及人口老龄化的对策）、老年护理概述（老年护理相关概念、老年护理的发展与现状、老年护理的职业道德和执业标准）。

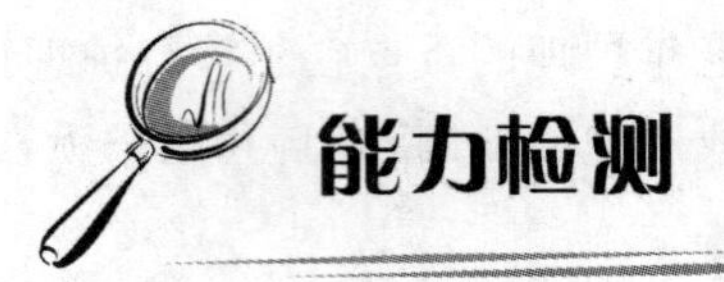

能力检测

一、选择题

1. 世界卫生组织关于年龄的划分，下列哪项不正确？（　　）

A. 35 岁以下为青年人　　B. 45～59 岁为中年人

C. 60～74 岁为年轻老年人　　D. 75～89 岁为老年人

2. 我国何时开始进入老龄化社会？（　　）

A. 1980 年底　　B. 1989 年底　　C. 1990 年底　　D. 1999 年底

3. 世界上最早出现人口老龄化的国家是（　　）。

A. 瑞典　　B. 美国　　C. 法国　　D. 英国

4. 世界第一长寿国是（　　）。

A. 中国　　B. 美国　　C. 英国　　D. 日本

5. 老年人的界定依据是（　　）。

A. 日历年龄　　B. 生物年龄　　C. 心理年龄　　D. 社会年龄

6. 衰老的检测以什么形式进行？（　　）

A. 时序年龄　　B. 生物学年龄　　C. 健康期望寿命　　D. 平均寿命

二、简答题

1. 简述我国人口老龄化的特征。

2. 简述老年护理的职业道德。

3. 简述老年护理的执业标准。

（缪礼红　刘雪娟）

项目二

老化的相关理论

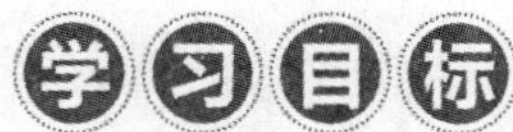

1. 掌握与老化有关的重要理论。
2. 熟悉与老化相关的其他理论。
3. 了解老化的原因和机制。

老化又称衰老，是指个体细胞分裂、生长和功能丧失，最后导致个体功能退化直到凋亡的现象。老化是一种遗传因素和内、外环境间多种复杂因素相互作用的生物学过程，是个体成长过程中必然出现的特殊阶段，是机体退行性功能下降和紊乱的综合表现。老化的机制作为一个被认识过程仍在不断探索和发展之中，至今老化的真正原因和机制尚未完全清楚。很多学者对老化的本质、过程和特征等方面已做了大量的研究，尤其是在细胞生物学和分子生物学水平上对老化的研究，对探讨老化的发生和防治提供了科学的理论依据。关于老化机制的学说很多，归纳起来可分为生物学理论、心理学理论和社会学理论。

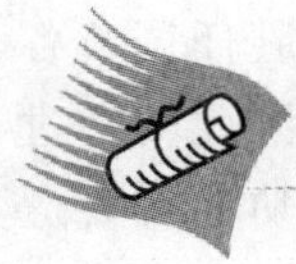

知识链接

老化特征

1. 普遍性　几乎所有生物都有老化过程，同一物种的老化进程大致相同。
2. 内在性　老化是生物体固有的特性，同一物种所表现出来的老化现象相同不是环境因素造成的，环境只能影响老化进程。
3. 渐进性　老化是一个持续渐进的演变过程，在不知不觉中发生。
4. 累积性　老化是机体结构和功能上微小变化长期积累的结果，一旦发生不能逆转。
5. 有害性　老化使生物体适应环境能力下降，机体容易患病，最后导致机体死亡。

任务一　老化原因

老化的过程自出生就开始，一直持续至死亡，不同的个体老化的速度不同。出生、发育、成熟、衰老和死亡是所有生物必须遵循的规律。人类也如此，衰老是一种多因素引起的机体内各脏器细胞功能降低的生物现象。凡能直接或间接引起生物衰老的因素均是老化的原因。研究者在尸检过程中发现，真正由于衰老而导致的死亡仅占死亡总人数的5%或更少。近年来，随着老年人健康问题的日益严重，有关老化理论的研究也迅速发展起来。目前对于引起衰老的因素尚不十分清楚，大致可分为遗传因素和非遗传因素。

一、遗传因素

据有关长寿的研究表明，人的寿命与遗传和优生有密切的关系。百岁老年人的家族的长寿率为

52.0%～72.8%,这表明遗传因素对寿命有着重要的意义。调查发现,长寿家庭与其后代子孙间的纵向关系可归纳为多代连续长寿、隔代长寿和两代连续长寿三种模式。20世纪90年代以来报道人类第1、4、7号染色体与X染色体各自存在着与衰老相关的基因。

人类约有10万个遗传基因,其中部分遗传基因是决定人的寿命和衰老的主要物质,其主要成分是脱氧核糖核酸(DNA)所组成的遗传单位。线粒体上的DNA信息与生物的寿命有关。染色体DNA主管生命遗传信息的调控和表达,从而影响生物的生殖、发育和衰老等过程。在生物的生殖、发育和衰老的过程中,不同基因在特定的调控下,对生命过程起特定的作用。

二、非遗传因素

虽然遗传基因对人的最高寿命起决定作用,但人往往不能活到最高寿命,其原因是人的寿命还受到非遗传因素的影响,如疾病、灾难、意外事故等。

(一)生理因素

机体生长、发育、成熟、衰老在各系统功能共同协调下发展,各系统功能的协调受体内神经-内分泌调节系统的管控。而机体的衰老与神经-内分泌功能有密切关系。胸腺是免疫系统的主要器官,可产生免疫细胞和分泌激素,对机体功能进行调控。胸腺在个体14岁左右发育成熟,是人体最早开始衰老的器官,而后随着年龄的增长逐渐萎缩,功能逐渐减退,导致机体发生感染、罹患肿瘤等,加速衰老的进程。

(二)心理因素

积极的情绪和良好的心理状态是个体健康长寿的一个重要因素,心理变化对生理产生重要的影响。当生理发生障碍时则会引起心理的异常;相反,心理活动也会影响生理功能,当心理发生障碍时,可导致生理的不适,甚至出现病理性改变。不良心理因素对衰老可造成严重影响。过分刺激使大脑皮层长期处于兴奋状态,不断地承担着力所不及的过度紧张,就会引起大脑细胞萎缩,使它们在机能上不能胜任调节各器官的任务,机体组织和细胞的正常新陈代谢遭到破坏,从而发生病变,提早出现衰老现象。因此精神过度紧张或长期处于过度的怒、哀、忧、思、悲、恐、惊或烦闷抑郁的情绪下,中枢神经系统的调节功能就会遭到破坏从而引起早衰。若一个人长时间悲观失望、焦虑不安、忧郁烦恼,则易引起机体免疫功能下降,受到疾病的侵袭,加快衰老进程。

(三)社会因素

社会因素是指经济状况、文化特征、社会变革、自然灾害、家庭结构、人际关系、生活方式等。新中国成立前,我国平均寿命为35岁,新中国成立后随着经济的发展,目前我国平均寿命已经达到70岁左右,这说明社会发展对寿命和衰老进程有着重要的影响。中国事业单位女性满55岁、男性满60岁达到了法定的退休年龄,他们中的绝大多数人在这个年龄仍然有能力、有意愿继续从事自己的工作,退休使得大多数老年人沮丧,难以适应社会重新赋予的新角色,导致机体加速老化,并且易患老年人常见病,如抑郁、焦虑等,轻者表现为退休综合征,一般需要半年甚至一年才能逐步适应。再加上退休后带来的收入下降、生活保障上的不安、在社会和家庭中经济地位的改变等诸多不良刺激均会影响心理方面的变化,继而导致生理功能的障碍,加快衰老的进程。常见社会因素有水灾、地震、交通事故、亲人死亡、爆发战争等。另外,慢性长期心理刺激,如家庭不和、人际关系紧张、失恋、婚变等也是常见的社会因素。越来越多的科学研究证明,某些肿瘤、冠心病、高血压、消化性溃疡病、精神疾病等都与社会因素变化有关。

(四)环境因素

相关统计资料显示,环境与长寿有着一定关系,如空气污染、农药广泛使用、杀虫剂污染、噪声、居住条件恶劣等都会影响机体老化。好的环境有助于延缓衰老、促进长寿,如世界的五大长寿地区(厄瓜多尔的伟尔卡斑巴、苏联的高加索和达斯格坦、巴基斯坦的丰扎、我国的广西巴马县和新疆地区)均地处边远山区,具有良好的水土资源、适宜的气候、幽雅的环境、清新的空气、无工业的污染等,有着优越的自然条件,相关资料显示,这些地方的人都相对长寿。

(五)不良生活方式

不良的生活方式,如起居无常、饮食无节、营养不良、吸烟、酗酒、缺乏适当运动、睡眠不足、劳逸不均、吸毒等都会加速老化。离退休的老年人面临着从有明确的工作任务和较多的人际交往环境，退到家庭狭小的圈子里，闲暇时间增多，生活作息方式也随之发生改变，再加上退休前缺乏充分准备，容易变得无所事事或日常生活无规律，从心理上变得焦虑、缺乏生活兴趣和满意感，进而导致生理上出现机体代谢的紊乱，加速衰老的进程。有研究表明，传统的休闲生活方式（如钓鱼、园艺、绘画、阅读、旅游）和一些轻松的体育活动（如打高尔夫球、门球、网球、乒乓球和慢跑等）有助于老年人彼此交往和分享愉悦，也能帮助于老年人减缓衰老和延年益寿。

任务二　老化的生物学理论

一、基因程控学说

基因程控学说是比较公认的衰老机制学说，该理论认为，每种生物（如预先设计好时间的生物个体）体内细胞的基因有固定的生命期限，并以细胞分化次数来决定个体寿命。例如，人类基因最长生命期限被设定为110年，在这110年中，正常细胞分裂约50次，达到分裂极限就停止正常分化，细胞开始衰老退化，最终死亡。衰老的启动来自于细胞内信息，即细胞固有的、内在的遗传信息决定了细胞寿命的长短。遗传基因在细胞诞生之初就预先编好了程序，根据预定程序促进细胞生长、发育、成熟，并促发细胞衰老。生物从发育到衰老，是在细胞中预先存在一个程序，特定的遗传信息经历一个程序运行后又开始下一个程序的运行，顺序激活。这些退变具有组织特异性，反映退变器官特有的分化程序。也有学者将基因程控学说称为生物钟学说，在生物的出生、发育、成熟、衰老和死亡这一自然过程就像是生物钟一样，经过一时间阶段发展就进入了下一时间阶段的发展。因此有学者称遗传程序为生物钟。随着时间的推移，退变过程逐渐展开，最终导致衰老和死亡。

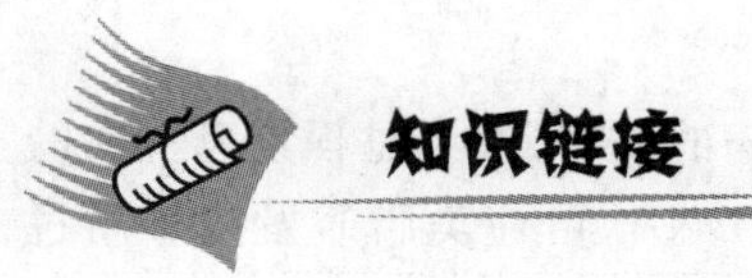

细胞分裂与细胞寿命

1970年Martin发现，年龄每增加1岁，其细胞分裂次数减少0.2次。1980年，Rohmer证明不同物种的二倍体成纤维细胞体外复制的寿限与该物种的寿命呈正相关。生物细胞的分裂次数都有一个极限，细胞内、外环境改变影响了细胞分裂次数，导致了衰老的发生。以转接鸡胚肢芽为例，若在一定的发育时间之前进行转接，不论转接到鸡胚的任何部位都可以成活并长出脚趾来。如转接超过了它某一特定的发育时间，则转接后不但不能存活反而死亡。再如，神经细胞在生命的极早期即丧失了分裂能力，因此任何破坏都可引起细胞程序性死亡，造成神经系统的发育不完善。

细胞基因遗传可决定各种生物的寿命长短，因此不同物种的寿命也不同。同一物种有着大致相同的最高寿命，如：单卵双胎者，其寿命大致相同；人类长寿的家族，其子女也常常长寿。人类的最高寿命始终恒定在75～110岁，也就是说人类有大致差不多的控制老化的基因，但人类彼此之间寿命不一致。女性的寿命一般比男性长，其原因是男女在基因遗传上有所不同——男女染色体成分有区别。女性的第23对染色体都是X染色体，而男性的第23对染色体由X染色体和Y染色体构成。因此，如果女性的一套染色体发生损伤，可以由另一套提供相同的遗传信息加以修复，而男性若损伤发生在第23对染色体中的X染色体上，则无法修复。1961年，Hayflick等研究了体外培养条件下人体成纤维细胞的分裂，发现细胞的分裂次数有一定的限度，一般为50次左右，经过这一定的次数分裂后，细胞即死亡。从人的不同年龄取出的成纤维细胞，其体外培养传代的次数是不同的。年龄每增加1岁，细胞分裂次数减少0.2次。年龄小的人的胚胎细胞传代次数为35～63次，平均50次左右；年轻人、中年人为14～20次，老年人的分裂次数更少。

另外早老症也说明了老化受基因控制。早老症病人8岁以后外观已如老年人,生理方面也呈现衰老表现,如出现动脉粥样硬化、白发、细胞中脂褐素蓄积等,其寿命仅为20岁左右,其成纤维细胞体外培养分裂代数仅为两代或几代。基因程控学说能解释老化是一种必然过程。由于每一种生物有其恒定的寿命,说明老化不是偶然,而是一种必然的过程。因为老化过程是受细胞的基因程控,同一物种的基因结构有更多的相似之处,因此同一物种有较恒定的寿命范围。反之,不同物种的基因结构大不一样,老化速度不一样,寿命也不一样。

二、自由基学说

Harman提出了自由基学说,他发现对动物进行射线照射,可使其寿命缩短,可能的原因是在射线照射的过程中机体产生了自由基。如果预先给照射的动物服用抗氧化剂,对照射有保护作用。这些抗氧化剂被认为是自由基清除剂。此外,Harman给鼠类喂以抗氧化剂,可使其寿命增加。自由基学说认为,在细胞的代谢过程中会连续不断地产生自由基并对自身产生一定的损害,可以直接或间接地发挥强氧化剂的作用,从而损害生物体的大分子和多种细胞的成分。随着年龄的增长,人体受到多种因素的影响,体内自由基水平随之增高,由其诱导产生的有害物质不断积累,而对自由基的防御能力却逐渐下降,导致自由基的损伤作用增强,引起体内各种生理功能障碍,最终促使了机体的老化与死亡(图2-1)。

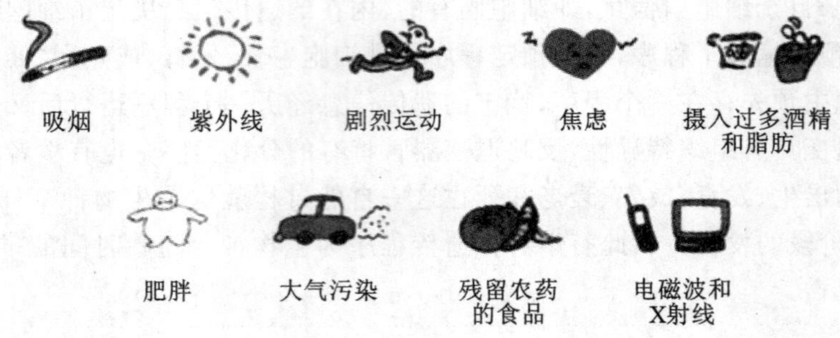

图2-1　自由基生成因素

许多学者对自由基进行了大量的研究,发现自由基对机体的老化和疾病的发生、发展过程具有重要的影响。①在细胞代谢过程中产生的自由基破坏的目标是类脂质、蛋白质和DNA,可使类脂质发生脂质过氧化,从而破坏生物膜并形成脂褐素,脂褐素在细胞中蓄积增加,导致细胞老化、死亡。②类脂质过氧化生成醛,从而促进胶原蛋白的交联;自由基还可使蛋白质发生羰基化和巯基丢失,从而引起酶的失活、增大蛋白质分解的可能性等,这些均被认为是老化发生的主要机制。③机体内有对抗自由基的成分:超氧化物歧化酶(SOD)、过氧化氢酶和谷胱甘肽过氧化物酶(GSH过氧化物酶),这三种酶被认为是体内抗氧化剂,是内源性抗老化物质。随着年龄的增长,机体的抵御功能下降,机体内自由基的损伤作用增加,有害物质不断蓄积,从而引起体内各种生理功能障碍,促进多种疾病的发生、发展,如肿瘤、动脉粥样硬化、脑神经细胞变性、糖尿病、肝炎、免疫疾病等,在这类病人的血清中过氧化脂质含量显著增高。因此,临床上应用抗氧化酶和抗氧化剂清除体内自由基,增强机体防御系统对抗自由基诱发的氧化反应,有一些物质和中药中含有较丰富的超氧化物歧化酶,天然抗氧化剂有硒、维生素A、维生素E、维生素C、谷胱甘肽、半胱氨酸、酪氨酸、尿酸、多巴胺、激素类等。

三、免疫学说

免疫学说又称为免疫功能下降学说,Walford于1962年提出该理论。该理论认为,人体对疾病的抵抗能力主要来源于体内的免疫功能,这种免疫功能随着年龄的增加而逐渐降低,从而导致细胞功能的失调和各种代谢障碍,引起机体衰老的发生和发展,最终导致死亡。

随着年龄的增长,免疫器官老化最为明显的是胸腺,随着年龄的增长,胸腺逐渐萎缩,功能减退;老年人的淋巴细胞总数降低,T淋巴细胞(简称T细胞)、B淋巴细胞(简称B细胞)功能下降。表现为T细胞对有丝分裂原刺激的增殖能力下降,B细胞对外来抗原反应能力降低而对自身抗原反应能力增加。免疫活性细胞各种功能发生很大改变,对抗原的精细识别能力下降、精确调控功能减弱,以及免疫应答紊乱、低效和无效，使免疫系统的三大功能（免疫防御、免疫自稳、免疫监视）失调或减弱，最终导致老年人感染性疾病及癌症的发生率明显增加。另外老年人的体液免疫应答能力也明显降低，血清中 IgG 和 IgA 含量增高，IgM、IgD 和 IgE 含量降低；再加上老年人自身抗体随着年龄的增长而增加，如抗核抗体、抗 DNA 抗体等，均可导致机体容易出现感染、肿瘤、免疫疾病等，从而加速衰老的进程。

动物实验发现，将老龄鼠的胸腺植入幼龄鼠体内，移植物可重新获得生命力，但将幼龄鼠的胸腺植入老龄鼠体内却不能改变老龄鼠的低免疫反应状态。又有实验发现，老龄鼠的骨髓干细胞植入幼龄鼠体内后，宿主鼠的 B 细胞生成减少，其功能也较低下，但此时 T 细胞的功能却十分活跃。以上资料充分表明，胸腺-骨髓-激素系统是决定机体免疫功能状态的三个关键环节，而在衰老过程中起决定作用的是胸腺。

四、体细胞突变学说

体细胞突变学说（somatic mutation theory）是由 Failla 和 Szilard 最早提出来的。当时提出的依据是对大鼠进行射线照射后，发现照射组的寿命比对照组缩短。他们认为照射导致体细胞突变，从而加速动物的衰老和死亡。体细胞的突变可由射线引起，也可由其他不良的物理、化学、生物等因素引起，导致生物细胞中的遗传物质发生改变，结果使其形态发生变化和出现功能失调，这种短时间发生的生物变异被称为突变。但体细胞突变与衰老的关系尚有待进一步的研究，如对性染色体不同的两种雄性黄蜂（一种为单倍体、另一种为二倍体）进行照射，结果发现，这两种黄蜂的寿命并无差异。因此，体细胞突变学说具有很大局限性，尚未得到公认。

五、差错灾难学说

差错灾难学说由 Medvedev 首次提出，Orgel 数年后再次提出。该学说认为老化是由于从 DNA 复制到最终形成蛋白质的遗传信息传递过程中错误积累的结果，因此该学说又称为错误成灾学说。当错误蛋白逐渐增加时，正常的生理功能遭受破坏，从而促使了机体的老化与死亡。

差错灾难是指如果在某一次循环中发生了一个小差错，下次循环中这种差错就会扩大，经过多次循环，变成巨大的错误，造成灾难性的后果。机体老化差错灾难学说是指 DNA 转录 mRNA 的过程发生微小的差异，带有该微小差异的 mRNA 会翻译出进一步偏离的蛋白质，该蛋白质如果属于 DNA 聚合酶会合成差异程度更大的 DNA，这样的差错经过每一次信息传递都扩大一些，形成恶性循环，使细胞内积累许多差错分子造成灾难，细胞正常功能不能发挥，致使细胞衰老、死亡。Orgel 估计，蛋白质合成时差错发生率可以小于 $3/10^8$，也可以大于 $1/10^4$。他还认为随着年龄的增加，差错发生率也会增加。

六、老化的生物学理论与护理

老化的机制十分复杂，从多种老化的生物学理论归纳起来，大致分为两大类：一类认为衰老主要是由遗传因素所致；另一类认为衰老与遗传因素没有本质上的联系，而是机体在遭受一系列随机损伤后导致的细胞、组织崩溃的结果。其主要观点如下：①老化是所有生命物体的普遍现象；②老化随着生物体年龄的增长而自然发生，是不可避免的、不可逆的以及呈渐进性变化的；③老化原因可因个体而不同；④机体内不同的组织器官老化的速度不尽相同；⑤老化受非生物因素的影响；⑥生物老化过程不同于病理过程；⑦老化可增加机体对疾病的易感性。

人类老化的原因是多方面的，老化的机理也是极为复杂的。到目前为止，有关老化机理的理论提出了很多，都有一定的实验基础，但都是从一个侧面来解释衰老这一复杂现象，具有其局限性。老化理论有助于护理人员正确认识老化的机制，了解与老化有关的因素。因此，在老年人健康教育中，护理人员应做到帮助老年人正确认识老化是一个自然过程。同时，帮助其提高延缓衰老的生活质量，鼓励老年人参加一些力所能及的活动，注意饮食与营养，增强机体的免疫力，减缓衰老的发生。

任务三　老化的心理学理论

老化的心理学理论主要解释老化过程对老年人的认知思考、智力行为与学习动机的影响。护理不仅关注人体的生理功能，而且重视心理因素对个体的影响。目前提出的老化心理学理论有人的需求理论、自我概念理论和人格发展理论。

一、人的需求理论

人的需求理论主要强调动力和人的需求等概念。根据心理学研究发现，促使人类学习社会规范的动力，首先是人的本能，其次是人的需求。在人类需求理论中，最具有代表性的是马斯洛(Maslow)关于“人的基本需要层次理论”。在对人类行为动机进行了深入研究后，马斯洛于1954年提出人的基本需要层次理论。该理论的主要观点是人类受一些基本需要所支配，这些需要引导人类产生行为，直至需要获得满足。马斯洛认为，人类的需要是分层次的，由低到高分别是生理需要、安全需要、爱与归属需要、尊重需要和自我实现需要。后来他又在尊重需要和自我实现需要之间添加了认知需要和审美需要。马斯洛强调：获取这些需要有先后层次的倾向，只有低一级层次的需要得到满足后，才会产生对高层次需要的需求。人在不同的阶段有不同的需求，人在一生中的需要在各层次中不断变化，但总是由低层次需要向高层次需要努力。马斯洛进一步解释：只有完全成熟的个体，并具有自主、创造、独立及良好人际关系，才会有自我实现的需要。在马斯洛提出他的理论后，卡利什将理论加以修改，并加入另一需要层次(图2-2)。这个新的层次介于生理需要与安全需要之间，包括活动、探险、操纵、好奇以及性的需要。若老年人没有机会发展自己的环境或操纵外界事物，当环境改变不够或刺激不够时，老年人在生理、心理及社会发展上便无法达到成功老化，甚至出现“离退休综合征”“套间综合征”等健康问题。所以，该理论特别适用于老年人。

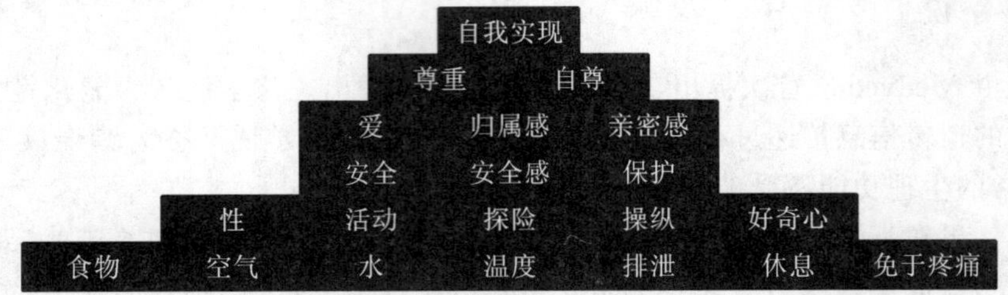

图2-2 卡利什修正后的需要层次理论

二、自我概念理论

自我概念理论(self-concept theory)强调一个人的自我思想、情感和行为三个方面。它不是出生时就已经存在，它是随着个体心理成长、人格发展而逐步产生的，是通过社会互动与社会沟通而形成的。一个人的信念和态度也属于自我概念的一部分。自我概念是一个人对自己角色功能的认知与评价。由于人能意识到自己的存在，不仅能认识自己、评价自己、反省自己存在的价值和发展目标，还能进行自我发现、自我教育、自我设计、自我确立、自我发展等一系列活动。因此，自我是一种连续性心理活动。

每个人在社会上往往同时扮演多种不同的角色，由于扮演角色的不同，自我概念也不同。老年人从全职工作中退出，成为部分或全部退休者；由原来的主要经济收入者变为次要经济收入者；由照顾者逐渐转变成被照顾者；从父母角色逐渐转换成祖父母角色。由于步入老年，老年人所扮演社会角色的减少或丧失，再加上生理健康衰退，必将导致自我概念发生改变，出现老化心态。

三、人格发展理论

心理学家将个体的整个人生过程分为几个主要阶段，每个发展阶段有其特定的发展任务，若能顺利地完成或胜任该特定任务，个体将呈现正向的自我概念及对生命的正向态度，人生则趋向成熟和完美；反之，个体则呈现负向的自我概念及对生命的消极态度，人生则走向失败，出现发展停滞或扭曲的现象。与此相关的理论称为人格发展理论(life-course and personality development theories)，又称为心理社会发展理论。精神科医生艾瑞克森(Erikson)的人格发展理论描述得最为完整。他将整个人生过程从出生到死亡分为八个主要的阶段：婴儿期、幼儿期、学龄前期、学龄期、少年期(青春期)、青年期、成年期和晚年期(表2-1)。

表 2-1 艾瑞克森的人格发展理论

发展阶段	发展任务	适应发展的结果	发展的结果
婴儿期	基本信任感	有安全感、信任	猜疑、不信任
幼儿期	独立与自主感	独立	害羞
学龄前期	自发与主动感	主动	罪恶感
学龄期	勤奋感	勤奋	自卑
少年期(青春期)	自我认同	角色认同、自我肯定	角色混淆
青年期	建立亲密关系	亲密	恐惧、孤立
成年期	创造与生产	创造与生产	停滞、沉溺物质享受、自怜
晚年期	整合感	整合	失望

老年期是处在晚年发展阶段,是一个人回顾和评价自己一生的时期,回顾自己过去的经历,寻找生命价值,以便接受渐近死亡的事实。晚年期是对人生的整合和生命总结时期。如果对自己的一生评价是自我整合,则将展现出人生智慧,对老年生活具有适应且满足的生活态度;若是对以往懊悔,失去完整自我,则对老年生活就会产生失望、愤怒与惊恐的不适应现象与行为表现。因此,老年人能否成功整合,和其在人生早期发展任务的成功与否有关。老年人的发展危机,常常也是其个人所经历许多心理变化的危机顶峰。

自我整合的目的如下:将其生命中发生的事件有秩序地排列在时间序列上,和过去的悲伤、懊悔达成妥协。这个过程可以说是一种生命的总回顾。卡斯特本曾提出老年人会作生命的总回顾,而回顾可分为四种怀旧型态。

1. 证明能力存在型 老年人会回想过去,寻找曾经发生的一些成功的事件,来增加自信,鼓起勇气去面对现在的情况。老年人的观点是"以前行,现在也应该能行"。

2. 重复型 老年人总是喜欢重复并自得其乐地陈述自己最得意的往事。通常老年人会将一件陈年往事反复提起,这也是老年人的特点之一。

3. 设定界限型 对于周围改变的环境及事物,老年人会重新调整心态,以满足其心理需求,面对及接受现实的改变。外表上老年人是在描述一件事的来龙去脉,事实上他已经巧妙地重新界限自己心理的方式。

4. 不朽的过去型 老年人有时会将过去的事代入现在的情境中,好像是再一次活在过去,尤其是一些令其怀念的事件,如老年人可能会保留房间的原样或对着泛黄的照片不断地自言自语或者发呆。

四、老化的心理学理论与护理

老化的心理学理论作为临床实践活动的指南之一,能为护理人员提供评估心理健康的方向,对健康问题进行分析与诊断,制订科学合理的护理计划,指导护理效果的评价。依据老化的心理学理论,护理人员为老年人提供服务时,不仅要关注老年期的机体结构和生理功能的退行性改变,还应注意老年人的心理健康问题。例如,在护理一位生活不能自理的老年病人时,就可以运用马斯洛的人的基本需要层次理论来分析病人的需要和应采取的护理措施。生理需要对于生活不能自理的老年人来说是最基本的需要,在其他所有需要中占绝对优势,因此,提供满足生理需要的护理尤为重要,保证其饮食、呼吸、排泄、睡眠等,只有生理需要得到满足后,才有可能谋求和实现更高层次的需要。护理老年病人时,也可以用艾瑞克森的人格发展理论来理解老年人的心理状态和行为表现,并指导护理实践。老化的心理学理论可以帮助护士理解老年人的行为表现。在进行健康教育时,还是应该应用相关理论对老年人进行指导。老年人可用一定的时间与精力来回顾和总结自己的一生,正确面对老、病、死等自然规律,护理人员可协助老年人完成此过程,列出一些老年人较为敏感且愿意回答的问题,来帮助老人回顾过去。可能不少人会感到自己的一生总有这样和那样的遗憾失望,但是积极的老年人总会在自我回顾中发现一种完善感,并努力去发挥自己的潜能,进一步完善自己和弥补遗憾,使自己的生命更有意义,获得良好的生活质量。

任务四　老化的社会学理论

老化的社会学理论主要研究社会互动、社会期待、社会制度与社会价值对老化过程适应的影响，解释社会与老年人之间的相互作用。有关老化的社会学理论研究早期出现于20世纪60年代，集中研究老年人失去原来的角色和社会群体后，重新适应调整的过程。老化社会学理论的发展分为两个阶段，以1961年的隐退理论为标志来划分，隐退理论从以个人作为解释的根源转为以社会制度作为解释的根源。在1961年之前，社会学中老年领域的研究主要围绕适应这个概念展开，后来被称为活跃理论。所以此阶段的社会学理论还有次文化理论、持续理论、角色理论等。随后研究范围逐渐扩大，集中研究社会和社会结构大环境对老化过程的影响，代表理论有年龄阶层理论。近年来，研究范围不断扩大，进一步探索老年人生理与政治及社会经济环境之间的相互关系，以及个体的生命过程对老化的社会影响，代表理论有社会环境适应理论。

一、隐退理论

1961年由E. Cumming和W. Henry提出隐退理论(disengagement theory)。该理论认为社会与老年人退出社会相互作用所形成的彼此有益的过程有赖于社会平衡状态的维持。该理论主张“天下没有不散的宴席”。隐退理论的前提为隐退是一个逐渐进行的过程；隐退是不可避免的；隐退是双方皆感满意的过程；所有社会系统都有隐退的现象；隐退是一种常模。此理论认为，老年人离退休是有一定规律的、不可避免的，这是根据社会的需要和老年人生理条件而产生，并不会因为个人意愿而改变。社会要持续发展，就必须不断地进行新陈代谢，老年人从社会角色隐退，是老化必经过程，也是一种有制度、有秩序、平稳的权利与义务的转移，而且老年人希望隐退并感到愉快。因此，对老年人最好的关爱应该是让老年人逐步走向以自我为中心的生活，在适当的时间以适当的方式从社会中逐步疏离，不能像中年期或青年期那样拼命奋斗。随着老年人离退休后与社会交往的频率、方式和性质逐步改变，隐退表现得更加明显。老年期后，不论个人能力、身体状况如何，总会从社会角色与社会交往中隐退，它是所有成功老化的必经之路。老年人顺利隐退，能促进社会的进步、安定和祥和。此理论可用以指导老年人适应退休带来的各种生活改变。

该理论的缺陷是易使人误解为视老年人隐退变为视老年人无权、无力、无能，甚至可能导致社会对老年人漠视、歧视、排斥等现象发生。

二、活跃理论

1963年Havighurst等提出活跃理论(activity theory)。该理论认为参加社会活动是生活的基础，社会活动是老年人认识自我、获得社会角色、寻找生活意义的主要途径。老年人若能保持参加社会活动的最佳状态，就可充分保持老年人的生理、心理、社会等方面的活力，更好地促进老年人健康的发展。事实上，身边不乏不服老的老年人，他们越活越年轻，积极参加活动，发挥“余热”，因此，老年人虽已至退休年龄，但仍希望参与社会活动，证明自己的价值。若老年人有机会参加社会活动，贡献自己的才能，其个人满意度将明显提高。

但是不同的老年人对社会活动的参与要求是不同的，活跃理论没有关注老年人之间的个体差异(如年龄差异)，以及高龄老人参与社会活动的意愿明显减退，身患重病的老年人参与活动的趋向也明显降低。

三、次文化理论

次文化理论(subculture theory)由美国学者罗斯于1962年提出。老年人作为一个在数量上越来越庞大、社会影响上越来越强烈的群体，他们具有自己独特的文化特质，拥有不同于主流的生活信念、习俗、价值观和道德规范，必然会形成具有特殊色彩的文化现象，以此与青年人或中年人区别开来，这就是老年次文化。老年人作为一个文化团体，个人社会地位的认定由过去的职业、职位、受教育程度或经济收入转移至健康状况和患病情形而决定。随着我国老年人口的增加，代表老年人次文化团体的机构或组织逐渐增加，也随之壮大，如老干部科、退休办、老干支部、老年协会、老年大学、老年活动中心、老年人俱乐部等。

四、角色理论

角色理论(role theory)，又称社会角色，是社会对个体或群体在特定场合下职能的划分，代表了个体或群体在社会中的地位及社会期望表现出的符合其地位的行为。老年人一生中经历了多重角色的转变，从婴儿到青年、中年直至老年；从学生到踏上工作岗位直至退休；从儿子(女儿)到父母亲直至(外)祖父母等，适应对其角色功能起着相当重要的作用。例如，出生时，只扮演子女的角色，随着年龄的增长，扮演的角色也增加。由于角色性质的不同，表现的行为也不同。在退休前主要表现为功能性角色，社会对个人的期待较重视工作能力与责任，而表现出较偏向积极进取的行为模式，随着年龄的不断增长，老年人的角色相应的也发生了改变，功能性角色逐渐由情感性角色取代，老年人的行为特点则逐渐变为保守、谦和。若老年人能对角色理论有所认识，并对角色改变的自然过程有所认知并接受，将有利于其对老年生活的适应。

五、年龄阶层理论

年龄阶层理论(age stratification theory)是由 Riley 于 1972 年提出的。该理论将人群按一定年龄间隔分成不同的年龄阶层，年龄阶层利用了社会学中阶级、分层、社会化、角色等理论，力图从年龄的形成和结构等方面来阐述老年期的发展变化，其主要观点如下：①同一年代出生的人不仅具有相似年龄，而且拥有相似的生理特点、心理特点和社会经历；②新的年龄阶层群体不断地出生，并会对历史阶段有不同的感受；③社会可根据不同的年龄及其所属的角色被分为不同的阶层；④社会不断地变化，各年龄阶层的人群以及他们的角色也同样不断地变化；⑤人的老化与社会变化之间的相互作用是呈动态的，所以，老年人与社会总是不断地相互影响。

年龄阶层理论可以解释不同年龄层的差异，但对于同一个年龄层中不同个体所表现出的个体间的差异却缺乏解释力。老年人是社会团体中的一个重要年龄阶层，同一年龄阶层的老年人之间会相互影响其社会化过程，表现出同一阶层中老年人拥有某些特定的普遍性行为模式，从而能够反映出老年人的人格与行为特点是老年群体相互影响的社会化结果。

六、社会环境适应理论

社会环境适应理论(social environment adaptation theory)认为人格与行为受社会环境影响。老年人生活在不同的社会环境背景下，会表现出不同的人格与行为特点。因此，除遗传特点对人格和行为影响外，环境也是影响人格社会化过程的重要因素之一。当环境改变时，人类为适应环境需求，会激发出多种潜能，以满足生存和发展的需要。所以，老年人为适应生理、心理及社会的改变，而形成老年群体所特有的行为特点。由于不同老年人所处的环境不同，会表现出自己团体特有的行为模式。

七、老化的社会学理论与护理

在老化的社会学理论中，影响老化的因素有人格特征、教育程度、社会规范、角色适应、文化背景、政治经济状况等。由于社会制度的不同，社会对老年人的角色期望与行为规范也不同。因此，照顾老年人时要充分了解老年人个体的基本资料与生活经历、成长的文化背景等环境，提供适合于老年个体的护理服务。

通过学习老化的社会学理论有助于我们了解老年人生活的社会。护理人员在照顾老年人时，不仅要知道老化的相关理论，还要灵活应用老化理论护理老年人。护理人员应用隐退理论时需注意评估那些正在减少参与社会活动的老年人，为其提供足够的支持和指导，以维持其平衡。活跃理论则要求护理人员辨别那些想要维持社会活动角色功能的老年人，并评估其身心能力是否足以从事某项活动，帮助老年人选择力所能及且感兴趣的活动。次文化理论使护理人员认识到老年人拥有自己特有的生活信念、习俗、价值观及道德规范等文化特征，其护理措施可能不同于青年人或中年人。年龄阶层理论指出不同的社会存在不同的阶级制度，由于阶级制度不同，社会对老年人的角色期望与行为也有所不同。

现在关于老化机理的研究是非常活跃的领域，并将越来越受到足够的重视，因为它对于延缓老化、保持人体健康长寿是极为重要的。由于人类老化的原因是多方面的，衰老的机理也是极为复杂的。到目前为止，有关老化机理的理论提出了很多，都有其一定的实验基础，但都是从一个侧面来解释老化这一复杂现象，都有其局限性，还没有一个理论可以全面地解释老化的全过程。

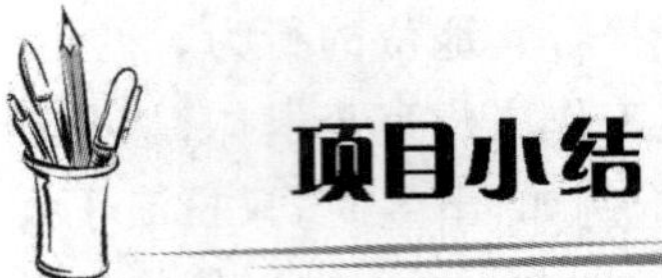

项目小结

本项目重点论述老化的遗传因素与非遗传因素，阐述老化机制关于老化的生物学理论中的基因程控学说、自由基学说、免疫学说、体细胞突变学说、差错灾难学说以及老化的生物学理论与护理，关于老化的心理学理论中的人的需求理论、自我概念理论和人格发展理论以及老化的心理学理论与护理，关于老化的社会学理论中的隐退理论、活跃理论、次文化理论、角色理论、年龄阶层理论、老年的社会学理论与护理。

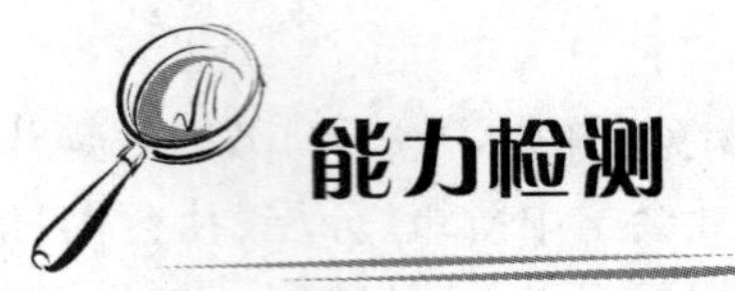

能力检测

一、选择题

1. 基因突变理论认为老化是（　　）。

A. 基因程序预先设定了动物的生命周期　B. 体内细胞的基因有固定的生命周期

C. 体细胞突变造成老年人体内细胞特性改变　D. 以细胞分化的次数来决定个体的寿命

E. 细胞分裂达到一定次数即停止分化，细胞开始衰老

2. 免疫理论认为老化的原因是（　　）。

A. 组织细胞耗损后不能再生，被体内免疫系统辨认为外来异物所致

B. 物理或化学刺激影响使组织细胞耗损后不能再生

C. 受遗传因素或环境因素的影响，细胞分裂达到一定次数即停止分化

D. 细胞内废物堆积，异物增多

E. 体内细胞发生突变，被体内免疫系统辨认为外来异物所致

3. 认为突变细胞被免疫系统辨认为外来异物发生自体免疫反应过程导致衰老的理论是（　　）。

A. 神经内分泌理论　B. 细胞损耗理论　C. 细胞定时老化理论

D. 基因突变理论　E. 免疫理论

4. 人的需求理论主要强调的是（　　）。

A. 基本动力　B. 动力和人的需求　C. 人的基本需求

D. 自我实现的需求　E. 人格发展的需求

5. 自我概念理论是强调一个人的（　　）。

A. 达到自我实现的需要境界的本能

B. 人在不同阶段有不同的需要

C. 当高层次的需要得到了满足，就达到了自我实现的境界

D. 自我包含思想、情感和行为

E. 完全成熟且具有自主、创造、独立、良好的人际关系的个体

6. 次文化理论观点认为（　　）。

A. 应将人群按一定年龄间隔分成不同的年龄阶层，组成老年团体

B. 文化可以用来协助老年人适应退休后所面临的生活改变

C. 老年团体参与社会活动会让老年人对晚年生活满意度增加

D. 老年人在社会团体中是一群非主流人群，有自己特有的文化特质

E. 社会与老年人之间有某种相互影响因素

7. 人生能够趋向成熟和完美是因为(　　)。

A. 通过社会互动与社会沟通而形成良好的人际关系

B. 随个体心理成长、人格发展而可以形成完美人生

C. 个体能够顺利完成或胜任人生每一个发展阶段特定的发展任务

D. 人生过程必须经过并完成八个主要发展阶段

E. 个体不能胜任人生每一个发展阶段特定的发展任务

8. 认为老化是体细胞突变或细胞 DNA 复制错误引起损伤的理论是(　　)。

A. 免疫理论　　B. 细胞损耗理论　　C. 细胞定时老化理论

D. 基因突变理论　　E. 神经内分泌理论

9. 最具代表性的人类需求理论创建者是(　　)。

A. Havighurst　　B. Cumming　　C. Maslow　　D. Weismann　　E. Erikson

10. 马斯洛理论中最基本的需要是(　　)。

A. 安全的需要　　B. 爱与归属的需要　　C. 自尊的需要

D. 生理的需要　　E. 自我实现的需要

二、简答题

简述自我概念理论与老化心态之间的关系。

(黄小丽)

项目三

老化身心表现

1. 掌握老年人生理老化表现。
2. 熟悉老年人心理老化表现。
3. 了解老年人生理、心理变化。

任务一 老化生理表现

一、呼吸系统老化表现

呼吸系统包括鼻、咽、喉、气管、支气管、肺等。呼吸系统的主要功能是吸入氧气和排出二氧化碳。呼吸系统疾病在各年龄组都可发生，尤其在小儿和老年人之间发生率更高。随着年龄的增长，全身各器官功能和免疫功能逐渐减退，呼吸系统与外界直接相通，常因灰尘、烟雾、致敏原、病毒、细菌等微生物及各种有害物质直接侵入而致病。各种呼吸系统疾病会严重影响老年人的日常生活质量和健康长寿。为了有效护理呼吸系统疾病的老年人，护理人员必须熟悉和了解呼吸系统的老化表现。

（一）气管、支气管

呼吸道异物的清除主要靠气管、支气管及其分泌的黏液及纤毛运动。纤毛和黏液都在呼吸道内壁上，当有异物进入呼吸道时，就会被黏附在黏液上，然后纤毛将这些异物推向口腔排出。随着年龄的增加和机体老化，纤毛逐渐受损，弹性变差，黏膜腺和支气管上皮细胞退化，清理呼吸道的能力降低。

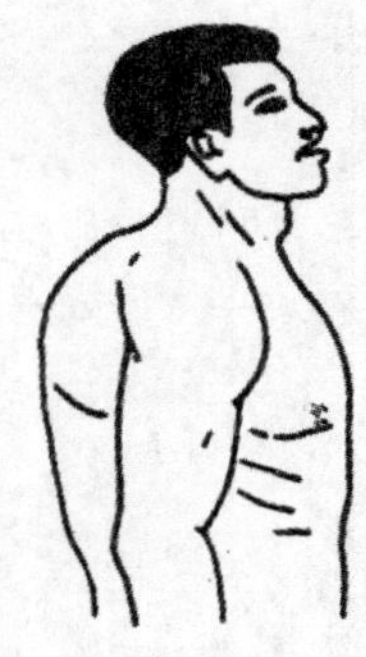

图 3-1 桶状胸

（二）胸廓

随着身体的老化，老年人常见骨质疏松、骨脱钙、椎体下陷、脊椎弯曲后凸、胸骨前突、胸廓前后径变大和横径变小呈桶状胸（图 3-1）。肋软骨钙化使肋骨活动降低，肋间肌和助肌萎缩，收缩力下降，活动度降低，影响肺通气。

（三）肺

随着年龄的增长，肺脏变小，肺组织重量减轻，肺泡数目减少、体积变大。肺泡弹性下降，导致肺不能有效扩张，终末细小支气管和肺泡塌陷，出现肺通气不足。另外，肺弹性纤维减小，肺弹性回缩能力减弱，呼气末肺残气量增多，肺活量减少。据统计，老年人的肺活量和青年人相比约减少了 50％。

（四）肺血管

随着年龄的增加，肺动脉壁相继可出现肥厚纤维化。肺静脉内膜硬化使肺动脉压力增高，肺灌流量减少，通气血流比值发生改变，肺泡与血流气体交换的功能降低。

另外，肺扩张不全、有效咳嗽减少，使得排出呼吸道异物和沉淀物的能力降低，细菌易在呼吸道停留、繁殖，使老年人容易发生呼吸系统感染。

二、循环系统老化表现

循环系统由心、血管及调节血液循环的神经、体液组织构成。心血管系统疾病是老年人常见的疾病。随着年龄的增长，心血管系统疾病的发生率有逐渐增高的趋势，且成为老年病人死亡的重要原因之一。对于患有老年人心血管疾病的病人要积极有效地防治，更需要特别的护理，提高他们的生活质量。护理人员要熟悉和了解循环系统疾病常见临床表现，提出正确的护理诊断，制定有效的护理措施，全面实施整体护理。

（一）心脏

老年人心脏的大小无明显改变。若心脏扩大或缩小，常提示心肌病变。左心室壁因老化造成弹性减弱，会有增厚的现象，随着年龄的增加，心肌收缩力下降，心排出量减少，导致全身组织供氧减少，容易出现疲乏等。

（二）心瓣膜

老年人心脏瓣膜变硬、钙质沉着，瓣膜纤维化、弹性降低，瓣膜口狭窄或关闭不全，可出现心脏杂音。

（三）窦房结

由于老化，窦房结自律细胞数目减少，兴奋性降低。房室束、希氏束的传导细胞数目也减少，增加了传导的不稳定性，故易发生心律失常。

（四）血管

老年人血管因弹性蛋白减少，失去了原有的弹力，加上钙质沉着于血管内膜，造成管腔狭窄，心脏后负荷增加。老年人随年龄增长，收缩压逐渐增高。血管狭窄，阻力增加，组织灌流量减少。血管弹性降低，静脉血液回流缓慢，使静脉曲张发生率增高。老年人皮下脂肪减少，皮肤变薄，使血管显得格外明显甚至突出。冠状动脉血管因硬化，弹性减弱而易阻塞。随着年龄的增长，冠心病发生率亦增高。

（五）神经

心脏受交感神经和副交感神经支配。交感神经兴奋时使心率增加，传导加快，心肌收缩力加强，周围血管收缩。副交感神经兴奋时使心率减慢，传导减慢，心肌收缩力减弱，周围血管扩张。老年人神经调节能力差，故易发生心律失常的变化。随着年龄的增长，心肌内 ATP 酶活性降低，心肌复极化过程减慢，影响心肌收缩力，从而使老年人的心脏对增加负荷的适应能力、对药物的反应性均明显降低，故老年人易发生心功能不全。

三、消化系统老化表现

消化系统是由消化管和消化腺两大部分组成。消化管包括口腔、咽、食管、胃、小肠和大肠。消化腺包括大唾液腺、肝、胰及散在于自口腔至肛门整个消化管壁内的无数小腺体（如唇腺、食管腺、胃腺及肠腺）。它们的基本功能是摄取食物，进行物理性和化学性消化，吸收其分解后的营养物质，排泄消化吸收后剩余的食物残渣。由于老年人消化器官的老化改变，日常活动减少，基础代谢低，导致消化功能减退、吸收功能和排泄功能障碍，容易发生消化系统疾病。病理学家研究 1500 例尸检发现：70 岁以上老年人中 20 人直接死于严重的消化系统疾病。消化系统疾病不仅局限于本系统，也影响全身和其他系统，如肝硬化可引起内分泌和代谢紊乱。全身和其他系统病变可影响消化系统的功能和器质性损害。

（一）口腔

1. 唇　老年人常因饮食习惯的改变，容易患维生素缺乏症，唇及口角发生皲裂。

2. 唾液腺　老年人唾液腺分泌减少，质较稠，易造成口腔干燥，使天然的清洁与保护功能降低，容易发生感染和损伤。唾液中的淀粉酶减少，直接影响淀粉食物的消化。

3. 牙齿　随着年龄增长，老年人牙齿咬合面的釉质变薄使釉质下牙本质神经末梢外露，对冷、热、酸、甜、咸、苦、辣等刺激过敏，易引起酸痛。牙髓血管内膜变厚，管腔变窄，牙髓供血减少，使牙齿易折裂。牙槽骨萎缩，牙齿易脱落。食物残渣易残留利于细菌繁殖，龋齿发病率高。

4. 口腔黏膜　黏膜上皮细胞萎缩，表面过度角化而增厚，失去对有害物质刺激，易引起慢性炎症。

（二）食管

随着年龄增长，机体老化，老年人食管平滑肌纤维萎缩，舒张幅度变小，蠕动减少，排空延迟，容易发生胃内容物反流至食管。

（三）胃

老年人胃黏膜变薄，腺体萎缩，胃壁细胞数目减少，分泌胃酸和胃蛋白酶功能变弱，导致消化功能减弱。胃肠蠕动变慢，食物与消化酶不能充分混合，胃排空延迟，容易引起消化不良。

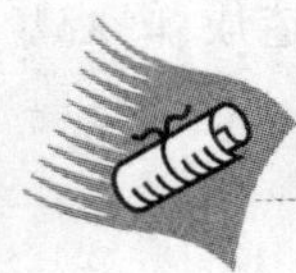

知识链接

机体各器官开始老化的时间

大脑 20 岁开始老化；从 20 岁开始肺活量缓慢地减少，到 40 岁时，有些人已经感到气促，部分原因是控制呼吸的肌肉和胸腔硬化了；皮肤 25 岁左右开始老化；头发和肌肉 30 岁开始开始老化；生育功能、乳房、骨骼 35 岁开始老化。儿童骨骼增长只要两年就能完全自我更新一次，成年人会需要十年，25 岁左右以前，人体的骨密度一直在增加，但是 35 岁时骨质疏松开始自然衰老过程。眼睛 40 岁开始老化为远视；心脏 40 岁开始老化，45 岁以上的男人和 55 岁以上的女人有更大的心脏病发作风险；牙齿 40 岁开始老化；肾脏、前列腺 50 岁开始老化；听力、胃肠道 55 岁左右开始老化；嗅觉和味觉 60 岁开始老化；膀胱 65 岁开始老化；肝脏 70 岁开始老化。

（四）大肠、小肠

大肠、小肠因老化而萎缩，小肠的血流量减少，肠黏膜吸收能力降低。大肠的蠕动减慢，延长粪便滞留的时间，水分过度吸收，导致排泄功能障碍，容易形成便秘。

（五）消化腺

1. 肝脏　老年人肝脏明显缩小，其合成蛋白质的能力降低，肝脏内各种酶活性降低。肝脏对内外毒素解毒功能降低，易引起药物不良反应，损害肝脏。

2. 胰　老年人胰腺分泌的消化酶减少，胰淀粉酶及胰脂肪酶分泌量减少，活性降低，因此老年人的消化吸收功能低下，易出现消化不良。

四、泌尿系统、生殖系统老化表现

泌尿系统由肾、输尿管、膀胱、尿道及其有关的血管和神经组成。肾脏的主要功能是生成尿液，排泄代谢产物、毒物、药物，并调节水、电解质平衡和酸碱平衡，对维持机体内环境的稳定起重要作用。同时肾脏也是重要的内分泌器官，它可分泌肾素、促红细胞生成素，在调节血压、促进红细胞生成等方面十分重要。

生殖系统由生殖腺、输送管道、附属腺和外生殖器组成。生殖腺是产生生殖细胞的器官，还可分泌性激素。输送管道的功能主要为输送生殖细胞。外生殖器是保证体内受精的器官。

泌尿系统和生殖系统结构如图 3-2 所示。

随着年龄的增长，泌尿系统老化的影响表现为多种方式。泌尿系统疾病早期未及时诊治，逐渐拖延，导致肾功能障碍。因此，了解老年人泌尿系统的变化，早期治疗，实施相应的护理措施，对促进老年人健康是十分有益的。

（一）泌尿系统

1. 肾结构改变　随着年龄增长，肾脏开始萎缩，肾皮质减少，肾脏重量减小，肾单位减少，使肾循环血量减少，肾小球滤过率降低，肾功能减退。

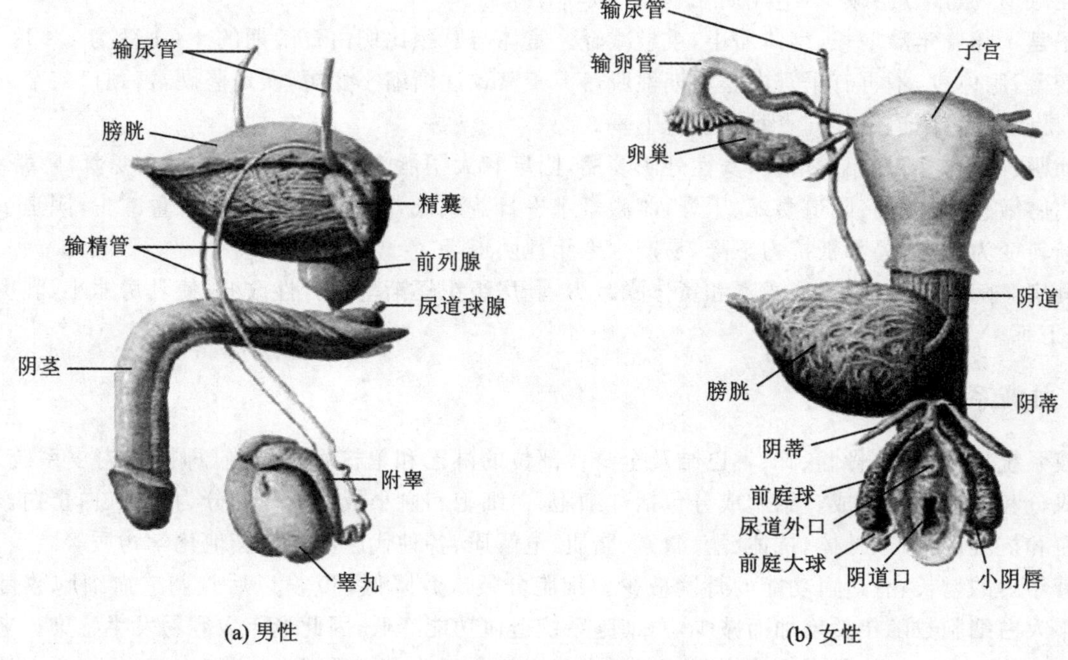

(a) 男性　　(b) 女性

图 3-2　泌尿系统和生殖系统结构示意图

2. 肾血管　随着年龄增长，肾血管粥样硬化。主要是小动脉弹性进行性减退，内膜增厚，管腔缩小，使肾血流减少，机体对毒物清除下降。

3. 肾小球　随着年龄增长，肾小球逐渐纤维化、玻璃样变和基膜增厚，毛细血管塌陷，肾小球缺血而萎缩。

4. 输尿管　随着年龄增长，输尿管肌层变薄，支配肌肉的神经细胞减少，输尿管张力减弱，尿液进入膀胱速度变慢，易产生尿液反流，导致泌尿系统逆行性感染。

5. 膀胱　随着年龄增长，膀胱肌肉萎缩，肌层变薄，纤维组织增生，使膀胱肌收缩无力、容量减少，因而老年人常出现尿频、夜尿量增多、排尿无力或排尿不畅等。

6. 尿道　老年人尿道逐渐开始纤维化，括约肌萎缩，使尿流速度减慢，出现排尿无力、不畅和尿失禁。

7. 前列腺　随着年龄增长，前列腺出现退行性变化，前列腺增生肥大，引起尿路阻塞。

(二)肾功能

1. 肾小球滤过率下降　由于肾血管硬化，肾小球数量减少，老年人又因心排血量减少，致使肾血流量减少，肾小球滤过率降低。

2. 肾小管功能减退　随着年龄的增长，肾脏的浓缩和稀释功能下降。昼夜排尿规律紊乱，夜尿增多，尿渗透压随年龄增长而下降。

3. 水、电解质调节功能减退　老年人的肾脏对抗利尿激素反应缓慢，对水的重吸收功能减退，易造成脱水。老年人渴的感觉敏感性降低，但脱水时易产生口渴。老年人肾小管重吸收钠能力弱，尽管体内低钠，肾小球仍然过滤钠，肾小管重吸收钠功能减退，因此老年人过度限制钠盐引起低钠血症。

4. 肾脏内分泌功能障碍　老年人前列腺素分泌减少，导致血管收缩、血流量减少。肾促红细胞生成素减少，红细胞成熟与生成障碍，因此，老年人血色素比中青年稍低，并易贫血。

5. 药物排泄减慢　老年人肾小球滤过率降低，药物排泄减慢，易发生药物积蓄中毒。

(三)生殖系统

1. 睾丸　睾丸从 30 岁开始缩小，至 70 岁时，大约仅青春期一半大。随着年龄增长，精子形成能力逐渐降低，成熟精子细胞减少，睾酮生成减少。

2. 阴囊　阴囊松弛，阴毛变得稀疏，阴囊平滑肌舒缩功能下降。

3. 阴茎　阴茎皮肤松弛，需勃起时间延长，坚硬度降低，可出现阳痿。

4. 卵巢　随着年龄增长，卵巢的重量逐渐减轻，青春期为 9～10 g，60～70 岁约为 4 g。卵巢性激素周期性变化减退，激素分泌减少，绝经期几乎无排卵，不再受孕。

5. 子宫 随着年龄增长，宫体缩小，重量减轻。宫体与宫颈比例由育龄期的 4∶1 变为 2∶1。子宫内膜萎缩变薄，腺体少，不再有子宫内膜周期性脱落。子宫颈逐渐缩小变短，质地坚硬，宫颈口狭窄。子宫韧带松弛，易使子宫、阴道壁伴同直肠及膀胱下垂。

6. 外阴、阴道 随着年龄增长，女性外阴萎缩，阴阜和大阴唇表皮变薄。小阴唇也变薄，阴蒂缩小，阴蒂与小阴唇敏感性降低。阴道萎缩、干燥，雌激素水平日益减低，阴道上皮内糖原含量减少，阴道 pH 值由酸性逐渐转变为碱性，局部抵抗力下降，易产生老年性阴道炎。

7. 乳房 随着年龄增长，雌激素和黄体酮减少，乳房组织逐渐呈退行性改变，使乳房缩小，乳房皮肤松弛，乳房下垂。

五、血液系统老化表现

血液系统包括血液、骨髓、脾、淋巴结及全身各部位的淋巴和单核吞噬细胞(即网状内皮系统)。血液由细胞成分和液体部分组成。细胞成分包括红细胞、白细胞和血小板。液体部分为血浆、白蛋白、球蛋白、各种凝血和抗凝血因子、补体、抗体、酶、激素、脂质、电解质、各种代谢产物及其他化学物质等。

随着年龄的增长，有造血功能的骨髓减少。细胞分裂次数降低，60 岁以后骨髓造血细胞数目减少一半。老年人白细胞数随年龄增加而减少，白细胞系统造血功能降低，因此老年人容易发生感染。老年人红细胞出现生物物理和生物化学变化，例如，老年人与青年人相比血容量减少，红细胞密度增加，血液的黏稠度增加，红细胞柔性、渗透性和抗机械性降低，容易破裂而发生溶血。一般认为人到中年以后，血红蛋白水平下降，也是老年人贫血的原因之一。老年人血小板变化不大，其数值、形态和功能均维持在正常范围。免疫球蛋白水平受性别及以往传染性疾病的影响，正常值变化波动范围较大，而很难评价其与年龄的关系。

因此，了解上述老年人血液学的变化，对于老年人血液病的病因、临床表现和防治具有重要意义。

六、内分泌系统老化表现

内分泌系统除其固有的内分泌腺(垂体、甲状腺、甲状旁腺、肾上腺、性腺和胰腺)外，尚有分布在心、肝、胃、肾、脑的内分泌组织和细胞。内分泌腺分泌的激素具有调节人体新陈代谢和生长发育的作用。老年人的内分泌激素主要功能是参与新陈代谢，新陈代谢是人体生命活动的基础，包括物质的合成和分解代谢两个过程。

随着年龄的增长，内分泌代谢性系统与其他组织器官一样，也发生了一系列功能和形态学改变，衰老致使内分泌器官萎缩、功能减退、代谢降低，从而导致疾病的发生。了解该系统的老化过程和健康问题，实施整体护理，以确保老年病人的身体健康。

(一)下丘脑

下丘脑是重要的神经内分泌器官，其主要老化改变为单胺类激素含量变化和代谢紊乱引起中枢性控制失调。

(二)脑垂体

50 岁以上老年人垂体的体积开始缩小，组织结构呈纤维化和囊状改变。其功能也发生明显变化。进入老年后，垂体释放的生长激素减少，因此老年人肌肉和矿物质减少，脂肪增多，体力下降，容易疲劳。

(三)甲状腺

随着年龄增加，甲状腺重量减轻，且有细胞浸润纤维化变化和结节产生，使甲状腺激素分泌减少，血清中的 T_3 下降，使机体代谢率降低。因此，老年人会出现整体性迟缓，对寒冷天气适应能力变差，如怕冷、皮肤干燥、脱发较多、心跳减慢、忧郁等。甲状旁腺分泌的甲状旁腺激素的量也减少。

(四)肾上腺

随着年龄增加，肾上腺皮质和髓质细胞均减少，肾上腺重量减轻，肾上腺皮质功能减退，应激能力减弱，对外伤、感染、手术等有害刺激的反应能力下降。

（五）胰腺

胰腺是一个既有内分泌功能又有外分泌功能的器官。其外分泌细胞分泌胰淀粉酶、胰脂肪酶、胰蛋白酶等组成消化液，内分泌细胞分泌胰岛素和胰高血糖素调节血糖。随着年龄增长，老年人胰腺逐渐萎缩，各种消化酶分泌降低，易出现消化不良。胰岛素的释放延迟，使老年人对糖的调节能力降低，故老年人易发生糖尿病。

（六）性腺

随着年龄增加，男性睾丸、女性卵巢萎缩，性激素分泌减少，性欲减退，生殖细胞减少。

七、神经系统老化表现

神经系统是机体的主要调节系统，它包括中枢神经系统和周围神经系统，其功能是调节内、外环境的稳定。大脑皮质是中枢神经最高级部分，在其调节控制下，中枢神经系统和周围神经系统共同配合，完成机体的整体活动，从而使机体成为一个完整的统一体。

随着机体老化，神经系统必然会出现相应变化，神经递质、神经细胞等的变化导致多种老年神经系统疾病。因此，应对老年人的神经系统变化给予足够的重视并采取措施及时防治老年人神经系统疾病。

（一）神经细胞

神经细胞的数目随正常老化而减少，神经细胞与其他器官不同之处在于神经细胞不能再生，因此神经细胞受到损伤后难以修复。随着年龄增长，老年人脑体积逐渐变小，重量减轻，主要表现为随年龄增加的记忆力减退。

（二）神经递质

神经细胞产生并释放神经递质，通过细胞膜进行化学传递。由于老年人神经细胞合成神经递质的能力下降，出现递质间不平衡，引起神经系统的一系列衰老症状。

1. 多巴胺 脑内多巴胺主要由黑质产生，沿黑质-纹状体投射系统分布，在纹状体中储存，其中以尾状核含量最多。黑质-纹状体多巴胺递质系统与震颤麻痹相关性很大。老年人黑质-纹状体多巴胺减少，神经递质不能正常传导至其所支配的肌肉，故导致肌肉运动障碍，运动缓慢与运动震颤麻痹等。

2. 乙酰胆碱 记忆是一个耗能的过程，并有多种神经递质的参与，其中主要成分是乙酰胆碱，老年人由于乙酰胆碱合成、释放减少，使突触后膜对钠、钾通透性减小，引起记忆力减退，突出表现为近期遗忘。

3. 儿茶酚胺、5-羟色胺 儿茶酚胺、5-羟色胺释放减少，导致睡眠不佳，精神淡漠，情绪抑郁，老年人夜间睡眠时间缩短，机体的应激能力下降。

（三）脑血管

老年人脑动脉逐渐硬化，脑血管流量减少，血流速度缓慢，血供减少，葡萄糖利用率降低，能量代谢减少，容易导致脑血管粥样硬化改变。由于脑血流量下降，神经细胞营养供应减少，表现为精神状态方面减退，部分老年人出现语言技能大幅度衰退。

（四）神经纤维

随着年龄的增长，神经纤维发生退化变性，由神经细胞的凋亡部分形成类似淀粉物质构成的大小球状斑块，称为老年斑。这些老年斑使神经细胞传递及接收信息能力下降，老年斑的多少与智能衰退程度有关。

八、运动系统老化表现

运动系统由骨骼、骨骼肌和骨连结三部分组成。骨骼具有支持、保护脏器的功能，骨骼肌附着于骨骼，受神经系统支配，可使肌肉收缩和舒张并牵动骨骼，通过骨连结产生运动。运动系统复杂的生理功能与神经、循环、内分泌有密切联系。老年人运动系统的改变和疾病的影响，如肌肉痉挛、关节僵硬、活动减少会给老年人带来许多健康问题。因此老年人保持良好的运动状态对身体健康是十分重要的。

（一）骨骼

骨骼对机体主要起支持和保护作用。人步入老年期，骨骼因老化而发生退行性变（尤其是女性进入绝经期后，男性55岁以后），骨质丢失增多，出现骨质疏松症。

（二）关节

老年人关节退行性变化是由于胶原细胞的形成减少，使关节的弹性及伸缩性均降低。随着年龄的增长，关节逐渐发生软骨变性，关节软骨面变薄，软骨粗糙、破裂。由于关节软骨的变性，连接支持骨与关节的韧带、腱膜、关节囊可因纤维化而僵硬。退化关节软骨边缘出现骨质增生形成骨刺，导致关节活动障碍。

（三）椎间盘

随着年龄增长，老年人椎间盘变薄，韧带弹性减弱，椎间盘结构松弛，脊椎变短，身高降低。脊柱弯曲变形成驼背。

（四）肌肉

进入老年期后，肌细胞内水分减少，细胞间液体增加，肌纤维逐渐萎缩，肌肉变硬，肌力减退，肌肉失去了弹性，使老年人运动和反射动作显得无力及迟缓。

九、感官系统老化表现

感官系统是产生感觉和知觉的重要器官。感官系统有触觉、视觉、听觉、味觉等感觉。感觉随着年龄的增长不断老化，引发某些感官系统疾病，降低了感觉器官的功能，使得感觉器官接收和感知信息的能力降低，因此老年人的生活质量、个人安全、社会交往、健康状况等会受到不同程度影响。

（一）皮肤

皮肤是机体最外层的组织，是机体的第一道防御屏障，也是重要的感觉器官。随着年龄的增长，各种体内外因素会影响皮肤的老化过程，皮肤老化出现最早，也是机体最明显的老化现象。

1. 皮肤　皮肤老化主要表现为表皮变薄，真皮萎缩，弹力纤维弹性降低，皮肤沟纹变深，出现明显的皱纹；老年人皮肤干燥，光泽消失，皮肤有松弛、龟裂和脱屑现象；老年人因色素沉着，易出现老年斑；老年人皮下脂肪萎缩、汗腺萎缩、小汗腺分布的范围、数量和功能均减少，故汗液排泄减少；老年人皮肤对碱的中和能力降低，容易引起皮肤瘙痒；老年人皮肤的屏障功能降低，抵御感染、创伤修复的能力下降，因此，老年人皮肤创伤难以愈合并易致皮肤感染性疾病。

2. 毛发　老年人毛发生长周期缩短，再生能力降低，固着力较差，易脱发。黑色素细胞分泌色素减少，毛发变白。

（二）视觉

1. 眼睑　随着年龄增长，眼睑皮肤皮下脂肪组织减少及肌肉出现老化。皮肤弹性减退而松弛，眼睑皮下脂肪减少，肌肉张力减退，出现眼睑下垂和眼袋现象。

2. 结膜　随着年龄增长，结膜血管出现动脉粥样硬化、变脆、易破裂而致结膜出血。

3. 角膜　随着年龄增长，角膜老化，屈光能力减退引起散光及远视。角膜边缘基质层出现的白色环状类脂质沉积，称为“老年环”。

4. 晶体　随着年龄的增长，老年人晶体积逐渐增大，弹性明显降低，使晶体调节和聚焦功能减退，视近物发生困难，出现老视（图3-3）。当晶体颜色变黄，致使分辨白色、蓝色、黄色、绿色均感困难。另外当晶体变得混浊时，发生白内障。晶体悬韧带张力降低，使晶体前移，前房角可能关闭，影响房水回流，导致眼压升高，形成青光眼。

5. 视网膜　老年人视网膜色素上皮细胞老化、增生、变性等，视网膜血管老年性硬化，眼底动脉硬化，脉络膜变厚，视网膜变薄，故老年高血压病人易引起视网膜出血。

6. 泪器　老年人的泪腺萎缩，分泌减少，易致眼干燥。此外，有部分老年病人因泪管周围的肌肉、皮肤弹性减弱，舒缩力差，所分泌的泪液不能通过泪管流出，致使老年人常流眼泪。

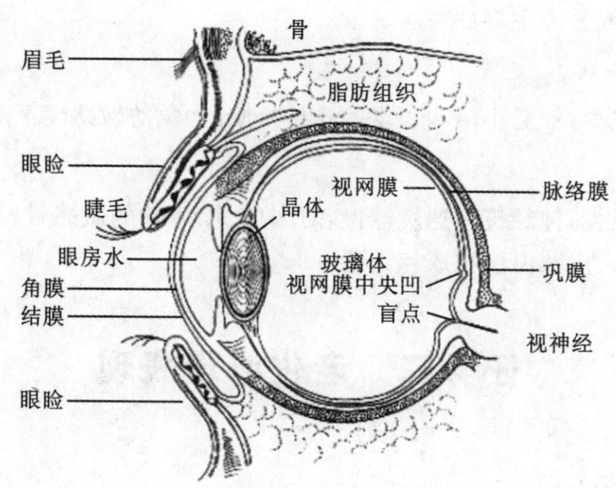

图 3-3　眼球结构示意图

（三）听觉

50 岁时老年人听力开始下降，70 岁下降显著，耳结构如图 3-4 所示。

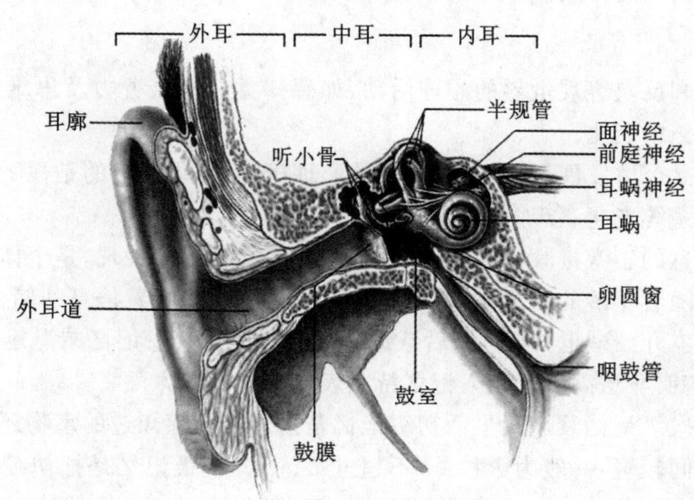

图 3-4　耳结构示意图

1. 外耳　随着年龄的增长，外耳耳郭软骨和软骨膜弹力纤维弹性减小，收集声波和辨别声音方向的能力下降，外耳神经末梢日渐萎缩，感音迟钝。

2. 中耳　中耳逐渐变硬和增生，鼓膜和卵圆窗膜变厚、变硬，失去弹性。听神经功能减退，声波从内耳传到脑部的传到功能障碍，使老年人听力逐渐丧失。

3. 内耳　内耳血管管壁增厚、管腔缩小、耳蜗变硬、萎缩、退行性变造成老年性耳聋。早期是高音频听力下降，如虫鸣鸟叫听不清等，后发展为老年人听力感觉敏感度普遍下降，因而与老年人沟通需要大声说话，同时老年人会感到刺耳不适，常伴有重听耳鸣，即低音听不见，高音又感觉刺耳难受。

（四）味觉

60 岁以后，老年人味蕾逐渐萎缩，味觉细胞数目逐渐减少致使老年人对味道的敏感性降低，其中，对于甜和咸的感受影响最大，老年人在烹调食物时为了增加食物的味道，常会增加盐或糖的使用量。老年人随年龄增长唾液腺分泌减少，口腔较干燥。唾液分泌亦受吸烟和某些药物影响，使唾液分泌减少，味觉变差。

（五）嗅觉

老年人 60 岁后嗅觉神经数量减少、萎缩、变性，嗅觉逐渐减退，70 岁嗅觉功能急剧减退。嗅觉感受器萎缩，分辨不同气味的程度降低，男性表现特别明显。嗅觉丧失也会对一些危险因素敏感度降低（如有害气体、烟味等),从而使老年人易患中毒性疾病。

(六)触觉

老年人触觉小体数量减少,触觉小体和表皮的连接松懈,触觉的敏感度下降,阈值升高。

(七)温度觉、痛觉

老年人神经细胞数目减少,神经传导速度减慢,对温度觉、痛觉的敏感性降低,因此老年人痛觉迟钝,对冷热温度觉也迟钝,老年人皮肤温度比成年人低0.5~1 ℃。

任务二　老化心理表现

一、老年人心理活动特点

老年人不是一下子变老的,而是随着年龄增长而逐步老化。从中年到老年,人类个体的心理活动并无本质的改变,但随着时间、环境渐变,老年人心理活动的变化在认知、情感、个性等方面体现出来,老年人心理活动表现为以下一些共同的特点。

(一)认知

认知心理是指认识和反映客观世界的心理活动,如感知觉、记忆、智力及思维等。下面主要讨论感知觉、记忆、智力和思维的正常老化。

1. 感知觉　感知觉是个体发展最早、衰退最早的心理机能,老化最早的是视听觉,其次为味觉、痛觉等其他感觉。具体见感官系统老化表现。

2. 记忆　记忆是信息的正常接收和储存,是人脑积累经验的功能表现,是个体所经历过的事物在人脑中的再现反映。老年人随着年龄的增加,感觉系统的退行性变化影响着信息的储存,因而记忆力减退。一般来说,成人记忆力50岁开始减退,70岁以后减退更显著,过了80岁记忆减退迅速。因此阿尔茨海默病在老年人75岁后患病率明显增高。老年人记忆特点表现为以下几方面。

(1)初级记忆尚好,次级记忆衰退明显　初级记忆是指对刚刚感知过的事物还存在于人意识中的记忆过程。初级记忆保持时间较短,一般为数秒钟,不超过1 min。次级记忆是把初级记忆储存的信息较长时间保存的过程,可以是几天、数月、几年甚至终生。

(2)再认能力基本正常,再现或回忆明显减退　对看过、听过或学过的事物再次出现在眼前时能辨认即再认。老年人的再认记忆能力基本正常。对刺激物不在眼前,要求将其再现出来时的记忆能力即是再现或回忆。老年人再现或回忆能力明显减退。

(3)机械记忆较差,逻辑记忆较好　对与过去、与生活有关的事物或有逻辑联系的逻辑记忆较好,而对生疏的需要机械记忆或死记硬背的记忆较差。

研究表明,老年人记忆力减退可能是由于信息编码、储存和提取困难相互作用而造成。患有神经系统和心血管系统疾病的老年人,记忆力的减退比较明显。另外,对记忆缺乏信心,以及紧张、焦虑、悲伤、抑郁等精神状态都会对记忆效果产生负性影响,相反,有信心、乐观、开朗、沉着冷静可以提高记忆效果。

3. 智力　老年人的智力会随着年老而发生变化,但并非全面减退,这主要从智力发展的新概念——流体智力(fluid intelligence)和晶体智力(crystallized intelligence)来分析。Horn和Cattell将智力归纳成流体智力和晶体智力两类。

(1)流体智力　流体智力是指获得新观念、洞察复杂关系的能力,如直觉整合能力、近事记忆力、思维敏捷度以及与注意力和反应速度有关的能力,包括对图形、物体、空间关系的认知和判断等形象思维有关的智力,流体智力与神经系统的生理结构和功能有关。流体智力随年龄的增长而减退,老年期下降更为明显,这与老年人的知觉整合和心理运动技能衰退有关。

(2)晶体智力　晶体智力是与语言、文学、数学、概念、逻辑等抽象思维有关的智力,与大脑的抽象思维和语言功能有关,与后天知识、文化及经验的积累相关联,如词汇、理解力和常识等。研究表明,老年人的晶体智力不但不随年龄的增高而降低，有时反而会增高，这主要与后天学习、经验积累有关。

4. 思维 思维是人通过已有的知识经验对客观现实进行概括的一种反映，是认识事物本质特征及内部规律的理性认知过程，主要包括概括、类比、推理和问题解决方面的能力。老年人的思维随年龄增长出现衰退较晚，特别是对自己熟悉的专业思维能力在老年时仍能保持较久。但老年人由于感知和记忆方面的衰退而在概念学习、逻辑推理和问题解决方面的能力有所减退，尤其是思维的敏捷度、流畅性、灵活性、独特性以及创造性比中青年时期要差，可以表现为注意力转移慢、分配困难、想象力受经验约束以致难以活跃。

（二）情感

情感是人们对周围事物、对于自身及对自己活动态度的体验，即对客观事物态度的一种体验。情感与人的需要密切相关，人的需要得到满足，便产生正性情绪，如果需要得不到满足，则易产生负性情绪。年老过程的情感活动是相对稳定的，即使有些变化，也是生活条件、社会地位变化所造成的，并不是老龄本身所决定的。随着社会经济的发展，老年人生活条件的改善，老年人的情感活动与中青年的差别将会越来越小。当老年人的社会生活条件与中青年人相似时，老年人与中青年人的情感活动差异就不明显。除某些疾病的影响外，老年人的情感淡漠不比中青年人明显。研究发现老年人的情感主要有以下几方面的变化。

(1)老年人与中青年人相比，不容易控制自己的情感，尤其是喜悦、愤怒、悲伤和厌恶等情绪。

(2)老年人对害羞的控制、对恐惧的表现与其他年龄的人没有明显差异。

(3)老年人在表达情绪时用词少于中青年人，中青年人主要取决于事情是否符合自己的心意，其次是个人的得失和不愉快的遭遇，而老年人主要是为个人得失而愤怒，其次才是不合心意的事情和不愉快的遭遇；老年人喜静不喜动，害怕孤独或被嫌弃。

(4)老年人的抑郁感多来源于对健康的关注，其中女性的疑病倾向比较明显。

（三）个性

个性是指个体比较稳定的、影响整个行为并使之与他人有所区别的心理特征的总和。个性特点具有整体性、独特性、稳定性、社会性。一般认为个性表现在个体的兴趣、能力、气质和性格，性格是个性的核心内容。

有学者认为，老年人由于在老化过程中，欲望和要求日益减少，动机及精神动力日益减退，造成老年人出现退缩、孤独，性格从外向向内向转变，做事动力由主动变为被动。当老年人面临退休、丧偶、生活困难、社交减少、疾病、死亡威胁等诸多生理、心理及社会问题困扰时，老年人表现出不同的性格，这些改变主要表现在以下几方面。

1. 人生观的改变 当老年人已有的人生观与现实环境激烈冲突时，在建立了新的社交网络时，或者在病情危重之后，很多老年人改变了已有的人生观，表现为对成功、名利追求的淡化，因而其支配性、竞争性、攻击性、活动性都有可能减弱，更多关注健康、家庭关系，有的表现为热衷于从事某种宗教活动。

2. 自私的暴露 中年期时个体的自私因各种社会活动受到抑制，但在老年期会特别明显地表现出来；同时老年人满足心理需要的资源日渐减少，因此老年人对可用的资源抓得更紧，这使中青年人认为老年人是自私的，例如，老年人常希望自己的子女能在就近的地方工作，能给予自己更多的照顾。

3. 自尊心的改变 低自尊与高服从是老年人自尊心改变的表现，这与老年人社会经济地位和健康状况逐渐下降有密切关系。

二、老年人常见的心理状态

（一）遗产心理

在经历了多年的经验积累后，老年人总想着自己在余生应该留下些什么，如儿孙、财富、名誉、地位、身体和器官等。他们会为自己的子孙后代的成长与自己的期望相符而感到欣慰；他们会为晚辈能聆听自己的成功经验而感到快乐；他们会为自己留下的财富能为社会做贡献而感到满足；他们会为自己的组织或器官能在他人身上移植成功、自己的生命能在他人身上延续而感到自己仍然有所作为。

（二）年长者心理

年长者心理是指老年人倾向于以教育者姿态与年轻人共享积累起来的知识和经历，同时也与老年人的记忆力下降、遇事好唠叨有关。老年人经历过比较多的成功与失败，为了避免年轻人再遇到类似的挫折，老年人习惯向年轻人灌输经验和教训。老年人参与各种义务或非义务的咨询、教育等工作正是这种心理的一种比较正式的满足形式。当老年人的某种知识或行为被认为有意义和有价值，能被年轻人或社会所接受和利用时，可以增加他们的自尊心；而当环境不容许或年轻人不理解时，老年人的这种心理被描述为爱教训人、啰嗦等。

（三）恋旧心理

老年人恋旧心理表现有以下两方面。一方面，老年人对自己长期使用的物品（家具、衣服、过去的相册和信件等）有一种特别的依恋之情。老年人对这些物品的拥有，可以勾起老年人对往事的回忆，会使老年人的生活有一种连续感、安全感，从而使老年人的生活更加丰富多彩。老年人一直想把这些物品留在身边，即使有新的更好的物品替代，老年人仍然想拥有。另一方面，老年人对物品位置摆放要求固定。老年人习惯于家具物品固定于某位置，长时间使用形成思维方向定势。按老年人的意愿摆放熟悉的物品，会使他们在心理上产生亲近感，使用时更加得心应手。

（四）孤独寂寞感

孤独寂寞是老年期最常见的心理特征。有些老年人由于神经抑制高于兴奋，喜欢在安静的环境中生活。但是当他们离开工作岗位时，往往会觉得有失落感，子女成家立业，各奔东西，加之亲朋亡故，更加孤独寂寞，忧心忡忡。特别是生病住进医院，陌生的医院环境和病人，使老年人自然会产生孤独、寂寞、空虚和被遗弃的感觉。若子孙不孝，家庭不和睦，生病后住院花钱多，惧怕疼痛，怕失去生活能力，尤其是一些诊断不明确、治疗效果不显著的疾病，更易使他们产生孤独感。

（五）竞争意识退化

老年人都有自己不同的生活经历，有过成功或失败的经验。一方面随年龄的增长，身体功能退化，加上社会地位的淡化，老年人往往不想再参与竞争性活动，认为竞争是年轻人的经历。另一方面老年人竞争意识退化与其自卑心理有关。这些自卑心理促使老年人放弃努力或竞争。

（六）老年超越

老年超越是指老年人对人生有所顿悟后的一种超脱心态，类似于禅的领悟。老年人回顾自己的一生，总结经验教训，重新发现生命的意义，对整个生命周期有一种完整的体验。有些老年人会因自己成功地走过了一生而感到一种成功的超越，大多数人在经历比较重大的事件，如重病、大手术之后产生这样的心态。他们可有以下几方面的表现：①不去做有违现实可能性的事情，不强求、不争斗，觉得过去的这类事情幼稚可笑；②觉得生活有意义，生命值得珍惜；③能平静地面对疾病和日益接近的死亡。

（七）面对死亡

老年人在步入老年之初或在这前后的某个时期，会因觉察到自己的生命已经非常短暂而对时间的流逝感到害怕、恐惧，经过一段时间后，这种害怕感会逐渐消失，代之以一种对时间较为适当的评价，年龄较大的人可以平静地说："我剩下的时间不多了"，年龄更大的人反而较少这样说，他们忽略事物的时间维度，以直觉的方式"此时此刻"感知时间。感知死亡对中青年人来讲无疑是震撼性的，但对老年人未必如此。人们通常以为老年人较接近死亡，所以更加害怕死亡，然而研究证明情况正好相反。虽然老年人较多地想到死亡，但比年轻人更不害怕死亡，面对死亡较为平静。多数患有慢性疾病的老年人对疾病本身不再考虑很多，对于是否可以医好以及将在什么时候死去等问题取顺其自然的态度，部分老年人常常考虑"如何死"的问题，在这一群体中自杀死亡率特别高。

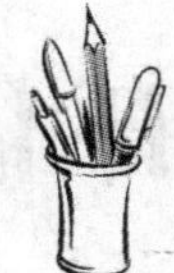

项目小结

老年人身体老化的表现：呼吸系统老化表现为黏膜上皮退化，肺泡减少，易缺氧；循环系统老化表现为窦房结兴奋性降低，易发生心律失常；血管硬化，易患高血压，心功能不全；消化系统老化表现为牙齿易断，食管内易食物反流，胃肠蠕动慢，吸收减少，易消化不良及便秘；泌尿系统、生殖系统老化表现为肾功能减退，易出现毒物及药物蓄积，膀胱容积减小，有尿频症状，女性老年人绝经后生殖器官逐渐萎缩，丧失生育能力，男性老年人睾丸萎缩，生殖能力下降，易出现前列腺增生；血液系统老化因造血功能减退表现为贫血，白细胞减少，免疫力降低易导致感染；内分泌系统老化表现为激素分泌减少，基础代谢率降低，老年人怕冷、体温低，对有害刺激的反应能力下降；神经系统老化表现为神经细胞减少，多巴胺、乙酰胆碱等神经递质减少，脑血管硬化，老年人易患老年痴呆，脑血管疾病；运动系统老化表现为肌肉萎缩，韧带松弛，关节功能减退，骨质失钙，易骨折，动作迟缓，身高缩短；感官系统老化最明显的是视听觉能力减弱，表现为老年性耳聋、远视、青光眼、白内障等。老年人老化心理活动特点为记忆力减退，晶体智力随年龄增加而有所增加，流体智力随年龄增加而降低，老年人不易控制的情感有喜悦、悲伤、愤怒，女性老年人疑病倾向明显，老年人个性表现为自私、名利淡化、低自尊和高服从；老年人常见的心理状态有遗产心理、年长者心理、恋旧心理等。

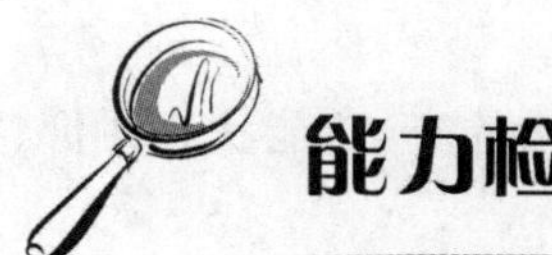

能力检测

一、选择题

1. 下列哪项不符合老年性耳聋的特点？（　　）

A. 双侧对称性听力下降，以低频听力下降为主　B. 听人说话，喜慢怕快，喜安静怕嘈杂
C. 常有听觉重振现象　D. 能听见但听不清楚别人说话

2. 在人的各种感觉中，老化最明显的是（　　）。

A. 痛觉　B. 味觉　C. 视觉和听觉　D. 触觉

3. 老年人呼吸系统的明显生理改变是（　　）。

A. 肺泡数量增加　B. 肋间肌萎缩　C. 肋骨关节软化　D. 咳嗽反射增强

4. 老年人血管变化的特点是（　　）。

A. 脉压降低　B. 收缩压升高　C. 主动脉壁变薄　D. 周围动脉壁变薄

5. 老年人的晶态智力一般不随年龄的增长而减退，晶态智力是指（　　）。

A. 理解能力　B. 反应速度　C. 近期记忆力　D. 思维敏捷度

二、简答题

简述老年人常见的心理特点。

（苏玉华）

项目四

老年人健康评估

1. 掌握老年人健康评估常用工具。
2. 熟悉老年人躯体健康评估、心理健康评估、社会健康评估、生活质量评估内容。
3. 了解老年人躯体健康、心理健康、社会健康、生活质量等特点。

由于老化和慢性疾病的影响，老年人听觉、视觉减退，认知水平降低及反应能力下降，进行老年人健康评估时，要求护理人员运用语言和非语言沟通技巧，通过健康史采集、护理体检、病情观察等方法，获取老年人准确的健康评估资料。

任务一　躯体健康评估

老年人的躯体健康评估包括健康史采集、体格检查、功能状态评价、实验室检查及其他辅助检查。

一、健康史采集

对老年人进行健康史的采集是一项十分重要的工作，也是老年护理的最基本环节。

(一)老年人健康史采集特点

老年人各种生理功能减退(如听力视力下降、语言表达障碍、思维及判断能力下降、记忆力减退等)，同时由于老年疾病临床症状不典型，甚至症状不明显，因此在采集健康史时会遇到很多困难和问题，主要表现在以下几方面。

1. 记忆不确切　老年人对发病的时间、经过记忆不清，有时次序颠倒，病史叙述零乱，重点不突出。

2. 反应迟钝　老年人由于听力减退，听觉性理解力和判断能力不佳，往往对提问反应迟钝，回答不具体、不准确或答非所问。

3. 主诉表述不清　老年人很少有单一主诉，由于多病共存，容易出现主诉多、主诉重叠、主诉无特异性(主诉与主要疾病不一致)的现象。有的病人叙述太长，可能忘了重要的症状；有的病人虽只有轻微的症状，但因怀疑有重大疾病而提出很多主诉；痴呆病人可能出现病情与主诉不一致，表现为不同的医护人员先后询问其结果不同或相反。

4. 隐瞒症状　有些老年人因对某些检查和治疗措施感到恐惧而隐瞒症状，如害怕胃镜检查而隐瞒上腹疼痛的症状；对病人和家属不利的事情也是隐瞒症状的原因，有代表性的如性生活、家庭纠纷引起的症状故意说成是跌伤或车祸。

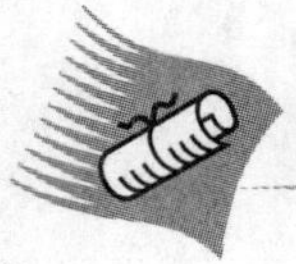

知识链接

老年人病史资料收集技巧

(1)首先要尊重老年人，关爱老年人，和他们建立良好的关系，同时要有足够的耐心，仔细询问并倾听。

(2)采取面对面的交流方式,会谈时注意提高语调、减慢语速、说话清晰简单,不要催促,并让老年人有充足的时间回忆过去发生的事情,必要时使用话筒或书面交谈。

(3)当遇到老年人记忆力下降或患有老年痴呆时,应尽量询问家属、陪护人员等。

(4)耐心倾听,当老年人的叙述远离主题时,要进行适当的引导。

(5)对含糊不清、有疑问或有矛盾的内容必须澄清和核实,以获取准确的资料。

(6)一般首先从主诉开始,有目的、有次序地进行。提问先选用一般易于回答的开放性问题,如"您感到哪儿不舒服"等,然后耐心倾听病人的叙述。

(二)老年人健康史采集内容

老年人健康史采集内容主要包括老年人目前和既往的健康状况及影响健康状况的有关因素、自己对健康状况的认识和反应、日常活动和社会活动的能力等(详细内容可见教材《健康评估》中健康评估方法相关章节)。护理人员在采集老年人健康史的过程中,除了采集一般的健康史以外,还应注意重点采集以下内容。

(1)询问老年人最突出、最明显的症状和体征,同时询问近期的睡眠、营养、排泄、活动、性生活、心理等有关情况,以及病人对疾病的认知、反应情况。

(2)仔细追问老年人的既往疾病史,由于有些老年病起始于青壮年,经过了漫长的演变过程,因此,有必要了解既往疾病史,特别是与现在疾病密切相关的疾病,如冠心病、脑血管疾病与高血压病史关系密切,高脂血症、动脉粥样硬化等在 30 岁以后进展最快。

(3)询问老年人的生活(行为)方式和兴趣爱好,包括吸烟、饮酒、运动、爱好、饮食习惯等,以帮助探明可能的疾病危险因素。

(4)询问老年人日常生活及活动能力和生活自理状况,如洗澡、穿衣、进食、如厕、购物、打电话、服药等。

(5)询问老年人家庭关系和人际关系,了解家庭成员和家庭和睦情况,以及与周围社会环境中他人的关系,确定有无家庭不和、子女不孝、经济纠纷、退休、离异、丧偶、邻里纠纷等生活事件对老年人的影响。

(6)了解老年病人以往的门诊或住院资料,更有利于掌握老年病人的既往史。

二、体格检查

老年人的体格检查方法与一般人的体格检查方法虽差别不大,但应考虑老年人的生理特点和疾病的影响。

(一)生命体征

老年人体温、脉搏、呼吸、血压测量的基本方法同成年人。

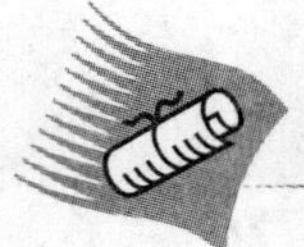

知识链接

正常老年人体温、脉搏、呼吸、血压参考值

体温,36.7~37.1 ℃;脉搏,60~100 次/分;呼吸,16~25 次/分;血压,(90~140)/(60~90) mmHg。

老年人生命体征特点如下。

1. 体温 老年人基础体温较成年人低,70 岁以上的老年人感染时常无发热症状,如果老年病人午后体温比清晨升高 1 ℃以上,应视为发热。体温低于 35 ℃为低温症。

2. 脉搏 老年人测量脉搏的时间不得少于 30 s,同时应注意脉搏跳动有无不规则情况。

3. 呼吸 老年人呼吸方式、节律易变化,在其他症状和体征变化之前,老年人呼吸大于 25 次/分,可能是下呼吸道感染、充血性心衰或其他病变的信号。

4. 血压 老年人常见高血压和直立性低血压。直立性低血压是指平卧 10 min 后测定的血压，直立后 1 min、3 min、5 min 各测定血压一次，如直立时任何一次收缩血压比卧位降低≥20 mmHg 或舒张压降低≥10 mmHg。

（二）营养状况

评估老年人每日活动量、饮食状况及有无饮食限制，测量老年人身高、体重。50 岁后老年人身高开始缩短，男性平均身高缩短 2.9 cm，女性平均身高缩短 4.9 cm。由于老化，骨质丢失钙，营养物质吸收减少，肌肉和脂肪组织减少，80～90 岁老年人体重明显减轻。

（三）皮肤

老年人皮肤弹性减弱、变薄、松弛、皱纹加深（图 4-1），皮肤表面失去光泽、干燥、出现色素沉着、有鳞屑等。皮肤的触觉、痛温觉减弱，皮肤表面的反应性衰减或异常改变，如出现皮脂腺过度角化、疣样损害、白癜风等。

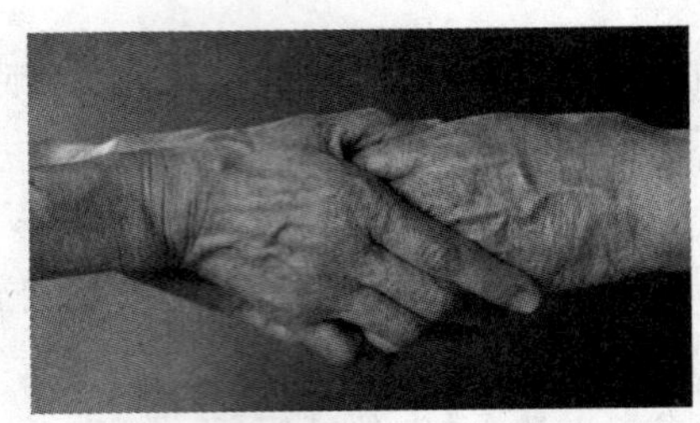

图 4-1 老年人皮肤

（四）头面部检查

1. 毛发 随着年龄的增长，老年人头发和眉毛变成灰白色，发丝变细、变稀疏，并有脱发，男性老年人胡须也逐渐变白。

2. 眼及视力 老年人由于脂肪组织的减少，眼球凹陷，眼睑萎缩下垂；泪液分泌减少，出现眼干、瞳孔直径缩小、瞳孔反应灵敏度下降、角膜脂肪赘积及白灰色云翳等。老年人视力功能下降，出现老花眼，暗适应、色觉等都出现不同程度的衰退和障碍。影响眼的功能和视力的病变主要有白内障、青光眼、眼底动脉硬化、垂体瘤等。

3. 耳 老年人外耳道皮肤、皮脂腺萎缩，分泌减少，腔道变宽，耳郭增大，皮肤干燥，失去弹性，耳垢干燥。对高音的听力比对低音的听力损失早且呈进行性变化，老年人对高音量或噪声易产生焦虑，常有耳鸣，在安静环境下表现明显。

4. 鼻 老年人鼻腔黏膜萎缩变薄，鼻腔干燥，鼻软骨弹性丧失，出现鼻塌、下垂。

5. 口腔 老年人由于毛细血管血流减少，唇周失去红色，口腔黏膜苍白、干燥，味觉功能减退，多有牙齿脱失，牙齿颜色发黄、变黑及不透明等。

（五）颈部检查

老年人颈部检查与一般成年人相似，无明显改变。

（六）胸部检查

1. 乳房 女性老年人由于乳腺组织减少，乳房出现下垂甚至平坦。女性乳腺癌的高发年龄是 40～60 岁，若发现肿块、乳头溢液等要高度警惕，并定期检查，主要是通过视诊及触诊来检查乳房的形态、皮肤情况，以及胸部区域淋巴结检查，及时发现癌变。男性老年人若出现乳房发育常是由于体内激素改变或药物的副作用所致。

2. 胸膜和肺检查 视诊胸廓变形，前后径增大，横径缩小，多呈桶状胸；叩诊常呈过清音。胸廓顺应性下降和呼吸肌力量减弱，胸廓活动受限，导致通气功能减弱，听诊呼吸音强度减轻，胸式呼吸减弱，腹式呼吸增加。肺部检查的重点是有无异常呼吸音和有无肺气肿等。

3. 心脏检查 老年人由于肩部变窄、脊柱后凸、心脏下移，因而心尖搏动可出现在锁骨中线旁；由于胸廓坚硬，使心尖搏动幅度减慢，听诊第一心音及第二心音减弱；心室顺应性降低可闻及第四心音。主动脉瓣、二尖瓣钙化、纤维化、脂质堆积，导致瓣膜僵硬和关闭不全，听诊时可闻及舒张期杂音，并可传播到颈动脉。检查重点是确定有无心脏杂音、心脏扩大、心肌肥厚等。

(七)腹部检查

老年人腹部隆起，腹肌松弛。由于肺扩张、膈肌下降等原因在肋缘下可触及肝脏。因膀胱肌肉收缩力减弱而导致膀胱容量减少，所以很难触诊到充盈的膀胱；听诊肠鸣音可减少。腹部检查重点包括胃肠道听诊、脾脏触诊、直肠指诊，以确定有无溃疡病、腹部肿块、前列腺肥大等。

(八)神经系统

运动神经和交感神经对神经冲动的传导随年龄增长而减慢，因而老年人对外界事物反应迟钝，动作协调能力下降；老年人交感神经和副交感神经随年龄增长而逐渐发生退行性改变，乙酰胆碱、去甲肾上腺素等神经递质减少，导致自主神经功能紊乱；老年人感觉功能逐渐减退，如听、视、嗅、味、触、压痛、温度觉普遍降低；老年人深部反射一般偏弱，肱三头肌反射、肱二头肌反射仍灵活，而膝反射减退，不少老年人跟腱反射消失，约 1/3 的老年人踝反射消失；出现霍夫曼(Hoffmann)征阳性，不一定有临床意义；典型的巴宾斯基(Babinski)征阳性则是可靠的病理表现。

(九)会阴部检查

老年女性阴毛稀疏呈灰白色，阴唇皱折增多，阴蒂变小，阴道黏膜变薄，阴道壁失去弹性，有皱襞的阴道萎缩变平，阴道变短变窄，宫颈萎缩变小，子宫及卵巢缩小。男性外阴改变与性激素水平降低有关，阴毛变稀，阴茎、睾丸变小，阴囊变得无皱折。

(十)脊柱和四肢检查

四肢的检查主要是注意各关节及其活动范围，有无疼痛、畸形、运动障碍等，检查方法以视诊和触诊为主。老年人关节功能退化，表现为关节腔狭窄，关节活动范围随年龄增长而缩小，尤其是肩关节的后旋和外旋，肘关节的伸展、前臂的后旋、髋关节的旋转和膝关节的伸展等活动明显受限。随年龄的增长，肌肉收缩力逐渐减弱，表现为运动功能减退，调节能力减弱，常出现失用性肌萎缩，长期不活动的肌肉、下肢骨骼肌萎缩明显。肌张力增高、肌肉和肌腱挛缩，使老年人活动受限。

三、功能状态评价

由于老化和长期慢性疾病的影响，老年人往往有一些功能丧失，这些功能的丧失将影响老年人的生活质量。因此，有必要对老年人进行功能评价，这样有助于了解老年人的功能状态、起居和生活状况，判断功能缺失的程度，以决定最有效的治疗、康复护理方案，制定相应的护理措施，提高老年人的独立生活能力，提高生活质量。

(一)功能状态评估一般原则

(1)在进行功能评估时，老年人往往会高估或低估自己的能力，护理人员不能因此影响评价结果，必须真实客观地评价，正确判断其功能状态。

(2)评估时，必须直接观察老年人的进食、穿衣、如厕等日常生活活动，避免主观臆断引起偏差。

(3)评估时，应避免霍桑效应，即老年人在进行某项活动时，表现得很出色而掩盖了平时的状态，应全面真实地评价。

(二)功能状态评估内容

功能状态评估的方法有观察法和自述法。评估内容包括日常生活能力、功能性日常生活能力、高级日常生活能力三个层次。

1. 日常生活能力 日常生活能力是老年人最基本的自理能力，是老年人自我照顾，从事每天必需的日常生活的一种能力，如衣(穿脱衣帽鞋，修饰装扮)、食(吃饭喝水)、住(冷暖感知)、行(行走、改变体位、上下楼)、个人卫生(洗漱、沐浴、控制大小便、如厕)等。

2. 功能性日常生活能力 功能性日常生活能力是借助工具进行生活的能力，如购物、家庭清洁、使用电话、做饭、洗衣、乘车等。

3. 高级日常生活能力 高级日常生活能力是个体较高级复杂的参与社会生活的能力，如主动参加社交、进行娱乐活动、从事职业活动等。

（三）功能状态评估常用工具

日常生活能力(activity of daily living，ADL)是指满足个体自身每日的更衣、洗澡、如厕、行走、大小便控制等的能力。ADL 量表的得分是以能否独立完成各项活动功能和所需帮助的类型为依据。常用 ADL 量表描述个体功能的基础状态，以及监测这些功能改变与否，并以此作为制定护理措施的依据。

1. 日常生活能力量表 日常生活能力量表由美国的 Lawton 和 Brody 于 1969 年制定。主要用于评定被试者的日常生活能力。该量表项目细致、简明易懂、比较具体、便于询问，采用计分方法易于记录和统计，非专业人员也容易掌握和使用。

(1)评定方法 评定时按表格逐项询问，如果被试者因故不能回答或不能正确回答(如痴呆或失语病人)，则可根据家属、护理人员等知情人的观察情况来评定。评分标准分为 4 级：①自己完全可以做；②有些困难；③需要帮助；④完全不能自己做。

(2)量表结构和内容(表 4-1) ADL 量表共 14 项，包括两部分内容：一部分是躯体生活自理量表，共六项，包括如厕、进食、穿衣、梳洗、行走和洗澡；第二部分是工具性日常生活活动能力量表，共八项，包括打电话、购物、备餐、做家务、洗衣、使用交通工具、服药和自理经济。

表 4-1 日常生活能力量表

根据实际情况打圈									
1. 使用公共车辆	1	2	3	4	8. 梳头、刷牙等	1	2	3	4
2. 行走	1	2	3	4	9. 洗衣	1	2	3	4
3. 做饭菜	1	2	3	4	10. 洗澡	1	2	3	4
4. 做家务	1	2	3	4	11. 购物	1	2	3	4
5. 服药	1	2	3	4	12. 定时上厕所	1	2	3	4
6. 吃饭	1	2	3	4	13. 打电话	1	2	3	4
7. 穿衣	1	2	3	4	14. 处理自己钱财	1	2	3	4

注：1. 自己完全可以做；2. 有些困难；3. 需要帮助；4. 完全不能自己做。

(3)解释 评定结果可按总分和单项分进行分析。总分小于 16 分为完全正常，总分大于等于 16 分有不同程度的功能下降，最高分为 64 分。单项得分 1 分为正常，2～4 分为功能下降。凡有 2 项或 2 项以上大于等于 3 分，或总分大于等于 22 分，为有功能明显障碍。

2. 日常生活功能指数评价表 日常生活功能指数评价表是 Katz 等人设计制定的语义评定量表。

(1)评定方法 通过观察，确定 6 个 ADL 功能的评分，总分值与活动范围和认知功能相关。此量表可用作自评或他评，以决定各项功能完成的独立程度。该量表可用于测量评价慢性病的严重程度及治疗的效果，还可以预测某些疾病的发展。

(2)量表结构和内容(表 4-2) 共有六项功能评分，包括洗澡、更衣、如厕、移动、控制大小便和进食。

表 4-2 日常生活功能指数评价表

姓名________________ 评价日期________________

每个功能项目中，帮助是指监护、指导、亲自协助

评估下列各项功能，在相应的“□”内打“√”

1. 洗澡——擦浴、盆浴或淋浴

□	□	□
独立完成 (洗盆浴时进出浴缸自如)	仅需要部分帮助 (如背部或一条腿)	需要帮助 (不能自行洗浴)

2. 更衣——从衣橱或抽屉内取衣(内衣、外套)，以及系扣、系带

续表

□ 取衣、穿衣完全独立完成	□ 只需要帮助系鞋带	□ 取衣、穿衣要协助
3. 如厕——进出厕所、排尿、排便自如，排泄后能自洁及整理衣裤		
□ 无需帮助，或能借助辅助器具进出厕所	□ 进出厕所需要帮助（需帮助便后清洁或整理衣裤，或夜间用便桶或尿壶）	□ 不能自行进出厕所完成排泄过程
4. 移动——起床，卧床；站立或坐下		
□ 自如（包括使用手杖等辅助器具）	□ 需要帮助	□ 不能起床
5. 控制大小便		
□ 完全能自控	□ 偶尔有失禁	□ 排尿、排便需别人观察控制，需使用导尿管，或失禁
6. 进食		
□ 进食自理无需帮助	□ 需要帮助备餐，能自己吃食物	□ 需帮助进食，部分或全部通过胃管喂食，或需静脉输液

（3）解释　Katz 认为功能活动的丧失按特定顺序进行，复杂的功能首先丧失，简单的动作丧失较迟，对功能性独立和依赖分级如下。

A——能够独立完成以下日常活动：进食、控制大小便、移动、如厕、更衣、洗澡。

B——能够独立完成上面六项中的五项。

C——除洗澡和另一项活动外，其余四项能够独立完成。

D——不能完成洗澡、更衣和另一项活动，其余三项能够独立完成。

E——不能完成洗澡、更衣、如厕、移动和另外一项活动，其余项能够独立完成。

F——只能完成控制大小便或进食，其余项不能完成。

G——六项都不能完成。

3. 功能活动调查表　Pfeffer 的功能活动调查表（functional activities questionnaire，FAQ）于 1982 年编制，目的是为了更好地发现和评价功能障碍不太严重的老年病人，即早期或轻度痴呆老年病人。该调查表常用于社区调查或门诊工作中。

（1）评定方法　由评定员或家属完成评定。在评定时，每一道题只能选择一个评分，不要重复评定，也不要遗漏，以便能做出最合适的反映老年人活动能力的评分。如被试者无法完成或不能正确回答问题，应向知情者询问。一次评定时间仅需 5 min。

评分采用 0～2 分的三级评分法："0"分表示没有任何困难，能独立完成，不需要他人指导或帮助；"1"分表示有些困难，需要他人指导或帮助；"2"分表示本人无法完成；完全或几乎由他人代替完成，例如老年人一向不自行购物，则记"9"分，不计人总分。

（2）FAQ 的结构和内容（表 4-3）　共由 10 项问题组成。

表 4-3　功能活动调查表（FAQ）

请仔细地阅读（读出问题），并按老年人的情况，做出最适合反映老年人活动能力的评定，每一个问题只能选择一个评定答案，不要重复评定，也不要遗漏。				
1. 使用各种票证（正确地使用，不过期）	0	1	2	9
2. 按时支付各种票据（如房租、水电费等）	0	1	2	9

续表

3.自行购物(如购衣、食、家庭用品)	0	1	2	9
4.参加需技巧性的游戏或活动(下棋、打麻将、绘画、摄影)	0	1	2	9
5.使用炉子(包括生炉子、熄灭炉子)	0	1	2	9
6.准备和烧一顿饭(有饭、菜、汤)	0	1	2	9
7.关心和了解新鲜事物(国家大事或邻居中发生的重要事情)	0	1	2	9
8.持续1 h以上注意力集中地看电视或小说,听收音机并能理解、评论或讨论其内容	0	1	2	9
9.记得重要的约定(如领退休金、朋友约会、接送幼儿等)	0	1	2	9
10.独自外出活动或走亲访友(指较远距离,如相当于公共汽车三站路的距离)	0	1	2	9
总分:				

(3)解释　①FAQ只有两项统计指标:总分0～20分和单项分0～2分。②临界值:FAQ总分25,或有2个或2个以上单项功能丧失(2分)或1项功能丧失,2项以上有功能缺损(1分)。

FAQ总分≥5,并不等于痴呆,仅说明社会功能有问题,尚需临床进一步确定这类损害是否新近发生,是因智力减退还是另有原因,如年龄、视力缺陷、情绪抑郁或运动功能障碍等。

四、实验室检查

老化引起一系列解剖、生理及代谢方面的改变,必然导致老年人的一些实验室检查参考值与中青年人不同。老年人的实验室检查参考值是判断老年人属于正常或异常的标准,是诊断和护理老年人的重要依据。现有参考值主要来源于青壮年,不能充分反映老年人的实际情况。制定老年人参考值是一项艰巨的任务:一方面,健康老年人难以找到;另一方面,老年人虽各器官功能和代谢有所减退,但仍可维持内环境的相对稳定,所以很难确定一个结果是增龄引起的生理变化还是病理变化。

(一)常规检查

1.血常规　目前国内尚无60岁以上老年人的红细胞(RBC)、血红蛋白(Hb)及红细胞比积正常值的统一标准,一般认为外周血液中RBC、Hb及红细胞比积随年龄增长而略下降,但仍在成年人的正常范围内,到高龄时性别差异消失。老年人贫血的诊断指标暂定为RBC小于3.5×10^{12}/L、Hb小于110 g/L、红细胞压积小于35%。多数学者认为白细胞(WBC)总数无增龄变化,但也有学者认为老年人白细胞随年龄增长有减少的趋势,其参考值为$(3.0\sim8.9)\times10^{9}$/L,有学者认为其上限为7.5×10^{9}/L。白细胞分类中,淋巴细胞减少,主要是T细胞减少,60岁以上老年人T细胞减少30%,而B细胞无增龄变化,老年人白细胞对应急和药物等的反应能力低于年轻人。多数学者认为老年人血小板计数不随增龄而变化。

2.尿常规　老年人尿蛋白及尿胆原与年轻人无明显差异,但需要注意尿糖。由于老年人肾脏排糖阈值升高,即使血糖升高也未必出现尿糖阳性。随着年龄的增长,老年人对泌尿系统感染的防御功能降低,尿中出现白细胞或者菌尿的比例也增多,尿沉渣白细胞计数,中青年大于4/HP有病理意义,老年人则要求大于20/HP才有临床意义。老年人中段尿细菌培养菌落计数的判断标准不同于中青年人,男性老年人不小于10^{3}/mL,而女性老年人不小于10^{4}/mL,为确定真性菌尿的界限,此标准较以往沿用≥10^{5}/mL的标准敏感,其特异性不降低。

3.血沉　老年人血沉(ESR)随年龄增长而加快。一般认为男性老年人血沉上限为24.1 mm/h,女性老年人上限为34.4 mm/h,超出此值为异常。一般血沉在30～40 mm/h并无病理意义,若血沉大于65 mm/h应考虑感染、肿瘤等。

(二)生化检查

1.电解质　老年人血清钾、钠、氯、镁与中青年人无差异,钙有增龄性降低,可能与白蛋白降低有关,磷随增龄而降低,与年轻人相比,老年人血清铁和不饱和铁结合力降低5%～10%或无变化。

2.血脂　血脂检查应该作为老年人的一项常规检查,血清总胆固醇(TC)和甘油三酯(TG)随增龄而增加,男性老年人40～50岁达高峰,女性老年人50～60岁达高峰,以后逐渐降低;极低密度脂蛋白

(VLDL)和低密度脂蛋白(LDL)随增龄而升高,40～50 岁达高峰,以后开始降低;高密度脂蛋白(HDL)随增龄而降低。

3. 血糖 血糖对老年糖尿病病人的诊断是必需的。血糖测定包括空腹血糖、餐后 2 h 血糖及糖耐量测定。多数学者认为空腹血糖无年龄和性别差异,老年人空腹血糖和随机血糖范围增宽和增高,近年有人提出空腹血糖大于 7 mmol/L,餐后 2 h 血糖大于 11 mmol/L 才诊断为糖尿病。

4. 非蛋白氮类 肾小球滤过率(GRF)随增龄而降低导致尿素氮(BUN)、肌酐(Cr)和尿酸(UA)的参考值随增龄而变化。40 岁以后,BUN 随增龄而增加,老年人 BUN 的参考值上限变宽(3.3～9.9 mmol/L)。多数学者认为血清肌酐无增龄性改变,其理由是老年人肌酐的产生减少,血清肌酐并不能完全反映肾脏的损害程度;血清 UA 随增龄而轻度升高或无变化,男性、女性的上限分别为 422 μmmol/L 和 381 μmmol/L。

(三)功能检查

1. 肝功能检查 老年人由于白蛋白合成减少,因而血清白蛋白随增龄而降低,一般下降 10%;α_1 球蛋白、α_2 球蛋白、β 球蛋白和 γ 球蛋白随增龄而升高,以 γ 球蛋白为甚;A/G 比值随增龄而降低,IgG 和 IgA 随增龄而升高。一般认为谷丙转氨酶、谷草转氨酶、AKP、γ-GT 及胆红素无增龄性变化。

2. 肾功能检查 老年人肾小球滤过率(GFR)随增龄而降低,30 岁后每增长 10 岁,GFR 降低 10 mL/min,Davis 计算 GFR 的公式为

$$\text{GFR(mL/min)}=153.2-0.96\times\text{年龄(岁)}$$

肾脏浓缩功能随增龄而减退,30 岁后每增长 10 岁,尿浓缩功能减退 5%,老年人无糖尿病时一般不做浓缩试验,尿比重大于或等于 1.015,提示浓缩功能正常;酚红排泄试验(PSP)常在 50 岁后开始降低,低于 22%提示肾功能低下。

3. 肺功能检查 老年人肺换气功能降低,导致肺活量、1 s 用力呼气量降低,但健康老年人肺活量应大于 60%,1 s 用力呼气量大于 50%。目前认为老年人氧分压(PaO_2)正常低值为 70 mmHg(9.33 kPa),低于此值应视为异常。二氧化碳分压($PaCO_2$)、血液 pH、HCO_3^- 浓度无增龄性变化。

4. 内分泌功能检查

(1)甲状腺功能检查 多数学者认为三碘甲状腺原氨酸(T_3)、血清总甲状腺素(T_4)无增龄性变化。但也有学者报道老年男性随增龄 T_4 降低,老年女性则无增龄差异;老年男性和老年女性 T_3 有增龄性降低,每增长 10 岁 T_3 降低 0.1 nmol/L(8.0 ng/dL)。促甲状腺激素(TSH)测定,老年男性随增龄而升高,老年女性则无明显变化。甲状腺摄 ^{131}I 率测定无明显增龄变化。

(2)肾上腺功能检查 老年人尿 17-酮类固醇(17-KS)降低,而尿 17-羟皮质类固醇(17-OH)无明显变化,尿儿茶酚胺、肾上腺素及去甲肾上腺素均升高;肾素、醛固酮随增龄而降低。

(3)性功能检查 男性 30 岁后雄性激素随增龄而减少,到 60 岁降低 50%,而女性无年龄差异。50 岁后,女性雌二醇、黄体酮出现增龄性降低,到 80 岁降低 50%。

五、其他辅助检查

(一)心电图检查

心电图检查对老年人具有特殊意义,通过心电图可诊断心律失常、心肌缺血、心肌梗死等。老年人无论有无心脏病的症状,应每半年至一年做一次心电图检查,以便及时发现无症状的心肌缺血、心肌梗死、心律失常等。

(二)影像学检查

1. X 线检查 X 线检查包括 X 线透视、拍片、钡餐造影、断层摄影、血管造影等,广泛应用于老年病的诊断。钼靶 X 线检查对诊断乳腺肿块有较好的确诊价值。

2. 超声检查 超声检查已广泛用于老年病的诊断,常用的检查方法有 B 超检查、多普勒超声检查、超声心动图检查等。

3. 电子计算机 X 线体层显像(CT)、磁共振体层摄影(MRI)、放射性核素扫描(SPECT)检查 这些检

查对某些老年病的诊断具有十分重要的价值，如急性脑血管疾病、颅内肿瘤等。

（三）内镜检查

常用的内镜有胃镜、食管镜、结肠镜、腹腔镜、纤支镜等，对老年人消化性溃疡、胃肠道肿瘤、泌尿系统疾病、呼吸系统疾病等具有重要辅助诊断意义。

任务二　心理健康评估

老年心理是指老年人的心理过程及个性心理特点。老年人随着年龄的增长，其心理方面也会出现心理老化或表现出健康老年人的心理活动特点。老年人的心理状况对其老化过程、老年病的治疗、健康长寿等影响均很大。

老年人心理健康应从认知、情感、意志、个性等方面进行评估，下面主要介绍情感和认知方面的评估。

一、情感的评估

情感的评估主要包括焦虑评估和抑郁评估。

（一）焦虑评估

焦虑是个体感受到威胁时的一种不愉快的情绪状态。人们对环境中一些即将面临的、可能会造成危险和威胁的重大事件或者预示需要做出重大努力而进行适应时，心理上出现的一种紧张和不愉快的期待情绪即为焦虑，其表现为紧张、不安、急躁等，但又说不出具体明确的焦虑对象。老年人常因为想知道又害怕知道疾病的结果、对手术的担心及某些疾病本身的影响，如甲亢、焦虑特质、焦虑性神经症、生活的重大事件等原因而产生焦虑情绪。常用来评估焦虑的量表有汉密顿焦虑量表（Hamilton anxiety scale，HAMA）和状态-特质焦虑问卷（state-trait anxiety inventory，STAI）。

1. 汉密顿焦虑量表　汉密顿焦虑量表是由 Hamilton 于 20 世纪 50 年代编制的，是一个广泛用于评定焦虑严重程度的他评量表。

（1）评定方法　由经过训练的两名专业人员对病人进行联合检查，然后分别进行评定。用 0～4 分的五级评分法评分，各级评分标准为：0＝无症状；1＝轻度；2＝中度（有肯定的症状，但不影响生活和劳动）；3＝重度（症状重，已影响生活和劳动，需要进行处理）；4＝极重（症状极重，严重影响生活）。

（2）量表结构和内容（表 4-4）　HAMA 包括 14 个条目，分为精神性和躯体性两大类。

表 4-4　汉密顿焦虑量表（HAMA）

项　目	主要表现
1. 焦虑心境	担心、担忧，感到有最坏的事将要发生，容易激惹
2. 紧张	紧张感、易疲劳、不能放松，易哭、颤抖、感到不安
3. 害怕	害怕黑暗、陌生人、独处、动物、乘车或旅行、公共场合
4. 失眠	难以入睡、易醒、睡眠浅、多梦、夜惊、醒后疲倦感
5. 认知功能	注意力不集中、注意障碍、记忆力差
6. 抑郁心境	丧失兴趣、抑郁、对以往爱好缺乏快感
7. 躯体焦虑（肌肉）	肌肉酸痛、活动不灵活、肌肉和肢体抽动、牙齿打战、声音发抖
8. 躯体焦虑（感觉）	视物模糊、发冷发热、软弱无力、浑身刺痛
9. 心血管系统症状	心动过速、心悸、胸痛、血管跳动感、昏倒感、心搏脱漏
10. 呼吸系统症状	胸闷、窒息感、叹息、呼吸困难
11. 胃肠道症状	吞咽困难、嗳气、消化不良（进食后腹痛、腹胀、恶心、胃部饱胀）肠动感、肠鸣、腹泻、体重减轻、便秘
12. 生殖泌尿系统	尿频、尿急、停经、性冷淡、早泄、阳痿

续表

项　目	主要表现
13. 自主神经系统	口干、潮红、苍白、易出汗、紧张性头痛、毛发竖起
14. 会谈时行为表现	①一般表现：紧张、不能放松、忐忑不安、咬手指、紧握拳、面肌抽动、手发抖、皱眉、表情僵硬、肌张力高、叹息样呼吸、面色苍白。②生理表现：吞咽、打呃、安静时心率增快、腱反射亢进、震颤、瞳孔放大、眼睑跳动、易出汗、眼球突出

注意事项：本量表除第14项需要结合观察外，所有项目都根据病人口头叙述进行评分，同时特别强调被试者的主观体验，这也是HAMA编制者的医疗观念。因为病人仅仅在有疾病的主观感觉时，才会就诊并接受治疗。另外，评定员由经过训练的医护人员担任，做一次评定需10～15 min。

(3)解释

①分界值：总分大于29分，提示严重焦虑；总分大于21分，提示有明显焦虑；总分大于14分，提示有肯定的焦虑；总分大于7分，提示有可能焦虑；总分小于7分，则提示无焦虑。

②因子分析：将1～6项以及第14项分数相加，除以7，得到精神性焦虑因子分；将第7～13项分数相加，除以7，得到躯体性焦虑因子分。进行因子分折可提示病人焦虑症状的特点。

2. 状态-特质焦虑问卷　状态-特质焦虑问卷是由Charles Spielberger等人编制的自我评价问卷，其特点是简单，并能相当直观地反映焦虑病人的主观感受。有理论认为，焦虑可分为状态焦虑和特质焦虑两个不同的概念，前者描述一种短暂性的、当前不愉快的情绪体验，如紧张、恐惧、抑郁和神经质，伴有自主神经功能亢进；而后者指相对稳定的焦虑性特质。

(1)评定方法　该量表是一种自评量表，第1～20项评价焦虑状态，第21～40项评价焦虑特质。量表中有近半数正性情绪条目，半数负性条目。正性情绪条目需反向计分。

(2)量表内容(表4-5)　指导语：下面列出的是一些人们常常用来描述自己的陈述，请阅读每一个陈述，然后在右边适当的圈上打"√"，来表示被试者现在最恰当的感觉。没有对或错的回答，不要对任何一个陈述花太多的时间去考虑，选择的回答应该是被试者现在最恰当的感觉。

表4-5　状态-特质焦虑问卷

项　目	程度计分			
	几乎没有	有些	中等程度	非常明显
状态焦虑量表(S-AI)				
*1. 我感到心情平静	①	②	③	④
*2. 我感到安全	①	②	③	④
3. 我是紧张的	①	②	③	④
4. 我感到被限制	①	②	③	④
*5. 我感到安逸	①	②	③	④
6. 我感到烦乱	①	②	③	④
7. 我现在正在为可能发生的不幸而烦恼	①	②	③	④
*8. 我感到满意	①	②	③	④
9. 我感到害怕	①	②	③	④
*10. 我感到舒适	①	②	③	④
*11. 我有自信心	①	②	③	④
12. 我觉得神经过敏	①	②	③	④
13. 我极度紧张不安	①	②	③	④
14. 我优柔寡断	①	②	③	④
*15. 我是轻松的	①	②	③	④
*16. 我感到心满意足	①	②	③	④
17. 我是烦恼的	①	②	③	④

续表

项目	程度计分			
	几乎没有	有些	中等程度	非常明显
18.我感到慌乱	①	②	③	④
*19.我感到镇定	①	②	③	④
*20.我感到愉快	①	②	③	④
特质焦虑量表(T-AI)				
*21.我感到愉快	①	②	③	④
22.我感到神经过敏和不安	①	②	③	④
*23.我感到自我满足	①	②	③	④
*24.我希望像别人那样高兴	①	②	③	④
25.我感到自己像个失败者	①	②	③	④
*26.我感到宁静	①	②	③	④
*27.我是平静、冷静和镇定自若的	①	②	③	④
28.我感到困难成堆,无法克服	①	②	③	④
29.我过分忧虑那些无关紧要的事	①	②	③	④
*30.我是高兴的	①	②	③	④
31.我的思想处于混乱状态	①	②	③	④
32.我缺乏自信	①	②	③	④
*33.我感到安全	①	②	③	④
*34.我容易做出决定	①	②	③	④
35.我感到不太好	①	②	③	④
*36.我是满足的	①	②	③	④
37.一些不重要的想法缠绕着我并打扰我	①	②	③	④
38.我如此沮丧,无法摆脱	①	②	③	④
*39.我是个稳定的人	①	②	③	④
40.一想到当前事情和利益,我就陷入紧张	①	②	③	④

注:"*"表示该项反向计分。

(3)评分方法　首先将"*"条目反向计分,即:①为4分,②为3分,③为2分,④为1分。然后将第1～20项的得分相加即为状态焦虑总分(20～80分);将第21～40项的得分相加即为特质焦虑总分(20～80分)。分数越高,说明焦虑越严重。该量表国内尚无常模,美国常模(95百分位数)如下。状态焦虑量表:19～39岁男性56分,女性57分;40～49岁男性55分,女性58分;50～69岁男性52分,女性47分。特质焦虑量表:19～39岁男性53分,女性55分;40～49岁男性51分,女性53分;50～69岁男性50分,女性43分。

(二)抑郁评估

抑郁是个体失去某种其重视或追求的东西时产生的情绪体验,是一种最常见的情绪反应,其显著特征是情绪低落,典型症状为失眠、悲哀、自责、性欲减退等,它可严重影响疾病的治疗进程,严重者可出现自杀行为。老年人常因现实或预期的严重丧失,如器官摘除和截肢、病情危重或加重、某些躯体疾病本身(如甲状腺功能低下)、生活中的重大事件(如友人去世)等原因而产生抑郁。因此对老年人是否有抑郁的评估也是心理健康评估的重要部分。常用来评估抑郁的评估量表有汉密顿抑郁量表(Hamilton depression scale,HAMD)、Zung设计的抑郁自评量表等。

1.汉密顿抑郁量表　汉密顿抑郁量表由Hamilton于1960年编制,是临床上评定抑郁状态时应用最普遍的量表,本量表有17项、21项和24项三种版本,本书所采的为24项版本(表4-6)。

(1)评定方法　应由经过培训的两名评定者对病人进行HAMD联合检查。一般采用交谈与观察的方式,检查结束后,两名评定者分别独立评分。表中的第8、9项及第11项,依据对病人的观察进行评定,其余各项则根据病人自己的口头叙述评分,其中第1项需两者兼顾。另外,第7项和第22项常需要向病人家属或病房工作人员收集资料，而第 16 项最好是根据体重记录，也可依据病人主诉及其家属或病房工作人员所提供的资料评定。

HAMD 大部分项目采用 0～4 分的 5 级评分法。各级的标准如下：0＝无；1＝轻度；2＝中度；3＝重度；4＝极重度。少数项目采用 0～2 级的 3 级评分法，其分级的标准如下：0＝无；1＝轻至中度；2＝重度。

（2）量表内容　详见表 4-6。

表 4-6　汉密顿抑郁量表（HAMD）

圈出最适合病人情况的分数					
项　目	分　数				
1. 抑郁情绪	0	1	2	3	4
2. 有罪感	0	1	2	3	4
3. 自杀	0	1	2	3	4
4. 入睡困难	0	1	2		
5. 睡眠不深	0	1	2		
6. 早醒	0	1	2		
7. 工作和兴趣	0	1	2	3	4
8. 阻滞	0	1	2	3	4
9. 激越	0	1	2	3	4
10. 精神性焦虑	0	1	2	3	4
11. 躯体性焦虑	0	1	2	3	4
12. 胃肠道症状	0	1	2		
13. 全身症状	0	1	2		
14. 性症状	0	1	2		
15. 疑病	0	1	2	3	4
16. 体重减轻	0	1	2		
17. 自知力	0	1	2		
18. 日夜变化　A. 早	0	1	2		
B. 晚	0	1	2		
19. 人格或现实解体	0	1	2	3	4
20. 偏执症状	0	1	2	3	4
21. 强迫症状	0	1	2		
22. 能力减退感	0	1	2	3	4
23. 绝望感	0	1	2	3	4
24. 自卑感	0	1	2	3	4

（3）解释

①总分：能较好地反映病情严重程度，即病情越重总分越高，反之，病情越轻总分越低。按照 Davis JM 的划界分，总分大于 35 分，可能为严重抑郁；总分大于 20 分，可能为轻度或中度的抑郁；总分小于 8 分，则没有抑郁症状。

②因子分：HAMD 可归纳为 7 类因子结构。①焦虑/躯体化，由精神性焦虑、躯体性焦虑、胃肠道症状、疑病和自知力 5 项组成；②体重，即体重减轻 1 项；③认知障碍，由自罪感、自杀、激越、人格解体或现实解体、偏执症状和强迫症状 6 项组成；④日夜变化，仅日夜变化 1 项；⑤阻滞，由抑郁情绪、工作和兴趣、阻滞、性症状 4 项组成；⑥睡眠障碍，由入睡困难、睡眠不深和早醒 3 项组成；⑦绝望感，由能力减退感、绝望感和自卑感 3 项组成。这样能简洁清晰地反映病人的实际特点。

2. 抑郁自评量表　抑郁自评量表（self-rating depression scale，SDS）由 Zung 于 1965 年编制（表 4-7），因操作简单而应用广泛。

（1）评定方法　表格由评定对象自己根据最近一周的实际情况自行填写。在评定以前，自评者首先要清楚量表的填写方法及每条内容的含义，然后做出独立的、不受任何人影响的自我评定。如果评定者的文化程度过低，不能理解或看不懂 SDS 问题的内容，可由工作人员念给他听，逐条念，让评定者独立做出评定。一次评定可在10 min内完成。

SDS按症状出现频度评定分为4个等级，即没有或很少时间、少部分时间、相当多时间、绝大部分时间或全部时间。若为正向评分题，依次评分为1、2、3、4；若为反向评分题（前有“*”号者），则评分为4、3、2、1。

(2)量表结构和内容　SDS含20个项目，每条文字及其所希望引出的症状如下（括号中为症状的名称）。

表4-7　抑郁自评量表(SDS)

1. 我觉得闷闷不乐、情绪低沉（抑郁）
*2. 我觉得一天中早晨最好（晨重晚轻）
3. 我一阵阵哭出来或觉得想哭（易哭）
4. 我晚上睡眠不好（睡眠障碍）
*5. 我吃的跟平常一样多（食欲减退）
*6. 我与异姓密切接触时和以往一样感到愉快（性兴趣减退）
7. 我发觉我的体重在下降（体重减轻）
8. 我有便秘的苦恼（便秘）
9. 我心跳比平常快（心悸）
10. 我无缘无故地感到疲乏（易倦）
*11. 我的头脑跟平常一样清楚（思考困难）
*12. 我觉得经常做的事情并没有困难（能力减退）
13. 我觉得不安而平静不下来（不安）
*14. 我对将来抱有希望（绝望）
15. 我比平时容易生气激动（易激惹）
*16. 我觉得做出决定是容易的（决断困难）
*17. 我觉得自己是个有用的人，有人需要我（无用感）
*18. 我的生活过得很有意思（生活空虚感）
19. 我认为如果我死了，别人会生活得好些（无价值感）
*20. 平常感兴趣的事我仍然感兴趣（兴趣丧失）

注：表中标注“*”为反向计分条目，共10项，若不能理解会直接影响统计结果。为避免理解错误或填写错误，可将这些问题逐项改正为正向评分，如2.我觉得一天中早晨最差、5.吃得比平常少等。

(3)解释　SDS的主要统计指标是总分，但要经过一次转换。自评结束后，把20个项目的各项得分分数相加，即得总粗分X，然后通过公式$Y=1.25X$转换。即用粗分乘以1.25后，取其整数部分，就得到标准总分(index score，Y)。按中国常模结果，正常人SDS总粗分的分界值为41分，标准分为51分。

二、认知的评估

认知反映个体的思维能力，是人们认识、理解、判断、推理事物的过程，并通过个体的行为和语言表达出来。认知功能的评估对判断老年人是否能独立生活及生活质量起着重要的作用。

认知状态的评估范围和内容如表4-8所示。进行认知状态评估时需要考虑老年人的视力或听力情况，因为视力不良和听力缺损会影响评估的结果。

表4-8　认知状态的评估范围和内容

评估范围	评估内容
外观与行为	意识状态、姿势、穿着、打扮等
语言	音量、速度、流畅性、理解力、复述能力等
思考知觉	判断力、思考内容、知觉等
记忆力和注意力	短期记忆、长期记忆、学习新事物等能力、定向力等
高等认知功能	知识、计算能力、抽象思考能力、结构能力等

常用于评定老年人认知状态的量表有简易智力状态检查(mini-mental state examination,MMSE)和简短操作智力状态问卷(short portable mental status questionnaire,SPMSQ)。

(一)简易智力状态检查

简易智力状态检查(MMSE)通过简易智力状态检查表进行测定,简易智力状态检查表是由 Folsten 于 1975 年编制的最具影响的认知缺损筛选工具之一。

1. 评定方法 评定时,要直接询问被试者。若在社区中评定,应注意避免他人干扰,当老年人出现灰心的情绪或打算放弃时,需要鼓励。一次检查需要 5～10 min。

MMSE 评定方法简便,评定员只要经合适训练便可操作,适用于社区和基层,其主要用途为筛选出需进一步检查的对象。

2. 量表结构和内容 MMSE 共 19 项。项目 1～5 是时间定向;项目 6～10 为地点定向;项目 11 为语言,即刻记忆,分 3 小项;项目 12 为检查注意力和计算能力,共 5 小项;项目 13 为检查短期记忆,并包括 3 小项;项目 14 为物品命名,并包括 2 小项;项目 15 为语言复述;项目 16 为阅读理解;项目 17 为语言理解,并包括 3 小项;项目 18 检测语言表达;项目 19 为描图。具体内容如表 4-9 所示。

表 4-9 简易智力状态检查表(MMSE)

	正确	错误
1. 今年的年份?	1	5
2. 现在是什么季节?	1	5
3. 今天是几号?	1	5
4. 今天星期几?	1	5
5. 现在是几月份?	1	5
6. 你能告诉我现在我们在哪里?	1	5
7. 你住在什么区(县)?	1	5
8. 你住在什么街道?	1	5
9. 我们现在在第几楼?	1	5
10. 这里是什么地方?	1	5

11. 现在我要说三样东西的名称,在我讲完之后,请你复述一遍(请仔细说清楚,每一样东西 1 s),“皮球”“国旗”“树木”请你把这三样东西说一遍(以第一次答案计分)。

	对	错	拒绝回答
皮球——————	1	5	9
国旗——————	1	5	9
树木——————	1	5	9

12. 现在请你计算 100 减去 7,然后将所得的数目再减去 7,如此一直计算下去,把每个答案告诉我,直到我说“停”为止(若错了,但下一个答案是对的,只记一次错误)。

	对	错	说不会做	因其他原因不做
93——————	1	5	7	9
86——————	1	5	7	9
79——————	1	5	7	9
72——————	1	5	7	9
65——————	1	5	7	9

停止

13. 现在请你告诉我,刚才我要你记住的三样东西是什么?

	对	错	说不会做	因其他原因不做
皮球——————	1	5	7	9

续表

国旗————	1	5	7	9	
树木————	1	5	7	9	
14. 请问这是什么(评估者手指手表)?					
	对	错	拒绝		
手表————	1	5	9		
请问这是什么(评估者手指铅笔)?					
	对	错	拒绝		
铅笔————	1	5	9		
15. 现在我说句话,请你清楚地复述一遍,“四十只石狮子”(只能说一遍,咬字清楚者记1分)。					
	正确	不清楚	拒绝		
四十只石狮子———	1	5	9		
16. 请照卡片上的要求做(评估者将写有“闭上您的眼睛”大字的卡片交给被试者)。					
	有	没有	说不会做	拒绝	文盲
闭眼睛————	1	5	7	9	8
17. 请用右手拿这张纸,再用双手将纸对折,然后将纸放在你的大腿上。					
	对	错	说不会做	拒绝	
用右手拿纸———	1	5	7	9	
把纸对折———	1	5	7	9	
放在大腿上———	1	5	7	9	
18. 请你说一句完整的有意义的句子(句子必须有主语、动词)。					
记录所述句子的全文————————					
句子符合标准————	1				
句子不符合标准————	5				
不会做————	7				
拒绝————	9				
19. 照这张图将它画出来(两个五边形的图案,交叉处形成个小四边形)					
对————	1				
不对————	5				
说不会做————	7				
拒绝————	9				

3. 解释 回答或操作正确记“1分”,错误记“5分”,拒绝或说不会记“9分”和“7分”,全部答对总分为30分。

MMSE的主要统计量为所有记“1分”的项目(和小项)的总和,即回答或操作正确的项目/小项数,可以称为MMSE总分,范围为0～30分。MMSE总分与受教育程度有关,按教育程度的分界值,未受教育文盲组17分,教育年限不多于6年20分,教育年限大于6年24分,低于分界值的为有认知功能缺损。

(二)简短操作智力状态问卷

简短操作智力状态问卷(SPMSQ)是由Pfeiffer于1975年编制的,共10个问题,操作简易、花费时间少。评估内容包括定向力、短期记忆、长期记忆和注意力。如“今天星期几?”“今天几号?”“你在哪儿出生?”“你家的电话号码是多少?”“你今年几岁?”“你的家庭住址是什么?”及计算20减3并一直减下去。此评估满分为10分,错0～2项表示认知功能完整,错3～4项为轻度认知功能损害,错5～7项为中度认知功能损害,错8～10项为严重的认知功能损害。评估时要考虑被试者的教育背景,受过初等教育的容许错

1 项以上，受过高中以上教育的只能错 1 项。此问卷较注重于定向力的测验，对于记忆力和注意力方面的测量项目少，适用于作为评定老年人认知状态改变的前后比较。无论老年病人是否出现认知功能损害，都要进行认知功能的筛查，以此作为以后是否有认知功能改变的基本信息的比照。

三、主观幸福感和应对方式评估

老年人认知状态的评估还包括主观幸福感和应对方式的评估。

（一）主观幸福感评估

主观幸福感是反映某一社会个体生活质量的重要心理学参数，包括认知和情感两个基本要素。目前常用 Kozma 于 1980 年制定的纽芬兰纪念大学幸福度量表（Memorial University of Newfoundland scale of happiness，MUNSH），评价老年人精神卫生状况恒定的间接指标，该表已经成为老年人精神卫生测定和研究的有效工具之一（表 4-10）。

指导语：我们想问一些关于你的日子过得怎样的问题，如果符合你的情况，请回答“是”；如果不符合你的情况，回答“否”。

表 4-10　纽芬兰纪念大学幸福度量表

序号	项　目	是	否	不知道	备注
1	满意到极点				PA
2	情绪很好				PA
3	对生活特别满意				PA
4	很幸运				PA
5	烦恼				NA
6	非常孤独或与人疏远				NA
7	忧虑或非常不愉快				NA
8	担心，因为不知道将来会发生什么情况				NA
9	感到生活处境变得艰苦				NA
10	一般说来，生活处境变得使我感到满意				PA
11	这是我一生中最难受的时期				NE
12	我像年轻时一样高兴				PE
13	我所做的大多数事情都令人厌烦或单调				NE
14	我所做的事像以前一样使我感兴趣				PE
15	当我回顾我的一生时，感到相当满意				PE
16	随着年龄的增加，一切事情更加糟糕				NE
17	感到孤独的程度如何？				NE
18	今年一些事情使我烦恼				NE
19	如果能到你想住的地方，你愿意到那儿去住吗？				PE
20	有时我感到活着没意思				NE
21	我现在像我年轻时一样高兴				PE
22	大多数时候我感到生活是艰苦的				NE
23	对当前的生活满意吗？				PE
24	健康情况和我的同龄人相同甚至还好些				PE

注：(1)PA，正性情感；NA，负性情感；PE，一般正性体验；NE，一般负性体验。

(2)回答“是”记 2 分，“不知道”记 1 分，“否”记 0 分；第 19 项答“现在居住地”记 2 分，“别的住地”记 0 分；第 23 项答“满意”记 2 分，“不满意”记 0 分。

(3)总分＝PA－NA＋PE－NE，得分范围为－24～＋24。为便于计算，加上常数 24，计分范围为 0～48。

（二）应对方式

应对是一种适应过程，是通过改变认知和行为解决已存在的问题。根据应对的性质可分为积极应对方式和消极应对方式，前者是一种积极主动的适应过程，后者则为消极被动的。不同的应对方式对心理健康所产生的影响不同。应对能力取决于所应对的环境、个性特征、社会角色功能等。对老年人应对能力进行正确评价不仅能够更准确地分配社会资源，而且有利于帮助老年人适应环境变化，应对疾病和生活事件所带来的压力。了解老年人过去应对的主要事件和应对方式，有助于判断这些方式是否对现存的或可能要面对的问题有效，有助于护士制订有效的护理计划，同时还需要评估老年人有无依赖酗酒或药物来应对突发事件。

任务三　社会健康评估

社会由环境、人口、文化、语言四大要素组成，人生活在社会群体中，承担着不同的社会角色，受着不同的社会影响。健康不仅是指躯体健康、心理健康，同时还包含社会健康。社会学健康观指出健康是一个人所具有正常的社会角色功能，具有执行其社会角色和义务的最佳活动状态。社会健康评估包括角色、文化、家庭、环境的评估，详细内容可见教材《健康评估》中社会评估相关章节。老年人角色的改变、社会角色功能的改变、社会支持程度的改变等，都将影响着老年人的健康水平。社会健康评估同样是老年人健康评估的重要内容。故老年人的社会健康评估主要包括社会角色功能的评估、环境评估、文化评估和家庭评估。

一、社会角色功能的评估

（一）角色

角色是社会心理学借用舞台上的专用名词来表示对具有某种特定社会职位的个体所规定的标准和期望。角色是社会对个体在特定场合下职能的划分，代表了个体在社会中的地位和社会期望个体表现出的符合其地位的行为。角色不能单独存在，它存在于与他人的相互关系中。社会角色种类繁多，不同职业、不同地位、不同行为特征都有与之对应的角色。人的一生常常先后或同时承担着多种角色。

老年人在自己的一生中经历了多重角色的变化：从婴儿到青年再到中年直至老年；从学习到工作直至退休；从儿子（女儿）到父母直到祖父母等。因而老年人与周围人的关系也在不断地变化。

（二）角色功能

角色功能是指个体从事正常角色活动的能力，包括正式工作、社会活动、家务活动等，老年人常常因老化和疾病的影响而使这种能力减退。

（三）角色功能的评估

1. 评估方式　在评估角色功能时，主要使用交谈法和观察法两种方法。交谈法常用开放式问题进行评估，这些问题包括“你在这个星期内做了哪些事情？”“什么占用了你的大部分时间？”“对你而言什么最重要？”“什么事情对你来说最困难？”“你对自己角色期望有哪些？”“你希望从事哪些工作？”等。观察法主要观察老年人有无角色改变、角色不适应的身心行为反应，如疲乏、头痛、心悸、焦虑等。

2. 老年人的角色变化　老年人常因退休而退出某些社会角色，另外，由于子女成家立业，老年人养育子女的角色也逐渐淡化，因而他们往往承担起照顾第三代和家庭后勤服务工作的角色。在对老年人的角色功能进行评估时，要让其描述对自己承担的角色是否满意、有无角色适应不良（尤其是病人角色适应不良），同时还要描述别人对他们的角色期望及角色改变对他们生活方式、人际关系的影响。

3. 性生活的评估　对老年人性生活的评估有助于评估老年夫妻角色功能，有助于判断老年人社会角色及家庭角色形态。在对老年人进行性生活评估时，护士要秉持科学、尊重的态度，询问老年人过去和现在的性生活情况。

4. 社会关系形态评估　评估老年人的社会关系形态有助于获得有关自我概念和社会支持资源的信

息。通过询问老年人的每日活动情况，有助于对老年人的社会关系形态进行评价。如果被评估者对每日活动不能明确表述，提示社会角色的缺失或是不能融合到社会活动中去；如果对事物反应不明确，也可提示有认知或其他精神障碍。

二、环境评估

（一）物理环境

物理环境也称为自然环境，是存在于机体外的物质总和，包括生活环境、居住环境，如空气、食物、气候、卫生设施、安全等。环境评估可以通过询问和直接观察或测量获得，重点评估内容为居家安全环境，详见表4-11。

表4-11　老年人居家安全环境评估要素表

位置	项目	评估要素	是	否
一般居室	光线	是否充足		
	温度	是否适宜		
	地面	是否平整、干燥、无障碍		
	地毯	是否平整、不滑动		
	家具	是否稳固、摆放有序、有无障碍		
	床	高度是否合适（膝盖下/平膝盖/膝盖上）		
	电线	是否远离火源、热源，包线是否破损		
	取暖设施	是否得当		
	电话	取用是否方便，紧急电话号码是否易见		
厨房	地板	有无防滑措施		
	燃气	开关是否标识清楚		
浴室	浴室门	门锁是否内外易开		
	地板	有无防滑措施		
	便器	高低是否合适，有无扶手		
	浴盆	高低是否合适、盆地是否有防滑垫		
楼梯	光线	是否充足		
	台阶	是否完整，高度是否合适，台阶间颜色有无差异		
	扶手	有无扶手		

（二）社会环境

社会环境影响着老年人的社会健康水平，包括生活方式、经济状况、文化背景、法律法规、社会制度、劳动条件、人际关系、社会支持等。这些因素与老年人的健康状况有着密切联系。具体评估内容如下。

1. 生活方式　不同的生活方式对老年人的健康状况影响不同，良好的生活方式有助于老年人的健康。生活方式评估主要包括饮食习惯、生活习惯、卫生习惯、休息和睡眠状况、娱乐休闲等。主要评估内容包括有无吸烟、酗酒、不良饮食习惯等。

2. 经济状况　经济因素对老年人角色影响最大。这是由于老年人因退休失去社会地位等导致收入减少，家庭中经济地位下降。重点评估老年人经济来源、单位工资福利状况，以及收入是否满足生活日常用品和医疗费用；家庭有无经济困难及失业人员；医疗费用支付形式；另外，还需要评估老年人居住条件、卫生条件。

3. 劳动条件　生产环境与人的健康关系密切，评估劳动条件支持程度主要是评估劳动保护条件、生产安全措施、劳动强度的大小等对老年人的健康影响。

4. 人际关系　个体的社会关系网包括与之有直接或间接关系的所有人或人群，如家人、邻居、同学、同事、领导、宗教团体等，对住院病人进行人际关系评估还包括同室病友、医生、护士等。个体的社会关系网越健全，人际关系越亲密融洽，越容易得到所需的信息、情感及物质方面的支持，这些从社会关系网获得的支持，社会学家统称为社会支持。人际关系对老年人的身心健康更具重要性，评估人际关系对老年人健康的影响，主要是评估朋友、家人、邻居、社区与老年人的关系是否和睦、对老年人的关心照顾程度是否周到等。

三、文化评估

文化因素可以直接影响老年人身心健康。价值观、信念、信仰、习俗是文化的核心要素，与健康密切相关，决定着人们对健康、疾病、老化和死亡的看法及信念，是文化评估的主要内容。不同的文化背景对人的健康也有影响，评估文化背景支持程度对健康影响的主要因素是评估其文化程度、生活习惯、卫生习惯、饮食习惯等对老年人健康的影响。

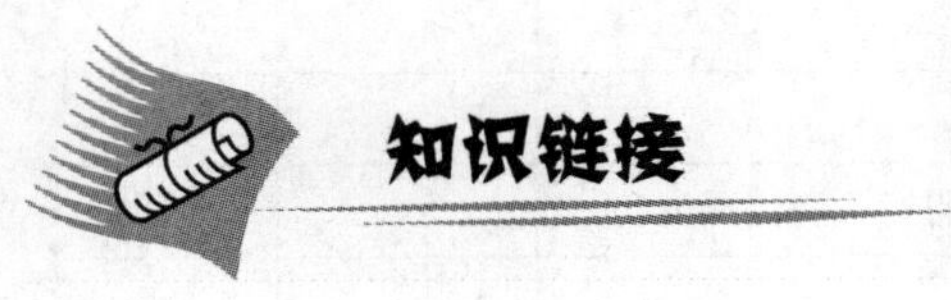

文化休克

文化休克(cultural shock)是1958年美国人类学家奥博格提出来的，是指一个人进入到不熟悉的文化环境时，因失去自己熟悉的所有社会交流的符号与手段而产生的一种迷失、疑惑、排斥甚至恐惧的感觉。住院老年人容易发生文化休克。

四、家庭评估

家庭评估包括家庭成员基本资料、家庭类型与结构、家庭成员的关系、家庭功能与资源及家庭压力等方面。常用家庭功能评估的量表为APGAR家庭功能评估表(表4-12)，内容包括五个重要部分，即适应度(A，adaptation)、合作度(P，partnership)、成长度(G，growth)、情感度(A，affection)和亲密度(R，resolve)。

表4-12　APGAR家庭功能评估表

序号	项　目	经常	有时	很少
1	当我遇到困难时，可以从家人处得到满意的帮助			
2	我很满意家人与我讨论各种事情以及分担问题的方式			
3	当我希望从事新的活动或发展时，家人能接受并给予支持			
4	我很满意家人对我表达情感时的方式以及对我愤怒、悲伤等情绪的反应			
5	我很满意家人与我共度美好时光的方式			

注：(1)“经常”得2分，“有时”得1分，“很少”得0分。

(2)总分7～10分为家庭功能无障碍；4～6分为家庭功能中度障碍；0～3分为家庭功能不足。

任务四　生活质量评估

医学模式不断发展，现在医学目的和健康要求不再是简单的生命维持和延长，而是要提高生活的质量，即应促使和保持老年人在生理、心理、社会功能诸方面的完好状态。

一、生活质量

生活质量作为生理、心理、社会功能的综合指标，用来评估老年人的健康水平、临床疗效及疾病预后。

（一）生活质量概念

1. 生活质量 生活质量（quality of life，QOL）是以社会经济、文化背景和价值取向为基础，个体对自己的生存目的、期望、标准及所关心的事情相关的生存状态的感受。

中国老年医学会定义的老年人生活质量是指 60 岁或 65 岁以上老年人群的身体、精神、家庭和社会生活满意程度和老年人对生活的全面评价。

2. 生命数量 生命数量（quantity of life）是指个体生存时间的长度，对病人来说是其接受某一特定医疗干预后的生存时间，对一般人来说就是平均期望寿命。

生命数量和生活质量相互联系、相互制约。追求最大的生存时间和最高的生活质量是人类的最终目的。生命数量与生活质量常形成对立，有时不得不牺牲一定生命数量来换取更好的生活质量，反之亦然。

（二）生活质量特点

生活质量是一个包含生理、心理、社会功能的综合概念，从单一的强调个体生活的客观状态发展到同时注意其主观感受。生活质量具有文化依赖性，其评价是植根于个体所处的文化和社会环境中的，既能测量个体健康的不良状态，又能反映健康良好的方面。老年人生活质量测量中公认的是躯体健康、心理健康、社会功能、综合评价四个维度。

二、生活质量评估

生活质量一般通过生活满意度量表、生活满意度指数及生活质量综合问卷进行评估。

（一）生活满意度评估

生活满意度是指个人对社会总的观点及现实情况与希望之间、与他人之间的差距。生活满意度指数是老年研究中的一个重要指标，用来测量老年人心情、兴趣、心理、生理主观完美状态的一致性。常用的量表是生活满意度指数，此表通过 20 个问题反映生活的满意程度。

（二）主观完美状态

主观完美状态（subjective well-being）常通过测量生活满意度来评估。生活满意度是对完美状态的表面测量，测量与活动、健康和社会经济水平相关的因素。

生活满意度指数（the life satisfaction index，LSI）是 Bemice Neugarten 和 Rodeert Havighurst 于 1961 年编制的，是老年研究中的一个重要指标，用于测量老年人的心理、生理、情感、兴趣等主观完美状态评估的一致性。生活满意度指数是指个人对生活总的观点及现在实际情况与希望之间、与他人之间的差距。它从对生活的兴趣、决心和毅力、知足感、自我概念及情绪五个方面，利用 20 项问题反映生活的满意程度（表 4-13），其中 12 项为正向条目，8 项为负向条目。评分方法：同意得 2 分，不能确定得 1 分，不同意得 0 分。

指导语：下面的一些陈述涉及人们对生活的不同感受。请阅读下列陈述，如果同意该观点，请在“同意”下面画“√”；如果不同意该观点，请在“不同意”下面画“√”；如果不能确定，请在“不能确定”下面画“√”，请务必回答每一个问题。

表 4-13 生活满意度指数（LSI）调查问卷

项目	同意	不同意	不能确定
1. 当我老了以后发现事情似乎要比原来想象的好			
2. 与我所认识的多数人相比，我更好地把握了生活的机遇			
*3. 现在是我一生中最沉闷的时期			
4. 我现在和年轻时一样幸福			
*5. 我的生活原本应该更好些			
6. 现在是我一生中最美好的时光			
*7. 我所做的事多半是令人厌烦和单调乏味的			
8. 我估计最近能遇到一些有趣的和令人愉快的事			

续表

项目	同意	不同意	不能确定
9. 我现在做的事和以前一样有趣			
*10. 我感到老了，有些累			
11. 我感到自己确实上了年纪，但并不为此而烦恼			
12. 回首往事，我相当满足			
13. 即使能改变自己的过去，我也不愿意有所改变			
*14. 与其他同龄人相比，我曾做出较多愚蠢的决定			
15. 与其他同龄人相比，我的外表较年轻			
16. 我已经为一个月甚至一年后该做的事制订了计划			
*17. 回首往事，我有许多想得到的东西未得到			
*18. 与其他人相比，我惨遭失败的次数太多了			
19. 我在生活中得到了相当多我所期望的东西			
*20. 不管人们怎样说，许多普通人都是越过越糟			

注：标"*"号者为反向计分项目。

（三）生活质量综合评估

生活质量是一个带有个性的和易变的概念，老年人的生活质量不能单纯从躯体、心理、社会功能等方面获得，评估时最好以老年人的体验为基础进行评价，即不仅评定被评估者生活的客观状态，同时还要注意其主观评价。常用老年人生活质量评估量表有生活质量综合评定问卷（generic quality of life inventory-74）和老年人生活质量评定表（表 4-14）。老年人生活质量评定表从躯体健康、心理健康、社会适应、环境适应四方面进行评估，共有 11 项内容，每个内容最低分 1 分，最高分 3 分，合计最高分 33 分，最低分 11 分。

表 4-14　老年人生活质量评定表

项目	3分	2分	1分
躯体健康			
1. 躯体疾病	无明显病痛	间或病痛	经常有病痛
2. 慢性疾病	无重要慢性病	有，但不影响生活	有，影响生活功能
3. 畸形残疾	无	有，不影响生活，如驼背等	畸形或因病致残，部分丧失生活能力
4. 日常生活功能	能适当劳动，能自理	做饭、管理钱财、上楼、外出需帮助	丧失独立生活能力
心理健康			
5. 情绪性格	情绪稳定，性格开朗	易激动、紧张、忧郁	经常忧郁、焦虑、压抑、低沉
6. 智力	思维、注意力、记忆力好	遇事易忘，但不影响生活	智力明显下降、说话无重点，思路不清晰，健忘、呆板
7. 生活满意度	家庭、生活条件、医疗保健、人际关系基本满意	某些方面不满意	满意度差、苦闷
社会适应			
8. 人际关系	夫妻、子女、亲戚间关系融洽	某些方面有矛盾，但互相往来	家庭矛盾多，亲朋往来少，孤独
9. 社会活动	积极参加活动，关心大事	经常参加，有社会交往	不参加社会活动，社会孤独

续表

项目	3分	2分	1分
环境适应			
10. 社会方式	生活方式合理、无烟酒嗜好	基本合理，已戒烟，酒不过量	生活无规律，嗜烟、酗酒
11. 环境条件	有住房、收入，有医保	居住不尽人意，有基本保障	住房、收入、医疗费用等造成生活困难
合计得分			

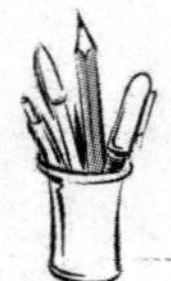

项目小结

老年人健康评估主要从躯体健康、心理健康、社会健康、生活质量四个方面进行评估。身体健康评估主要有病史采集、体格检查、辅助检查、功能状态评估。老年人功能状态评估以日常生活能力量表最为常用；心理健康评估主要评估老年人有无焦虑、抑郁、情感障碍，老年人最易见认知功能减退，同时需要评估老年人主观完美状态及应对方式；老年人社会评估从物理环境、社会环境、老年人角色、家庭、文化对老年人的影响进行评估；老年人生活质量评估分为生活满意度评估、主观幸福感评估、生活质量综合评估，以老年人生活质量评定表为最常用。

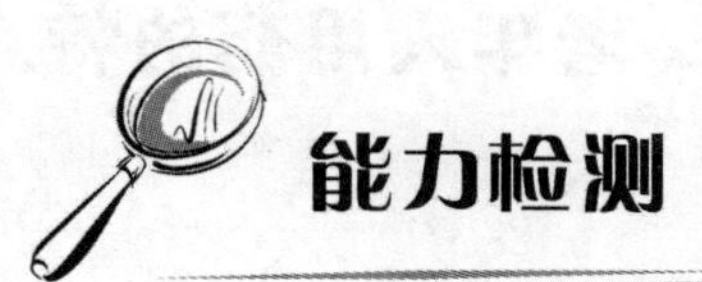

能力检测

一、选择题

1. 对消化系统疾病的老年人护理评估时，下列不属于心理-社会资料评估内容的是（　　）。

A. 病人的文化程度　　B. 病人对疾病知识的了解程度

C. 生活或工作负担及承担能力　　D. 家庭成员对病人的关心程度

2. 老年人躯体健康的评估不包括下述哪一项？（　　）

A. 健康史的采集　　B. 体格检查　　C. 辅助检查　　D. 社会功能评估

3. 下列哪种量表主要通过对 14 项日常生活状态来评定被试者的日常生活能力？（　　）

A. 日常生活能力量表　　B. 日常生活功能指数

C. Pfeffer 功能活动调查表　　D. 高级日常生活活动

4. 老年人午后体温若比清晨高（　　）以上，则视为发热。

A. 1℃　　B. 2℃　　C. 3℃　　D. 4℃

5. 下列哪个量表不是对老年人生活质量进行评估？（　　）

A. 纽芬兰纪念大学幸福度量表　　B. 生活满意指数

C. 简易智力状态检查表　　D. 老年人生活质量评定表

二、简答题

老年人躯体评估有哪些内容？

（周立平）

项目五

老年人安全用药的护理

1. 重点掌握老年人用药的护理原则，如何指导老年人安全用药，以及如何观察老年人用药可能出现的常见不良反应。

2. 熟悉老年人用药的护理。

3. 了解药物在老年人体内的吸收、分布、代谢(生物转化)和排泄过程及药物浓度随时间的变化规律，在病人用药护理时能更好地观察相应药物的疗效和副作用。

老年人随着年龄增长，各器官组织结构和生理功能逐渐发生退行性改变，影响机体对药物的吸收、分布、代谢和排泄，容易出现不良反应或发生药物中毒。另外，老年人患病机会增多，同时多种疾病并存，治疗中应用药物种类繁多，发生药物不良反应的概率相应增高。因此，老年人的合理用药在临床上尤为重要。

任务一　老年人用药的特点

一、老年人药物代谢特点

老年药物代谢动力学(pharmacokinetics in the elderly)简称老年药动学，是研究药物在老年人体内的吸收、分布、代谢和排泄过程及药物浓度随时间变化规律的科学。其特点是药物代谢动力学过程缓慢，药物代谢能力减弱，药物排泄功能降低，药物消除半衰期延长，血药浓度增高等。

(一)吸收过程减慢

药物从用药部位进入血液循环的过程称为吸收。大多数老年人存在药物吸收减慢的现象。影响老年人药物吸收减慢的原因有以下几点。

1. 胃酸减少影响药物的吸收　胃酸减少可致胃液 pH 值升高，影响药物的离子化程度。老年人胃黏膜萎缩、胃酸减少的发生率明显增加(70 岁的老年人胃酸减少 20%～25%)，药物的吸收与药物解离程度有关，解离程度大的药物不易被吸收，未解离的药物则易被吸收。如:阿司匹林在正常胃酸内不易解离，吸收好，当胃酸缺乏时其在胃中的吸收必然减少;安定(地西泮)则必须在胃酸中水解后形成甲基安定才能起作用，胃酸分泌减少时其生物利用度必然受到影响。

2. 胃排空速度减慢　老年人胃肌萎缩，胃蠕动减慢，使胃排空速度减慢，延迟药物到达小肠的时间，小肠是大多数药物的吸收部位。因此，药物的吸收延缓、速度降低，有效血药浓度到达的时间推迟，特别对在小肠远端吸收的药物或肠溶片有较大的影响。

3. 肠肌张力增加和吸收减少　老年人由于肠蠕动减慢，肠内容物在肠道内滞留时间延长，药物与肠道表面接触时间延长，使药物吸收增加。但胃排空延迟、胆汁和消化酶分泌减少等因素都可影响药物的吸收。

4. 胃肠道黏膜和肝血流量改变　老年人胃肠黏膜的结构、机能和血流量随增龄而发生的改变也会影响药物的吸收。老年人小肠绒毛变厚、变钝，黏膜的吸收面积减少，血流量较正常成年人减少，这些改变必然使老年人胃肠道的药物吸收明显低于正常成年人，老年人对奎尼丁、氢氯噻嗪的吸收可能减少。肝血流量减少使其药物首过效应减弱，对有些主要经肝脏氧化消除的药物如普萘洛尔，其药物消除速度减慢，使得其血药浓度升高。

（二）分布容积影响药物的疗效

药物进入血液循环后向组织器官或体液转运的过程称为分布。在人体内影响药物分布容积的主要因素是机体组成成分和血浆蛋白结合率。老年人随年龄增长而发生的身体构成的改变引起药物在体内分布容积的改变，进而影响了药物的疗效和毒性。

1. 水分量的减少使水溶性药物分布容积减少 随着年龄的增长，老年人体液总量较年轻人明显下降，细胞内液也相应减少。亲水性高的药物，如地高辛、吗啡、哌替啶、对乙酰氨基酸等，在体内的分布容积随年龄增长而减少，从而使血药浓度的峰值增高和不良反应增加，所以，老年人应用此类药物应适当减少剂量。

2. 脂肪的增加使脂溶性药物分布容积增大 随着年龄的增长，老年人的体内细胞数和细胞内含水量减少，肌肉组织减少而脂肪组织相对增多，因而使水溶性药物的分布减少，而脂溶性药物分布则增多；体内非脂肪组织逐渐减少，脂肪的含量则相对增加，亲脂性高的药物，如地西泮、苯巴比妥、利多卡因等，在脂肪组织中暂时的蓄积增加，其分布容积随年龄增长而增大，导致血药浓度的峰值减少，半衰期延长，使其作用持久，因此老年人在应用亲脂性药物时，应适当延长给药间隔时间。

3. 血浆蛋白结合率影响药物的分布容积 血浆蛋白结合率对药物分布容积的影响取决于血浆白蛋白含量和药物的竞争性置换作用。老年人血清蛋白随增龄而下降，血液蛋白含量逐渐降低，其结合药物的量相应减少，血液中呈游离状态的药物必然增多，即血液中和进入组织未被结合的药物浓度升高。血药浓度增加，药物的毒副反应必然加大。对于蛋白结合率高的药物影响尤其明显，如华法林、呋塞米、地西泮、阿司匹林、普萘洛尔、苯妥英钠等。因此，老年人在临床用药时应注意减少此类药物剂量。

此外，老年人往往由于同时患有多种疾病而使用多种药物，这些药物在体内竞争性地与血清蛋白结合，结果结合力较强的药物其血药浓度较低，相反则血药浓度较高。例如：水杨酸与甲苯磺丁脲合用时易导致低血糖；胺碘酮与地高辛合用时易导致地高辛出现毒性反应。因此，在老年人应用多种药物时应注意药物间的相互作用。

（三）代谢能力减弱

药物进入人体在肝脏经氧化、还原、水解等一系列代谢过程后最终被排出体外。随着年龄的增长，老年人肝微粒体内的药物氧化酶活性下降，非微粒体酶活力减弱，肝血流量减少，使血药浓度升高，血浆半衰期延长，首过效应降低。临床上使用药物的不良反应增多或更易出现毒性反应。特别值得注意的是，一般的肝功能检查并不能有效地反映肝脏对药物代谢的能力。因此，临床上应注意用药剂量和用药时间间隔，注意监测血药浓度。

（四）药物排泄能力下降

药物在老年人体内吸收、分布、代谢后以原形或其代谢物形式通过排泄器官排出体外，可排泄的器官有肾脏、肺脏、皮肤、肠道等，但大多数药物主要通过肾脏排泄。老年人肾功能老化性减退，主要为肾小球滤过率降低、肾血流量减少等。由此可使以原形排出体外的药物蓄积，表现为药物排泄时间延长，清除率降低。经肾排泄减少的药物有：抗生素类药物，如阿米卡星、庆大霉素、妥布霉素、环丙沙星、呋喃妥因、链霉素等；心血管类药物，如卡托普利、依拉普利、赖诺普利、喹那普利、地高辛、普鲁卡因胺、N-乙酰普鲁卡因酰胺等；利尿药，如呋塞米、氢氯噻嗪、氨苯蝶啶、阿米洛利等；抗精神病药，如利培酮等；抑制胃酸药，如西咪替丁、雷尼替丁等；其他如金刚烷胺、甲氨蝶呤等。

老年人肾功能减退，加上药物血浆半衰期延长，因此给药剂量应减少，给药间隔时间应适当延长，尤其是以原形排出的药物及治疗指数窄的药物，如地高辛、庆大霉素等。若老年人同时伴有低血压、心力衰竭或其他病变时，用药更应注意减量。

二、老年人药效学特点

老年药物效应动力学（pharmacodynamics in the elderly）简称老年药效学，是研究药物对机体的作用及作用机制的科学。老年药效学改变是指机体效应器官对药物的反应随年龄增长而发生的改变。老年药效学改变的特点为对大多数药物的敏感性增高，作用增强，对少数药物的敏感性降低，药物不良反应发生率增加，用药依从性降低。老年药效学改变的另一特点是对药物的耐受性降低，尤其是女性。具体表现如下。

（一）多药联用耐受性下降

老年人单一用药或少数药物合用时耐受性较多药合用为好，如利尿剂、镇静药、安定药各一种并分别服用，耐受性较好，能各自发挥预期疗效；但若同时合用，则病人不能耐受，易出现直立性低血压。

（二）对影响呼吸功能的药物耐受性差

因为老年人呼吸系统、循环系统功能降低，应尽量避免使用这类药物。例如，哌替丁对呼吸系统有抑制作用，禁用于慢性阻塞性肺气肿、支气管哮喘、肺源性心脏病等病人，老年人慎用。

（三）对影响肾功能的药物耐受性下降

肾脏是药物排泄的主要器官，随着年龄的增长，肾组织出现玻璃样变、动脉硬化及间质纤维化等形态改变，随着时间的推移，肾血流量、肾小球滤过率、肾小管的分泌和排泄功能降低，经肾脏排泄的药物在体内消除缓慢，血浆半衰期延长，使老年人更容易发生副作用。所以，老年人由于肾调节功能和酸碱代偿能力较差，输液时注意调整，对于排泄慢或易引起电解质失调的药物耐受性下降，故使用剂量宜小，间隔时间宜长，还应注意检查药物的肌酐清除率，如地高辛、别嘌呤醇、利多卡因、地西泮、苄青霉素、氨基糖苷类和头孢菌素类抗生素、乙胺丁醇等药物。

（四）对影响肝功能的药物耐受性下降

(1)肝脏是药物代谢的主要场所。老年时肝重量减轻，成年人（20～40 岁）肝重约 1200 g，老年人（71 岁以上）平均肝重仅约 741 g；功能性肝细胞数量减少；肝血流量在 60～80 岁减少 40%～45%；老年人特别是营养不良时肝合成蛋白的能力降低，易出现低蛋白血症，使血中结合型药物减少，游离型药物增多，血药浓度增高。因此老年人用血浆蛋白结合率高的药物如利血平、异烟肼、哌替啶、吗啡、保泰松、地西泮、氯丙嗪、洋地黄毒苷、水杨酸盐等，尤其是同用几种药物时由于竞争性结合，导致药物血浆浓度增高或消除延缓而出现更多的副作用。

(2)老年人肝代谢阿普唑仑、利多卡因、甲苯磺丁脲等药物的代谢率亦随年龄增长而明显降低，药物半衰期延长，茶碱的功能比青年人低 35%，易在体内蓄积产生毒副作用。

因此，老年人对血浆蛋白结合率高或经肝脏代谢的药物时耐受力下降，使用时应减少剂量，通常使用的剂量是青年人的 1/3～1/2。

（五）对胰岛素和葡萄糖耐受性下降

老年人由于肝肾功能调节血糖机能下降，且大脑耐受低血糖的能力较差，易发生用药后低血糖反应，特别是夜间低血糖已成为老年糖尿病病人不可忽视的死亡原因。因此，要教会老年糖尿病病人和家属识别低血糖的症状，随身携带糖果、饼干和糖尿病卡便于救治，并警惕夜间低血糖昏迷的发生。

三、老年人常见的药物不良反应

药物不良反应(adverse drug reaction，ADR)是指在正常用量情况下，由于药物或药物相互作用而发生与防治目的无关的不利或有害反应，包括药物副作用、毒性反应、变态反应、继发反应和特异性遗传素质等。

老年人常同患多种疾病，同时接受多种药物治疗，易发生药物相互作用，加上老年人的药物代谢和排泄能力减退，同时老年人缺乏用药知识，擅自服用药物、滥用滋补药、自行调整药物剂量和次数等，是老年人发生 ADR 的主要原因。老年人常因 ADR 多次就诊。WHO 的资料认为，因 ADR 住院的病人占住院总人数的 5%～10%，住院病人 ADR 的发生率为 10%～20%，ADR 造成的死亡占住院死亡人数的 0.2%～2.9%。有研究显示，老年人 ADR 的发生率随年龄增长而增加，60～69 岁组为 15.2%、70～79 岁组为 18.1%、80～89 岁及以上为 24.1%，显著高于其他人群。常见我国引起老年人 ADR 的前三类药物是抗生素类、中药、解热镇痛药。老年人用药后常见如下不良反应：

(一)精神症状

中枢神经系统尤其大脑最易受药物作用的影响。老年人中枢神经系统对某些药物的敏感性增高，可引起精神错乱、抑郁或痴呆等。例如：吩噻嗪类、洋地黄、降压药和吲哚美辛等可引起老年抑郁症；中枢抗胆碱药安坦可致精神错乱；老年痴呆病人使用中枢抗胆碱药、左旋多巴或金刚烷胺可加重痴呆症状。

(二)体位性低血压

老年人血管运动中枢的调节机能减退，即使没有药物的影响也会因体位突然改变而产生头晕，如使用降压药、三环类抗抑郁药、利尿药、血管扩张药时尤易发生体位性低血压，因此，在使用这些药时应特别注意。

(三)耳毒性

老年人由于内耳毛细胞数目减少，听力有不同程度的减退易受药物影响而产生前庭症状和听力下降，已知氨基糖苷类抗生素对第八对脑神经的损害最为严重，多见于年老体弱者，前庭损害的主要症状为眩晕、头痛、恶心和共济失调，耳蜗损害的症状有耳鸣、耳聋。由于毛细胞被药物破坏后难以再生，导致永久性耳聋，所以老年人使用氨基糖甙类抗生素时应减量，最好避免此类抗生素和其他影响内耳功能的药物同时使用。

(四)尿潴留

老年人常因精神抑郁服用三环类抗抑郁药，因震颤麻痹使用中枢抗胆碱药。这两类药物均有阻断副交感神经的作用，对伴有前列腺肥大及膀胱颈纤维性变的老年病人易尿潴留，在使用时应加以注意。

(五)药物中毒

老年人各个重要器官的生理功能下降，60 岁以上老年人的肾脏排泄毒物的功能比 25 岁时下降 20%，70～80 岁时下降 40%～50%。60 岁以上老年人肝脏血流量比年轻时下降 40%，解毒功能也相应降低，因此，老年人用药容易中毒。例如，某老年人，83 岁，患有冠心病、房颤、心功能 3 级、高血压、甲状腺功能减退症。遵医嘱治疗用地高辛片、呋塞米(速尿)、培哚普利、左甲状腺素等多种药物。在使用地高辛 0.125 mg 1 次/天维持剂量治疗期间，病人出现恶心、头痛等症状，监测地高辛血药浓度为 1.95 μg/mL，结合病人高龄、肥胖、甲状腺功能减退症等洋地黄中毒危险因素，尽管病人血药浓度在正常范围(0.5～2.0 μg/mL)内，但是已接近中毒浓度。临床药师建议减少地高辛剂量至 0.125 mg 隔日 1 次，2 天后病人症状缓解，该老年病人长期服用利尿剂可导致低钾、低钠等电解质紊乱，电解质紊乱是洋地黄中毒的一个主要诱因，因此呋塞米和地高辛合用中毒风险增加，同时培哚普利等血管紧张素转换酶抑制剂(ACEI)类药物可能减少地高辛的肾小球滤过和肾小管排泌能力，降低肾清除率，从而增加地高辛中毒的风险。由于病人高龄，上述因素均增加了病人地高辛中毒的危险。地高辛常见不良反应有食欲不振、恶心、呕吐、头痛、眩晕、黄绿视觉障碍、室性心律失常等。

(六)常见药物不良反应的预防护理措施

(1)在使用药物前，认真阅读说明书，了解药物发生不良反应的表现，以及老年人用药需特别注意的问题。

(2)在使用药物期间，应密切观察病情变化及有无不良反应发生，定期检查心电图、监测血液药物浓度，注意中毒迹象，及时调整剂量。

(3)心力衰竭病人大多为老年人，因多病共存，常需与其他药物联合使用，故有可能引起地高辛的血药浓度升高或降低，例如，硝苯地平、胺碘酮、利血平、肾上腺素、麻黄碱、钙制剂等会使其升高，阿司匹林、巴比妥等会使其降低。因此，联合用药时，应在监测血药浓度下调整主药和配伍用药的剂量，制定出合理的给药方案。

(4)加强专业知识学习，更多了解药物间相互作用知识。老年人需慎用的药物还包括以下几种。①肾上腺素、胰岛素、麻黄碱、阿托品、颠茄：老年人对这些药物比较敏感，使用时应酌情减量。②洋地黄类药物：由于老年人对药物的排泄慢，易造成药物在体内的蓄积中毒，老年人的用量应为青壮年剂量的 1/4。

③保泰松、吲哚美辛、布洛芬、阿司匹林：老年人长期服用此类药物时，保泰松可引起水肿和再生障碍性贫血；阿司匹林等解热镇痛药可使老年人大量出汗而虚脱。以上药物老年人应避免使用或少用。④苯巴比妥、甲喹酮：长期服用可形成依赖，用量逐渐增加。以上药物久停服用后，会出现头晕、恶心、肌肉跳动或失眠加重，并有毒性及心、肝、肾损害。⑤酚酞、大黄：老年人便秘多因身体过胖、腹部肌肉无力、肠蠕动减弱所致，属于功能性便秘。长期服用导泻药不仅会引起肠痉挛，还可造成体内钙和维生素的缺乏，因此要慎用。需要导泻时，使用开塞露比较安全。⑥青霉素、链霉素、卡那霉素、庆大霉素、氯霉素：抗生素对治疗细菌感染性疾病虽有显著疗效，但也有许多副作用。使用青霉素后可出现过敏反应，轻者出现全身皮疹，重者可因过敏休克导致死亡，因此在使用前必须做皮内试验。链霉素、卡那霉素、庆大霉素具有耳毒性，可以损害第八对脑神经，使人听力减退、耳鸣和眩晕。氯霉素、合霉素可引起再生障碍性贫血。以上药物用于老年人时必须慎重。⑦利尿药：主要不良反应是电解质紊乱，若长期使用引起低血钠、低血钾或高血钾。老年人由于肾浓缩功能减退和口渴感觉迟钝，容易出现过度失水现象。

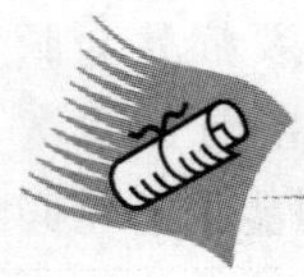

知识链接

老年人肝脏代谢特点

肝脏是机体药物代谢的主要器官。老年人肝血流量和细胞数量比年轻人低，肝脏微粒体酶系统的活性也随之下降，肝脏代谢速度只有年轻人的65%。因此，老年人药物代谢速度减慢，半衰期延长，容易发生蓄积中毒。老年人在应用主要经肝脏代谢的药物时，应减少剂量，一般为成年人剂量的1/3～1/2，用药间隔时间也应延长。特别是已有肝功能减退的老年病人，用药时更应注意用药剂量和给药时间间隔。

任务二　老年人安全用药护理

一、老年人用药原则

目前老年人多药合用十分普遍，老年人药物不良反应(ADR)的发生率居高不下，其 ADR 比成年人高3倍以上，老年人因 ADR 致死者占死亡人数的一半，老年人成了 ADR 的主要受害者。如何做到老年人合理用药是一个亟待解决的临床问题。据有关资料统计，在41～50岁的病人中，药物不良反应的发生率是12%，80岁以上的病人上升到25%。老年人用药原则可作为临床合理用药的指南，具体内容如下。

(一)受益原则

受益原则首先要求老年人用药有明确的适应证，同时要求用药的受益/风险比值大于1。有用药适应证而用药受益/风险比值小于1者，则不考虑使用此药，可选择疗效确切而毒副作用小的其他同类药物。例如，有高血压的脑梗死老年病人非溶栓治疗时，若用肝素抗凝治疗并发出血危险约为10%，而未采用抗凝治疗者发生脑卒中者仅为0.6%。对这类老年病人抗凝治疗后不良反应风险明显大于未抗凝病人，因此此类老年病人不需要用药抗凝治疗。例如，经常失眠的老年病人，避免睡前产生兴奋的因素包括抽烟、喝浓茶，减少白天的睡眠等非药物措施来改善失眠状态，与出现失眠即使用镇静催眠药的老年病人比较，前者避免了药物不良反应。又如，对于老年人的心律失常，如果既无器质性心脏病，又无血流动力学障碍时，长期用抗心律失常药可使死亡率增加。因此，应尽可能不用或少用抗心律失常药。选择药物时要考虑到既往疾病及各器官的功能情况，对有些病症可以不用药物治疗就能观察病情的，应适当休息，不要急于用药。如便秘的老年人，可通过腹部按摩、多喝水、增加粗纤维食物的摄取或喝蜂蜜等措施促进排便。

(二)五种药物原则

老年人大多是多病共存,常多药合用治疗。过多使用药物不仅增加经济负担,减少依从性,而且还增加药物间相互作用,增加药物效应的协同作用或出现拮抗反应使用药效果叠加或减弱,甚至发生严重毒副作用。当多药联用时药物间相互作用(不良反应)的概率相应增加,用药越多则药物不良反应发生率越高。据统计,同时使用5种药物以下的ADR发生率为4%,6～10种为10%,11～15种为25%,16～20种为54%,所以老年人同时用药不能超过5种。治疗时分轻重缓急,抓主要矛盾,选主要药物治疗;选用具有兼顾治疗作用的药物,如高血压合并心绞痛者可选用β受体阻滞剂及钙拮抗剂;高血压合并前列腺肥大者,可用α受体阻滞剂;重视非药物治疗,减少和控制服用补药;治疗过程中若病情好转、治愈或达到疗程时应及时减量或停药。另外要重视非药物疗法,这仍然是有效的基础治疗手段。例如,早期糖尿病病人可采用饮食疗法,轻型高血压病人可通过限钠、运动、减肥等方法达到控制血压。老年人便秘可多吃粗纤维食物,加强腹部按摩等,病情可能得到控制而无需用药。联合用药时,各药间常有相互作用,不是使药效降低或失效,就是增加药物毒性,特别是后者,有时可带来严重的后果。临床上药物相互作用引起的不良反应有高血压危象、心律失常、严重低血压、出血、呼吸麻痹和肾功能损害等,这些后果对衰老机体危害更大。如:心得安与降糖灵的合用,可加重低血糖反应;地高辛与利血平合用可导致严重的心动过缓,且易发生异位心律。由于老年病人的生理、生化机能改变,药物相互作用更易发生,故在执行医嘱或给药时要特别谨慎。

(三)小剂量原则

老年人的肝脏代谢能力下降、肾脏排泄能力下降,除维生素、微量元素和消化酶类等药物可以用成年人剂量外,其他药物都应低于成年人剂量。《中华人民共和国药典》(简称《中国药典》)规定:老年人用药量为成人剂量的3/4;一般开始用成人剂量的1/4～1/3,然后根据临床反应调整剂量,逐渐达到成人剂量的2/3或3/4,出现满意疗效且无不良反应为止。即只有把药量控制在最低有效量,才是老年人的最佳用药剂量。

(四)择时原则

择时原则是根据时间生物学和时间药理学的原理,选择最合适的用药时间进行治疗,以提高疗效和减少毒副作用。由于许多疾病的发作、加重与缓解具有昼夜节律的变化(如急性心肌梗死和脑出血的发病高峰在上午;变异型心绞痛、脑血栓、哮喘常在夜间或凌晨发作;类风湿性关节炎常在清晨出现关节僵硬等)。因此,进行择时治疗时,注意根据疾病的发作、药代动力学和药效学的昼夜节律变化,选择最佳用药时间。例如:变异型心绞痛多在零点到六点发作,因此主张睡前用长效钙拮抗剂,也可在睡前或半夜用短效钙拮抗剂;劳力型心绞痛则多在上午六点到十二点发作,应在晚上用长效硝酸盐、β阻滞剂及钙拮抗剂;降糖药优降糖、糖适平应在饭前半小时用药、二甲双胍应在饭后用药、拜糖平与食物同服。

(五)暂停用药原则

老年人用药期间应密切观察病情变化,一旦出现新的症状,应考虑为药物的不良反应或是病情加重。前者应停药,后者则应加药。对于服药的老年人出现新的症状,停药受益可能多于加药受益。因此,暂停用药是现代老年病学中最简单、有效的干预措施之一。

剂量个体化也是药物治疗的一项重要原则,对老年病人尤为重要。虽说老年人的生理功能都有减退,但个体间存在一定差异,即使年龄相同,而机能衰减程度却不一致,故药物的反应也不一样。因此,老年人用药应从小量开始,逐渐达到个体最适量。一般主张用常量的1/2或3/4,同时需注意药物的相互作用。

二、老年人给药途径

(一)给药途径

老年人常用的给药途径有口服、舌下含服、吸入、皮肤黏膜用药、直肠等局部给药及注射(皮内、皮下、肌内、静脉注射)等。除静脉注射药液直接进入血液循环外,其他给药途径药物均有一个吸收过程,各途径吸收到血液快慢顺序依次为吸入＞舌下含服＞直肠给药＞肌内注射＞皮下注射＞口服＞外敷。老年人因体质较差,以口服、静脉注射效果较好。肌内注射、皮下注射比较容易操作,但因局部循环欠佳,药物释放缓慢,有时不易达到有效药量致使效果较差。当病人不能口服(如处于昏迷、呕吐状态)、不易口服或在进行抢救的情况下,可采用注射法,其特点是作用快、剂量准,尤以静脉注射作用最快。老年人由于血流量减少,局部血液循环不如成年人,因此药物吸收速率和起效时间也受到影响。

老年人大都脾胃虚弱,一般较能耐受颗粒剂(冲剂)或液体制剂,如口服液、糖浆、合剂等,给药途径以口服最为简便、安全,一般情况下尽量采用口服。

(二)给药的注意事项

1. 服药姿势 口服给药时应采取立位或坐位,这时食管处于垂直位,有利于药片下行入胃。若情况不允许,亦应坐直身体,吞下药片后约 1 min 再躺下。若躺着服药或服后取卧位,会使有刺激性的药片粘于食管壁上,不易及时进入胃内,可导致食管炎症甚至形成溃疡,还可因药物的吸收延缓而使药效降低,如强力霉素、盐酸四环素、氯化钾、硫酸亚铁、奎尼丁、非甾体类抗炎药等片剂。若服法不当时,还可引起食管损伤。

2. 严格掌握用量 老年人服药剂量(包括药水)要准确,不可随意减少或加大药物剂量。用量不足,不仅治不好病,还会产生耐药性,给彻底治愈带来困难。老年人用药若超过规定用量时因老年人药物代谢或排泄减少,可出现并加重药物中毒反应,甚至导致生命危险。

3. 给药时间 药物在体内的作用可表现出一定的昼夜节律性,故同一药物在不同时间给药,其体内过程和药效可能不同。如:不少老年病人上午血压较高,而晚上血压较低,故服用降压药最好在早晨;而一些他汀类药物在晚上服用效果最好,能降低或避免血脂在血管壁上的沉积;胃药、钙片需空腹服用,更利于药物的吸收和发挥作用。有的药物可根据生物节律,选择最佳给药时间。

4. 服药禁忌 服药宜用温开水。老年人服用片剂或胶囊要用足量温开水送服,至少饮水 100 mL。若服药时饮水量过少,药片易滞留于食管壁上,既刺激食管,又延误疗效;送服液体不可用牛奶、豆浆、茶水、咖啡、可乐等饮料,因为这些饮料中的一些成分可能与药物发生反应,影响疗效。服药后亦不宜立即饮茶,尤其浓茶。最好服药后间隔 2 h 再饮茶或牛奶等,因浓茶含有鞣酸等物质,与药同服产生化学反应,破坏药物中某些成分,降低了药物效果。某些特殊药物服药时应特别注意,如服乳酶生,忌用热水冲服;服润喉片、止咳糖浆后不要马上饮水等。此外,服用有些药物要忌食辛辣食物或不要与酒同服;有些药物不能一起服用,如胃蛋白酶和碱性药物不能同服;有的食物会影响某些药物的吸收和作用;服用抗生素一周内禁饮酒等。

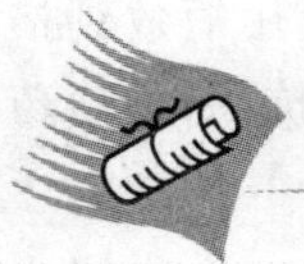

知识链接

双硫仑样反应

使用抗生素期间饮酒会产生双硫仑样反应,但在一般人身上不会发生。服用抗生素后饮酒可出现恶心、呕吐、心悸、呼吸困难等症状,严重者会发生休克、急性心力衰竭。酒精在肝内氧化为乙醛,某些抗生素抑制乙醛活性,导致体内乙醛聚集产生双硫仑样反应。两种伤肝物质同时进入体内,加倍损伤肝脏,严重者导致肝脏衰竭,甚至死亡。

引起双硫仑样反应的药物有头孢类和咪唑衍生物,如头孢曲松钠、头孢哌酮、头孢噻肟等,还有些药物如甲硝唑、替硝唑、酮康唑、呋喃唑酮、氯霉素、甲苯磺丁脲、格列本脲、苯乙双胍等药物也可能引起双硫仑样反应。因此,病人使用这些药物期间,无论是口服抗生素还是注射抗生素,一周内都不要喝酒。

5. 根据剂型服药 有些药物不能压碎或打开胶囊服用,如缓释片或缓释胶囊,压碎或拆开服用可以短时间升高药物浓度,很快被机体代谢,药物不能维持较长时间的有效浓度,影响治疗效果;有些药片是不可磨碎或分半的,除咀嚼片剂外,一般应整个吞下,不要压碎或打开胶囊,否则可增加药物毒性或影响血药浓度和药效，甚至发生生命危险。

临床上应避免老年人因缺乏口服药物服用知识，或因片剂较大或胶囊形状过长难以下咽而打碎片剂或拆开胶囊服用的现象。肠溶剂不可嚼碎或磨粉，也不宜与抗酸药同服，服用抗酸药后，胃中 pH 值会上升，使得肠溶剂受破坏，在胃中崩解，一方面刺激胃，另一方面也失去设计的剂型。因此，肠溶剂不要和抗酸药服用，如奥美拉唑肠溶片、泮托拉唑肠溶片、比沙可啶肠溶片、丙戊酸钠缓释片(德巴金)、兰索拉唑(达克普隆)等；有些药物外层增加了一层肠衣，保护药物不被胃液消化，减少对胃刺激。例如：比沙可啶、甲硝唑、多西环素、二氯芬酸钠肠衣颗粒等磨粉后，会破坏肠衣，易刺激胃；柳氮磺吡啶肠溶剂可减少胃肠道不良反应，所以需整片服用；有些药物为了避免在小肠内吸收失效制成肠衣剂型，如美沙拉嗪等肠衣片，其有效成分在回肠末端和结肠才释出，若磨粉后，药物效果明显降低；奥美拉唑镁片剂和兰索拉唑肠衣颗粒剂其药品本身具酸不安定性，故制成肠衣颗粒，磨粉后破坏了肠衣，药品会受胃酸破坏而失效；蛋白分解剂舍雷肽酶(达先)、马来酸氟伏沙明等磨粉后药效会降低。

三、老年人安全用药护理

随着年龄的增长，老年人记忆力减退，学习新事物的能力下降，对药物的治疗目的、服药时间、服药方法常不能正确理解，影响用药安全和药物治疗的效果。同时，老年人由于营养状况、衰老程度、基础疾病等方面的差异，药物代谢过程的个体差异较年轻人更为显著。因此，老年人安全用药护理十分重要。

(一)给药前评估

1. 心理-社会状况 给药前应先了解老年人的文化程度、饮食习惯、作息时间、家庭经济状况，对当前治疗方案和护理计划的了解程度、认知程度和满意度，家庭的支持情况，对药物有无依赖、期望、恐惧等心理。

2. 当前的身体情况 评估当前老年人视力、听力、理解能力、记忆力、吞咽能力、获取药物的能力、发现不良反应的能力以及各脏器的功能情况，如肝功能、肾功能的生化指标。

3. 用药史 详细评估老年人的用药史，建立完整的用药记录，包括既往和现在的用药记录、药物的过敏史、引起副作用的药物，以及老年人对药物的了解情况。

(二)指导老年人安全用药

1. 指导用药前准备 服用药物以前应检查药物是否过期、变质等情况。若老年人理解能力正常，应向老年人简单、明了地讲解药物的作用及服药后可能出现的副作用。服药期间应多关心老年人，并经常与其沟通，了解老年人服药的疗效和不良反应。一旦出现异常症状应立即停止用药，保存好残片，到医院就诊。

2. 指导安全用药

(1)口服药时应采取立位或坐位。

(2)肠溶制剂不可嚼碎或磨碎，除咀嚼剂外，一般应该整个吞下，不要压碎或打开胶囊，服药宜用温开水，服用片剂或胶囊剂要用足量水送服，不可用牛奶、豆浆、咖啡、可乐等送服。

(3)老年人吞咽片剂或胶囊有困难，宜多选用液体剂型或冲剂、口服液，必要时改为注射给药，老年人用缓释剂型应慎重，因为老年人胃肠功能减弱，影响药物的吸收，或因胃排空变慢、肠蠕动减弱可使药物释放时间延长，吸收量增加，而使药物浓度增大产生不良反应。

(4)给药时间选择要正确，如糖尿病病人皮下注射胰岛素宜在饭前 0.5 h 注射。

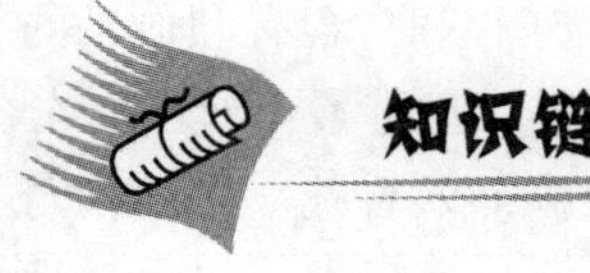

知识链接

常见老年人高危药物

老年人由于各器官组织结构与生理功能均出现退行性改变，服用某些药物中毒的危险性增加。常见老年人服用高危药物有以下几种。

1. 止痛药　吲哚美辛、保泰松、哌替啶、喷他佐辛等。
2. 镇静催眠药　苯二氮类、巴比妥类、苯海拉明、甲丙氨酯等。
3. 抗抑郁药　阿米替林、多虑平、丙咪嗪等。
4. 心血管类药　地高辛、双嘧达莫、丙吡胺、甲基多巴、利血平等。
5. 胃肠解痉药　颠茄生物碱、东莨菪碱等。
6. 抗组胺药　溴苯那敏、氯苯那敏、曲吡那敏、苯海拉明、赛庚啶、溴马秦、羟嗪、异丙嗪等。
7. 降血糖药　氯磺丙脲等。

3. 按医嘱规定用药　由于部分老年人孤独地生活，缺乏关爱与护理，文化水平的差异使得他们对医嘱理解不同，患不同程度的老年痴呆，记忆力、理解力、听力、视力均减退，忘服、误服、不按规定服用药物，或因经济条件不同，承受药物费用的能力有限等导致部分病人不能按医嘱规定合理用药。因此，老年人家人或养老机构的工作人员应担负起监护老年人用药的责任，将每次所服药物分包，每日 3 次、每日 2 次或每日 1 次的药物用不同的颜色分包，并放在不同的位置，以免老年人忘服或多服。

4. 服药技巧　若老年人每次服用药物种类过多或者老年人自理能力差，可将药物从包装盒里取出，把药物的名称、药效、用量、服用时间（饭前、饭后、睡前等）为老年人做详尽的讲解，配好每次服用的药物量，并用老年人能看清楚的大字做好标志，或放置在有明显标志的药盒中，例如，有红色标志的药盒为早晨服用药物，黄色标志为午间用药，晚间用绿色标志等。将药物放在固定、易看到的位置，可通过电话追踪或闹钟提醒老年人按时服药，防止漏服或重复服药，并养成服药前、中、后检查的习惯。

5. 药品保管　应指导老年人将其正在服用的药物和常用的药物放在明显、方便可取的地方，其他备用药要另存且放置整齐（图 5-1）。定期检查药物是否过期，过期药物的疗效不仅降低，甚至对人体有害，必须丢弃。对待生活不能自理、精神障碍、长期卧床的老年人，应把药物放在老人接触不到的位置，以防误服或出现意外。

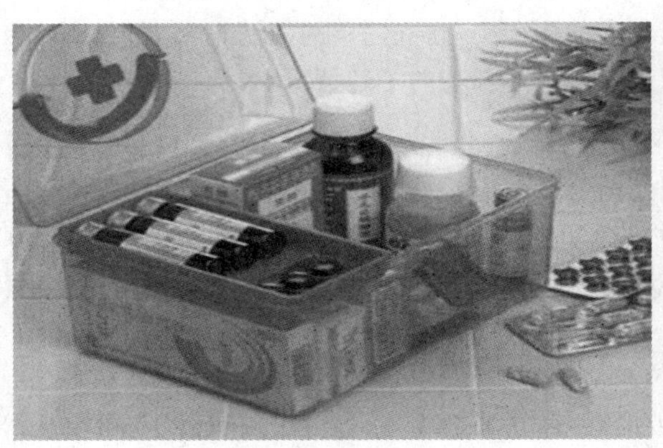

图 5-1　药物分类与保管

（三）观察和预防药物不良反应

1. 观察药物副作用　药物的副作用是指与治疗目的无关的药物作用，注意观察老年人用药后可能出现的不良反应，及时处理。对使用降压药的老年病人，要注意提醒其直立、起床时动作要缓慢，避免直立性低血压。其他如镇静药、抗抑郁药、血管扩张药、降压药和利尿药均可引起体位性低血压反应。降压药利血平可引起老年人中枢神经系统症状，如抑郁，甚至自杀，大剂量的利血平可引起震颤麻痹，含有利血平的复方制剂包括复方降压片、北京降压 0 号、降压灵等，使用时注意避免以上情况发生。青霉素由肾小管分泌排泄，由于老年人分泌功能衰退，排泄减慢，易出现中枢神经的毒性反应，可诱发癫痫及昏迷。含铁剂药物可因胃酸分泌减少致吸收量不足，疗效差，宜同服稀盐酸、维生素 C 或增加剂量。吩噻嗪类药物永久性震颤性麻痹老年人发生率较高，尽可能避免长期应用。复方降压片、北京降压 0 号、降压灵等复方制剂均含少量噻嗪类。

2. 观察药物的毒性反应　药物的毒性反应是指药物用量达到的中毒剂量出现的不良反应。常见的不良反应有以下几种。①胃肠道反应:恶心、呕吐、腹痛、腹泻、黄疸等。②中枢神经系统反应:头晕、耳鸣、听力下降等。③心血管反应:血压下降、心动过速或过缓、心律不齐等。

3. 观察变态反应 变态反应常见的症状有发热、心慌、气短、大汗、口唇麻木、荨麻疹、血管神经性水肿等,严重者可发生过敏性休克。老年人药物不良反应发生率高,护理人员应教会老年病人家属如何观察和预防药物不良反应,提高老年人的用药安全。

4. 注意观察药物矛盾反应 老年人在用药后容易出现药物矛盾反应,即用药后出现与用药治疗效果相反的特殊不良反应。例如,用硝苯地平治疗心绞痛反而加重心绞痛,甚至诱发心律失常,所以用药后要细心观察,一旦出现不良反应时宜及时停药、就诊,根据医嘱改服其他药物,保留剩药。

5. 用药从小剂量开始 服药时,剂量应准确适宜,老年人用药一般可以从剂量的 1/2 开始,然后根据疗效和不良反应进行调整,逐渐达到成人剂量的 2/3 或 3/4,最后为全部剂量。在老年人服药的同时还应考虑到老年人的个体差异,治疗过程中进行连续观察,一旦发现不良反应,应及时处理。

6. 规定用药时间和用药间隔 根据老年人的服药能力、生活习惯,给药方式应尽可能简单,当口服药物与注射药物疗效相似时,采用口服给药。但注意许多食物和药物同时服用会因彼此的相互作用而干扰药物的吸收。如含钠基或碳酸钙的制酸剂不可与牛奶或其他富含维生素 D 的食物一起服用,以免刺激胃液过度分泌或造成血钙或血磷过高。此外,如果给药间隔过长会达不到治疗效果,而频繁给药又容易引起药物中毒。因此,在安排用药时间和用药间隔时间时,既要考虑老年人的作息时间,又应保证有效的血药浓度。

7. 减少使用保健品,合理应用中药 老年人急性病需要短期药物治疗,慢性病需要长期服药,如高血压、糖尿病、冠心病等慢性病造成了老年人用药种类多的不利一面。为了减少用药,医生对一部分疾病采取非药物治疗,既能降低副作用的发生,又减轻了社会和家庭的经济负担。合格保健品的使用可预防疾病、增强体质、延缓衰老,但不主张给高龄多病的老年人服用保健品。

中药和西药可同时用于治疗疾病,但二者之间的相互作用既影响治疗效果,又导致不良反应的发生。例如:麻黄及以其为主要成分的中成药大活络丹、人参再造丸等可拮抗利血平、复方降压片、优降宁等降压药的降压作用,甚至使血压升高;麻黄与洋地黄类合用使强心苷类药物的心脏毒性增强;蟾酥与地高辛合用易致其中毒;鹿茸、甘草、胰岛素与口服降糖药合用可减弱其降血糖作用;大黄因含鞣质可与抗生素、钙剂、铁剂、强心苷等生成沉淀,影响疗效;神曲可减弱磺胺类的抗菌作用等。因此,老年慢性病人应尽可能减少用药种类,医生更了解中药和西药之间的相互作用,并正确指导老人合理用药。

(四)老年人用药心理护理

医务工作者要了解老年人,不仅要了解老年人的病情的变化、用药情况,还要善于察言观色,与老年人沟通,分析其思想动态及心理活动。结合老年人特点多关心、体贴老年人,经常与老年人交流、沟通。鼓励老年人倾诉服药的感受,若出现老年人对药物治疗有错误认识或害怕药物的副作用等情况时,应耐心对老年人做好心理疏导,解除老年人的心理障碍,以便配合用药。要关心同情老年人,协助他们以坚强的毅力、乐观情绪调动自身免疫,使其重新获得健康和快乐。

(五)老年人用药健康教育

1. 鼓励老年人首选非药物性措施 指导老年人如果能以其他方式缓解药物不良反应症状的,暂时不要用药,如失眠、便秘和疼痛等,应采用非药物性措施解决问题,将药物中毒的危险性降至最低。

2. 介绍药物知识 以老年人能够接受的方式,向其解释药物的种类、名称、用药方式、药物剂量、药物作用、不良反应和期限等,必要时以书面的方式,在药袋上用醒目的颜色标明用药的注意事项。此外,要反复强调正确服药的方法和意义。

3. 指导老年人避免盲目购买或使用广告药物或保健品 一般健康老年人不需要服用滋补药、保健药、抗衰老药和维生素等。只要注意调节好日常饮食,注意营养,科学安排生活,保持平衡的心态,就可以达到健康长寿的目的。体弱多病的老年人应在医生的指导下,辨证施治,适当服用滋补药物,防止进入盲目、不科学的预防和保健的误区。看广告和药品说明书自己用药治病对老年人极为不利。现在许多广告内容简单,很不规范,掺杂着一些虚假成分,有意提高疗效,夸大适用范围和效果,对药品毒副作用及不良反应描述的很少，甚至有意回避。还有的老年人医药卫生知识非常缺乏，仅凭亲朋好友介绍及道听途说，似懂非懂地擅自用药。更可怕的是一些未正式上市、没有经过国家食品药品监督管理总局批准的药品或过期药品通过另行包装等非法手段出售给老年人长期服用。对这些问题社会应加强监管，家人合理劝导，医务人员更应进行健康教育。

4. 指导家属用药知识 对老年人进行健康指导的同时，还要对其家属包括不能生活自理的老年人家属进行有关安全用药知识的教育，使他们学会正确协助和督促老年人用药，防止发生用药不当造成的意外。同时家属要多关心、体贴老年人，帮助老年人建立恢复健康的自信，提高老年人的自我管理能力和用药的依从性。

例如，某病人，男，72 岁，自理能力好。诊断急性咽炎，医嘱给予红霉素、扑热息痛口服药物治疗。服药期间护理措施如下。①检查药物是否过期、变质，过期药物及时处置。向病人及家属讲述红霉素的抗炎作用，扑热息痛的退热作用。②指导老年人服药时间，红霉素应在餐后两小时服用，以免引起恶心呕吐、腹痛和腹泻等胃肠道症状。③服药期间观察病情变化，关心老年人，经常与其沟通，了解老年人体温是否降到正常、咽痛是否减轻及有无不良反应。红霉素过敏反应表现为药物热、荨麻疹，偶可发生药疹；耳毒反应虽不多见，但有发生，服药数日可出现耳聋，特别是老年人和慢性肾病病人容易发生，出现听力下降等，老年人在服药期间一旦出现以上异常症状应立即停止用药并与医生沟通，必要时给予药物处理。④两种药剂量与配伍禁忌：红霉素易产生耐药性，故服药时间限于 1 周，最长不超过 10 天。不宜与酸性药物如维生素 C、阿司匹林、苯巴比妥等合用，会降低疗效。酒后用扑热息痛易引起中毒，故服药期间避免饮用含酒精饮料。⑤药品保管：应指导老年人将其正在服用的药物和常用的药物放在显眼、方便的地方，其他备用药物另外整齐存放。⑥心理护理：多关心、体贴老年人，经常与老年人交流、沟通。鼓励老年人倾诉服药的感受，若老年人出现对药物治疗有错误认识或害怕药物的副作用等情况时，应耐心对老年人做好心理疏导，解除老年人的心理障碍，以便配合用药。

5. 老年人非合理用药 老年人非合理用药的主要表现有：①根据经验决定用药：老年人，特别是有慢性病者，常喜欢根据以往的用药经验，固执己见地选择药物和用药剂量，有时甚至拒绝医护人员和药师的指导。②根据广告宣传用药：部分老年人易受广告或他人影响，不考虑自身情况盲目跟随用药。③追求新药、进口药、价格高的药：原因是错误认为新药、进口药、价格高的药治疗效果更好。④重复用药：由于不了解药物的化学成分，造成多种商品名不同、化学成分相同的药物合用。⑤面面俱到用药：认为每种药物各有作用，中药和合成药各有优点，难以取舍而造成用药种类过多。⑥迷信和过度依赖药物：主要表现在滥用抗感染药物，对解热镇痛及抗炎药的依赖性，过于迷信维生素、抗衰老药、滋补药等在强身健体、益智延年方面的作用，大量或长期使用这类药物。

针对上述情况，老年人合理用药指导应着重于以下几方面。①强调用经验替代专业知识指导用药的危险性，并通过讨论、说服来改变不合理用药的行为。②强调在治疗过程中，需要根据具体疾病、个体差异等综合因素选择药物，合适的药物就是最好的药物。③强调在使用非处方药时，应在药师的指导下，了解药物的成分，以避免重复用药。④强调五种药物原则，用药种类越多，ADR 的发生率越高。如同时使用 5 种药物 ADR 的发生率为 4.2%，超过 10 种时增加到 24.2%。⑤强调理性用药，避免在没有明确适应证的情况下随意用药，特别是预防性使用抗感染药物，应合理使用解热镇痛药及抗炎药。到目前为止，大量长期服用维生素、抗衰老药和中药滋补药，对延缓衰老的作用仍没有获得确切的科学证据，但其 ADR 造成的伤害却是显而易见的。

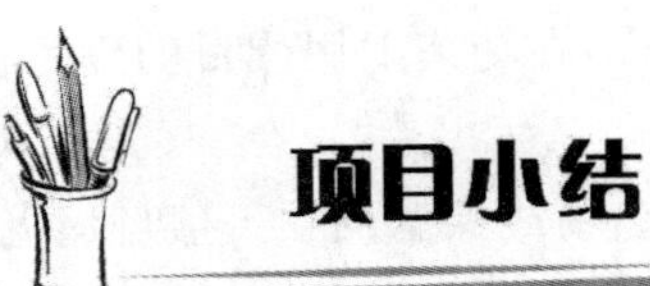

项目小结

本项目阐述了药物在老年人体内的吸收、分布、代谢（生物转化）和排泄过程及老年人药效学特点；老年人安全用药五大原则，即受益原则、五种药物原则、小剂量原则、择时原则、暂停用药原则；老年人用药注意事项及老年人安全用药的护理。

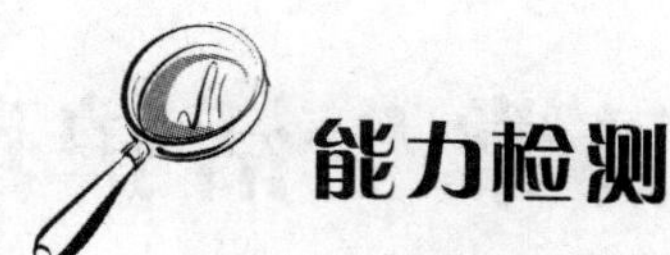

能力检测

一、选择题

1. 老年人的药物代谢特点不包括(　　)。

A. 吸收过程减慢　B. 分布容积改变影响了药物的疗效

C. 代谢能力减弱　D. 对排泄慢或易引起电解质失调的药物耐受性下降

2. 老年人的药效学特点是(　　)。

A. 多药合用耐受性明显下降　B. 对排泄慢或易引起电解质失调的药物耐受性下降

C. 对肝脏有损害的药物耐受性下降　D. 对胰岛素和葡萄糖耐受性下降

3. 老年人常见的药物不良反应是(　　)。

A. 体位性低血压　B. 耳毒性　C. 尿潴留　D. 精神症状

4. 老年人用药原则包括(　　)。

A. 五种药物原则　B. 择时原则　C. 小剂量原则　D. 受益原则

二、简答题

如何指导老年人安全用药？

(于英华)

项目六 老年人日常生活护理

学习目标

1. 掌握老年人日常生活常见问题的影响因素。
2. 熟悉老年人日常护理常见问题，采取有效护理措施改善老年人生活质量。

任务一　老年人皮肤护理与衣着卫生

皮肤是人体最大的器官，有着其特殊的生理功能，如保护、感觉、调节体温、分泌和排泄、吸收、代谢免疫等。经过几十年的外界刺激，老年人的皮肤逐渐老化，生理功能和抵抗力降低，皮肤疾病逐渐增多。皮肤老化和皮肤病给老年人的日常生活带来烦恼。因此，做好皮肤护理，保持皮肤清洁、讲究衣着卫生舒适，增强老年人皮肤抵抗力，是日常生活护理必不可少的内容，对长期卧床的老年人更具有特殊意义。

一、老年人皮肤清洁

(一)老年人皮肤特点

人到老年，皮肤逐渐老化，尤其是位于暴露部位的头、面、颈及四肢，皮肤松弛、变薄，出现皱纹，下眼睑出现眼袋，皮肤变得干燥、多屑和粗糙，头发稀疏、脱落，皮肤附属器皮脂腺萎缩，功能减弱，皮肤触觉、痛觉、温度觉等浅感觉功能也减弱，皮肤表面的反应性减低，对不良刺激的防御能力减弱，免疫系统的损害也伴随老化而来，导致皮肤抵抗力全面降低。

(二)老年人皮肤护理要点

根据老年人皮肤的特点，通常护理要点包括以下几种。①协助老年人保持皮肤卫生，尤其是皱褶部位，如腋下、肛门、外阴和乳房下等皮肤，经常用温水洗净且保持干燥。②协助老年人保持头发的清洁卫生，定期洗头。皮脂分泌较多者可用温水及中性皂液洗头；头发干燥或头屑较多者则清洁次数不宜过多，可用多脂皂清洗，待发干后可涂以少许湿润油。③避免碱性肥皂的刺激，保持皮肤酸碱度即 pH 值在 5.5 左右。④需使用药效化妆品者，首先应观察老年人皮肤能否耐受，是否过敏。要以不产生过敏反应为前提，其次再考虑其治疗效果。对于敏感的皮肤，要慎用含香料的化妆品。⑤避免让老年人生活在高温或寒冷环境。夏季注意防暑，冬天注意保暖。由于老年人在高温环境下耐受温度上升的能力较差，故 60 岁以上老年人易中暑，发生热射病。冬天老年人最适宜的温度为 24～27 ℃。⑥老年人贴身的衣服要柔软，以本色全棉为宜。

二、老年人皮肤瘙痒症的护理

临床上将只有皮肤瘙痒而无原发性皮肤损害称为瘙痒症。皮肤瘙痒症是临床上常见症状之一，可分全身性和局限性两种，前者多见于老年人，躯干部位最痒，局限性皮肤瘙痒症发生于身体的某一部位，常见的有肛门瘙痒症、阴囊瘙痒症、外阴瘙痒症、头部瘙痒症等。

老年人体内组织细胞中的水分逐渐减少，出现了慢性生理性失水，引起皮肤干燥、皱纹增多。皮肤易受周围环境冷热变化的刺激而诱发瘙痒。大腿发痒最先出现，逐渐蔓延到小腿，甚至全身。老年人皮肤瘙痒症还与生活习惯有关。老年人因皮肤感觉减退，表现为有老年人喜欢用温度较高的热水洗澡，而且洗澡的次数过于频繁，再加上使用碱性大的肥皂，使本来就干燥的皮肤失去了皮脂的滋润，继而引发皮肤瘙痒。

老年人皮肤瘙痒症在冬季由于寒冷而易诱发，以晚间为重，常在脱衣服睡觉时感觉大腿股骨前内侧、小腿等部位剧烈瘙痒，且越抓越痒，直至局部出血为止，然后全身各处皆有瘙痒的感觉，但不是全身同时发痒，往往由一处转移到另一处。瘙痒的程度不尽相同，部分病人瘙痒可忍受，部分病人感全身奇痒，采用刷子刷皮肤或用热水洗烫，直至皮肤出血伴有疼痛时痒感才暂时减轻，病人可因发痒而失眠，由于剧烈瘙痒不断挠抓，瘙痒部位皮肤出现抓痕或血痂，有时有湿疹样、苔藓样改变或色素沉着，可感染而发生疖肿或毛囊炎。

对老年人皮肤瘙痒症的护理，应注意以下事项。①洗澡卫生：老年人洗澡次数不宜过于频繁，夏天每天一次，冬天 3～4 日一次；洗澡水温以 35～40 ℃为宜；洗澡时间不宜过长，以 15～20 min 最好；洗澡时不宜用碱性的肥皂，因为这种肥皂去脂效力太大，会增加皮肤干燥度，故宜用中性肥皂或不用肥皂。②护肤：老年人油脂分泌少，皮肤干燥，故需要经常擦些护肤用品，如护肤膏、护肤霜、护肤油等，使皮肤保持一定的湿度和滋润度，有利于防止皮肤瘙痒。③合理饮食：老年人平日营养要充分，膳食调配要适当，饮食宜清淡，不要吃得太咸、太腻，少吃或不吃辛辣等刺激性食物，多吃新鲜的黄绿色及高纤维蔬菜，保持大便通畅。禁饮酒，少饮或不饮浓茶和浓咖啡。④规律生活：皮肤瘙痒症可因生活规律紊乱、睡眠不佳、疲劳、不良情绪时加重，故老年人必须注意保持规律生活，劳逸适度。

三、老年人衣着卫生

由于老年人皮肤的特点，关于衣着与健康的关系越来越受到老年护理工作者的关注。对于老年人的服装设计，除考虑美观外，实用则更为重要。服装的实用，最主要指有利于人体的健康。

各种织物的通气性、透湿性、吸水性、保暖性等性能不一样。衣服款式，如衣襟位置、袖子的形状、大小等，如何适合美观很有讲究，内衣和外衣、上装或下装等的配合协调，不仅外观要庄重、大方还要考虑舒适问题。

有些衣料如毛织品、化纤织品，穿起来轻松、柔软、舒适，因此常受到老年人的喜爱。然而，这些面料对皮肤有一定的刺激性，如果用来制作贴身的内衣，就有可能引起皮肤瘙痒、疼痛、红肿或起水疱。尤其是化纤织物，其原料是从煤、石油、天然气等高分子化合物或含氮化合物中提取出来的，其中有些成分很可能成为过敏源，一旦接触皮肤，很容易引起过敏性皮炎。这类织物带有静电，容易吸附空气中的灰尘，引起支气管哮喘。纯棉织品的透气性和吸湿性优于化纤织品，因此，在选衣料时要慎重考虑，例如，内衣以棉织品为好，外套可选用毛料、化纤织品等。

对老年人衣着的选择，应注意以下事项：①在尊重老年人习惯的基础上，注意衣服的款式要适合老年人；②选择质地优良的衣料，一般选择柔软、有吸水性、不刺激皮肤、可调节体温、耐洗的布料，以棉制品作为首选；③衣服款式要符合容易穿脱、不妨碍活动、宽松、便于变换体位的特点；④衣着色彩要柔和且不变色；⑤注意衣着的安全性与舒适性，衣服大小要适中，过小影响血液循环，过大过长又容易使老年人行动不便。

任务二　老年人营养与饮食护理

一、老年人的营养需求

（一）老年人所需营养要素

1. 热量　人体生命活动的维持需要热量。老年人活动量逐渐减少，脂肪组织增加，肌肉萎缩，脏器机能减退，能量消耗降低，热量的摄入应随年龄的增长而逐渐减少。一般 60 岁以后其热能较青年时期减少 20%，70 岁以后减少 30%，我国推荐的老年人每日热能供给量标准如表 6-1 所示。

表 6-1　我国推荐的老年人每日热能供给量标准

性别	60 岁～			70 岁～		80 岁～
	极轻劳动	轻劳动	中劳动	极轻劳动	轻劳动	极轻劳动
男	8380 kcal	9218 kcal	10475 kcal	7542 kcal	8380 kcal	6704 kcal
女	7123 kcal	7961 kcal	8799 kcal	6704 kcal	7542 kcal	5866 kcal

热能的摄入量以维持机体在标准体重计算需要摄入的食物热能为标准，以免肥胖或消瘦。老年人的标准体重可按以下公式计算：老年人标准体重(kg)＝身高(cm)－105。提供热能的营养素包括糖类、蛋白质和脂肪。根据我国的膳食结构和习惯，每日糖类提供的热能占总热能的 60%～70%，蛋白质提供的热能占总热能的 10%～15%，脂肪提供的热能占总热能的 20%～25%。

2. 蛋白质　蛋白质是构成人体组织细胞、血红蛋白、激素、酶类和抗体等的重要成分，是老年人所需的最基本的营养素之一。由于老年人体内代谢过程以分解代谢为主，蛋白质的合成能力差，加上老年人对蛋白质的吸收、利用率低，所以老人低蛋白血症发生率较高，易出现负氮平衡。因此，老年人需要摄入富含优质蛋白质的饮食，每日摄入蛋白量以 1～1.2 g/kg 为宜。老年人肝肾机能下降，过多的蛋白质会增加肝肾的负担，应注意选择机体利用率高的优质蛋白质，如奶、蛋、鱼、瘦肉等，大豆及其制品对动脉硬化有保护作用，还可降低胆固醇，可较多食用。

3. 脂肪　由于老年人胆汁酸减少，酯酶活性降低，对脂肪的消化机能下降，老年人体内的脂肪组织逐渐增加，可引起肥胖、高脂血症、动脉硬化及冠心病等。因此，老年人脂肪的摄入不宜过多，应选择一些含不饱和脂肪酸多的油脂，如豆油、花生油等植物性油脂，不宜多食动物性脂肪，如猪油、奶油等，并应限制摄入如脑、肝、肾、蛋黄及鱼子等含胆固醇高的食物。

4. 糖类　糖类易于消化吸收，是人体最主要的热量来源，但在吸收过程中部分转化为甘油三酯，容易导致高脂血症和冠心病，加上老年人胰岛素对血糖调节能力减弱，引起血糖升高而导致糖尿病，因此，老年人应减少糖类的摄入，应限制在总热量的 55%～65%，以摄入果糖较为适宜，因为果糖易于吸收，且能较迅速地转化为氨基酸而较少转化为脂肪。有些老年人为了防治肥胖和高脂血症，往往重视限制脂肪的摄入而忽视了糖类的摄入，结果加重肥胖，甚至引起糖尿病。

5. 膳食纤维　膳食纤维不易被人体吸收分解，但可促进肠道蠕动，能防治老年性便秘，降低血脂、血糖，预防动脉硬化、冠心病等，并有预防胆石症和肠癌的功效，是膳食中不可缺少的成分。因此，老年人应注意摄入足够的膳食纤维，如薯类、谷类、玉米、豆类、蔬菜、水果等。老年人每天以摄入 30 g 膳食纤维为宜。

6. 维生素　维生素作为机体某些辅酶的主要成分，在维持身体健康、促进生长发育、调节生理机能和推迟衰老过程中起着极其重要的作用。老年人由于进食减少，容易出现维生素摄入不足，加上许多老年病导致继发性维生素缺乏，因此，老年人每天必须有足够的维生素供给，才能满足机体代谢的需要，促进机体代谢平衡，增强抗病能力。我国推荐的老年人每日维生素供给量标准如表 6-2 所示。

表 6-2　我国推荐的老年人每日维生素供给量标准

维生素种类	60 岁～			70 岁～		80 岁～
	极轻劳动	轻劳动	中劳动	极轻劳动	轻劳动	极轻劳动
视黄醇当量/μg	800	800	800	800	800	800
维生素 D/μg	10	10	10	10	10	10
维生素 E/μg	12	12	12	12	12	12
维生素 B_1/ng	1.2	1.2	1.3	1.0	1.2	1.0
维生素 B_2/ng	1.2	1.2	1.3	1.0	1.2	1.0
烟酸/ng	12	12	13	10	12	10
维生素 C/ng	60	60	60	60	60	60

(1)维生素 A　能维护上皮组织完整,增强抗病能力。老年人应适当多进食富含维生素 A 的食物,如胡萝卜、绿色蔬菜、牛奶、动物肉和鸡蛋等。

(2)B 族维生素　缺乏维生素 B_1 可引起脚气病;缺乏维生素 B_2 可引起口角炎、皮脂溢出性皮炎;维生素 B_6 能降低血脂,防止动脉硬化和神经炎。它们存在于酵母、糙米、肉、蛋、花生等食物中。

(3)维生素 C　维生素 C 能增强机体免疫力和维持毛细血管的完整性,促进铁吸收和解毒等机能,具有治疗贫血、防治感冒及一定的抗癌作用。维生素 C 存在于新鲜蔬菜和水果中,如绿叶蔬菜、西红柿、柑橘、鲜枣、猕猴桃等。

(4)维生素 D　缺乏维生素 D 可引起骨质疏松症,易发生骨折。老年人除多进行户外活动增加阳光照射外,还应多食用牛奶、蛋、肝等食品。

(5)维生素 E　维生素 E 具有抗衰老和维持人体生殖机能的作用,对促进毛细血管增生、改善微循环、抑制血栓形成、防治动脉硬化和心血管疾病有一定作用。豆类和植物油、绿色蔬菜中维生素 E 含量丰富。

7. 无机盐和微量元素

(1)无机盐　缺钙可致骨质疏松,缺铁可引起贫血,缺镁易引起心肌损害,缺钾可致肌无力、心律失常、低血压及诱发洋地黄中毒等,应注意从食物中摄取补充。食盐摄入过多,长期血钠过高可使机体水钠潴留产生水肿,也易诱发高血压、冠心病,故老年人应限制食盐的摄入量。

(2)微量元素　微量元素与人的代谢、生育、疾病及衰老有关。锌有抗氧化、抗衰老的作用,缺锌乏可出现食欲不振、味觉异常、溃疡难愈合及易患食管癌等情况;硒具抗氧化作用,可减少心肌和血管的损害,长期缺硒易患癌症和心脏病;铬、锰缺乏可引起脂类和糖代谢紊乱,并导致胆固醇升高和动脉硬化,易发冠心病。但微量元素补充过量可出现不良反应甚至引起中毒,应加以注意。我国推荐的老年人每日无机盐及微量元素供给量标准详见表 6-3。

表 6-3　我国推荐的老年人每日无机盐和微量元素供给量标准

种类	60 岁～			70 岁～		80 岁～
	极轻劳动	轻劳动	中劳动	极轻劳动	轻劳动	极轻劳动
钙/μg	800	800	800	800	500	500
铁/μg	12	12	12	12	12	12
锌/μg	15	15	15	15	15	15
硒/μg	50	50	50	50	50	50
碘/μg	150	150	150	150	150	150

8. 水　水具有维持血液循环、调节体温、参与物质代谢和排泄废物等重要作用。老年人体内水分减少,每日保持饮水量在 2000 mL 左右,以补足水分,但也不宜过度饮水,以防心、肾负荷过重。

(二)老年人的平衡膳食

老年人的合理营养,除了要通过食物调配提供满足机体的热能和各种营养素外,还要有合理的膳食制度和合理的烹调方法,三者兼顾才能达到合理营养的目的。平衡膳食是合理营养的核心,又称为合理膳食,即根据用膳者对热能与营养素的需要而提供各种比例适中、配合恰当的营养素。

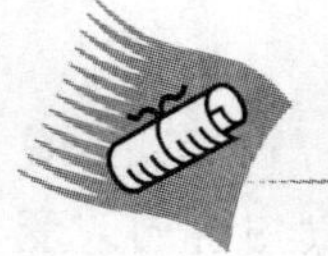

知识链接

中国营养学会制定的老年人的饮食调配

食物要多样,饥饿要适当,油脂要适量,粗细要搭配,
食盐要限量,甜食要少吃,饮酒要节制,三餐要合理。

二、老年人营养摄入影响因素

1. 生理因素 老年人味觉功能下降，特别是苦味和咸味功能显著丧失，同时多伴有嗅觉功能低下，不易感受到饮食的香味，所以老年人嗜好味道重的菜肴；多数老年人握力下降，同时由于关节病变和脑血管障碍等引起关节挛缩、变形，以及肢体的麻痹、震颤而加重老年人自行进食的困难；牙齿欠缺及咀嚼肌群的肌力低下影响了老年人的咀嚼功能，严重限制了其饮食摄取量；老年人吞咽反射能力下降，进食过程中易发生吸入性肺炎或窒息性死亡；对食物的消化吸收功能下降，导致老年人所摄取的食物不能有效地被机体利用，特别是摄取大量的蛋白质和脂肪时，容易引起腹泻；老年人易发生便秘，而便秘又可引起腹部饱胀感、食欲不振等，对其饮食摄取造成影响。

除此之外，疾病也是影响食物消化吸收的重要因素，特别是患有消化性溃疡、癌症、动脉硬化、高血压、心脏疾病、肾脏疾病、糖尿病和骨质疏松等疾病的老年人，控制疾病的发展，防止疾病恶化可有效改善其营养状况。

2. 心理因素 饮食摄入异常多见于以下老年人：厌世或孤独者，入住养老院或医院而感到不适应者，精神状态异常者等；排泄功能异常而又不能自理的老年人，有的怕给照顾者带来麻烦，往往自己控制饮食的摄入量；对于痴呆老年人，如果照顾者不控制其进食量将会导致过食，有时痴呆的老年人还会出现吃石子、钉子，甚至自己的粪便等异常的饮食现象。

3. 社会因素 老年人的社会地位、经济实力、生活环境及价值观等对其饮食影响很大。生活困难导致可选择的饮食种类、数量减少；而营养学知识的欠缺可引起偏食或反复食用同一种食物，导致营养失衡；独居老人或者高龄者，即使没有经济方面的困难，在食物的采购或烹饪上也可能会出现问题；价值观对饮食的影响也同样重要，人们对饮食的观念及要求有着许多不同之处，有“不劳动者不得食”信念的老年人，由于自己丧失了劳动能力，在饮食上极度地限制着自己的需求而影响健康。

三、老年人的饮食原则

老年人饮食应讲究膳食结构科学、营养素均衡、食量合理分配、烹调合理、注意个体差异的原则，充分满足老年人的营养需要，同时应有利于促进健康和延缓衰老。

（一）膳食结构科学

根据老年人的营养代谢特点和营养的需要，其膳食结构大致如下。①主食以米、面、薯类为主，摄入量为 300 g/d 左右；食糖（包括蜂蜜）＜25 g/d。②蛋白质食物，以动物蛋白为主，如瘦肉（畜、禽肉）75 g/d，鱼类（鱼、虾、贝）75 g/d，两者交替食用。其他蛋类 50 g/d、鲜奶 225 g/d、豆制品 100 g/d。③脂肪类食物，植物油＜25 g/d。④维生素及食物纤维类食物，蔬菜 250～300 g/d、水果 100～150 g/d。⑤食盐（包括酱油和腌制盐）＜8 g/d。上述建议的膳食结构，其营养基本满足老年人的每日需要量，可根据不同的年龄、性别和劳动强度适当增减。

（二）营养素均衡

在保证适当的糖类、蛋白质、脂肪三大营养素的同时，应注意水分的适量摄入、各类维生素的供给和食物纤维素的保证。不吃烟熏、烧焦、腌制、发霉或过烫的食物，以预防消化道疾病，如食管癌、胃癌等；适当补充含纤维素多的食物，预防便秘、结肠癌等疾病。

（三）食量合理分配

老年人保持理想的体重很重要，故应适当限制热量的摄入。食量分配，提倡“早晨吃好，中午吃饱，晚上吃少”的原则。根据老年人的生理特点，少吃多餐较为适宜，避免暴饮暴食或过度饥饿，膳食内容的改变也不宜过快，要照顾到个人口味。由于老年人肝脏中储存肝糖原的能力变差，对低血糖的耐受能力不强，容易饥饿，所以在两餐之间适当增加点心是必要的。因为夜间的热能消耗较少，如果多吃富含热能而又较难消化的蛋白质和脂肪会影响睡眠。晚餐可吃些蔬菜和含糖类较多而又易于消化的食物。

（四）烹调合理

老年人由于牙齿松动和脱落导致咀嚼能力减退，消化能力下降，在食物的配料上应采用既适合老年人咀嚼又便于消化、吸收的食物，因此食物加工应细、软、松，烹调宜采取烩、蒸、煮、炖、煨等方式，同时应注意色、香、味，既易消化又促进食欲。食物的温度要适宜于老年人，老年人消化道对食物的温度较为敏感，饮食宜温偏热，两餐之间或入睡前可加用热饮料，以解除疲劳。

（五）注意个体差异

尽管同为老年人，但由于饮食习惯、劳动强度、遗传因素、患病状况、宗教及个人健康等多方面影响，使老年人在饮食习惯上存在个体差异。在饮食种类选择上既要满足个人的嗜好和习惯，又要符合老年人活动消耗，还要更多地考虑饮食是否有利于身体的健康。

四、老年人饮食护理

（一）烹饪时的护理

1. 咀嚼、消化吸收机能低下者　蔬菜要切细，肉类最好制成肉末，烹制方法可采用煮或炖，尽量使食物变软而易于消化。但由于易咀嚼的食物对肠道的刺激作用减少，往往很容易引起便秘，因此应多选用富含纤维素的蔬菜类，如绿叶蔬菜、根茎类食物等烹制后食用。

2. 吞咽功能低下者　老年人吞咽功能减退，进食时易发生呛食或噎食。对吞咽功能障碍的老年人更应该引起注意，进食液体类食物，如酸奶、汤面等时应防止噎食，因此，老年人进食应选择黏稠度较高的食物，同时要根据老年人的身体状态合理调节饮食种类。

3. 味觉、嗅觉等感觉功能低下者　饮食的色、香、味能够刺激感官、增加食欲，因此味觉、嗅觉等感觉功能低下的老年人偏重味道重的饮食，特别是盐和糖，而盐和糖食用过多对健康不利，使用时应格外注意。有时老年人进餐时会感觉食物味道太淡而没有胃口，烹调时则可用醋、姜、蒜等调料来增进食欲。

（二）进餐时的护理

1. 一般护理　进餐时，室内空气要新鲜，必要时应通风换气，排除异味；老年人单独进餐食欲不佳时，协助其与其他老年人一起进餐则可增加进食量；鼓励老年人自行进食，对卧床的老年人要根据其病情采取相应的措施，如帮助其坐在床上并使用特制的餐具（如床上餐桌等）进餐；在老年人不能自行进餐，或因自己单独进餐而摄取量少并有疲劳感时，照顾者可协助喂饭，并注意尊重其生活习惯，掌握适当的速度与其配合。

2. 上肢功能障碍者　老年人患有麻痹、挛缩、变形、肌力低下、震颤等上肢障碍时，摄入食物困难，但是有些老年人还是愿意自行进餐，此时，可以自制或提供各种特殊的餐具。例如：国外有老年人专用的叉、勺出售，其柄很粗以便于握持，亦可将普通勺把用纱布或布条缠上即可；有些老年人的口张不大，可选用婴儿用的小勺加以改造；使用筷子的精细动作对大脑是一种良性刺激，因此应尽量维持老年人的这种能力，可用弹性绳子将两根筷子连在一起以防脱落。

3. 视力障碍者　对于视力障碍的老年人，做好单独进餐的护理非常重要。照顾者首先要向老年人说明餐桌上食物的种类和位置，并帮助其用手触摸以便确认。注意保证老年人安全，热汤、茶水等易引起烫伤的食物要提醒注意，鱼刺等要剔除干净。视力障碍的老年人可能因看不清食物而引起食欲减退，因此，食物的味道和香味更加重要，或者让老年人与家属或其他老人一起进餐，制造良好的进餐气氛以增进食欲。

4. 吞咽功能低下者　由于存在会厌反应功能低下、会厌关闭不全或声门闭锁不全等情况，吞咽功能低下的老年人很容易将食物误咽入气管。尤其是卧床老年人，其舌控制食物的能力减弱，更易引起呛食，因此进餐时老年人的体位非常重要。一般采取坐位或半坐位比较安全，偏瘫的老年人可采取侧卧位，最好是卧于健侧。进食过程中应有照顾者在旁观察，以防发生事故。同时随着年龄的增加，老年人的唾液分泌也相对减少，口腔黏膜的润滑作用减弱，因此，进餐前应先喝水湿润口腔，对于脑血管障碍及神经失调的老年人更应如此。

若老年人不能或不宜经口进食者，可通过鼻饲、肠道高营养及全肠道外营养等方法，为老年人供给营养和水分。

任务三　老年人排泄护理

一、老年人排泄特点

老年人由于消化功能日益减退，各种消化液分泌减少，胃肠蠕动减慢，常出现便秘。便秘是指排便次数减少，一周内排便次数少于 3 次，且失去规律性，大便干硬导致排便困难，每次排便时间较长，可长达 30 min以上。老年人由于肛门内括约肌、外括约肌的张力下降，容易出现大便失禁。大便失禁即排便不受意识控制，导致大便不自主排出。

老年人肾单位数目减少，肾小管的浓缩与稀释功能减退，膀胱容量减少，尿液稀释及夜间排尿次数增加。老年人往往因前列腺增生肥大、膀胱颈括约肌老化松弛或泌尿系统炎症而多发充盈性尿失禁、压力性尿失禁和紧迫性尿失禁。男性老年人因睾丸萎缩导致性激素分泌紊乱，出现前列腺增生，可引起尿路梗阻，使排尿困难。

二、老年人如厕护理

（一）便秘护理

（1）多摄入富含纤维素的蔬菜、水果和具有润肠作用的食物，如芹菜、韭菜、香葱、海带、南瓜、苹果、香蕉、蜂蜜等。

（2）每日适当活动，也可进行自我腹部按摩，自右向左反复按摩，促进肠蠕动。

（3）养成清晨空腹饮一杯白水或蜂蜜水的习惯。

（4）养成良好的排便习惯，坚持每天定时排便 1～2 次，无便也去排便，以便形成定时排便习惯。鼓励老年人有便意时一定排便，避免控制排便而造成便秘或肠内形成粪石。

（5）必要时使用开塞露，或遵医嘱使用一些缓泻药物，如口服酚酞片、番泻叶开水冲服等。

（二）便失禁护理

（1）选择营养丰富、易消化、易吸收、少渣、少油的食物。

（2）及时治疗原发疾病，如神经系统疾病、肛管直肠疾病、外伤等；大便嵌塞所致便失禁者先治疗便秘。

（3）感染性腹泻时暂禁食，注意补水。

（4）保持皮肤清洁、干燥，使用柔软的一次性成人护理垫，污染后及时更换，并清洗局部皮肤。

（三）夜尿护理要点

（1）坚持每日饮水 1200～1500 mL 或维持尿量每日在 900 mL 以上，保持大小便通畅，预防泌尿系统感染和结石形成。

（2）晚餐后少饮水，睡前排尿。老年人晚餐后，不要饮用咖啡、浓茶，入睡前尽量少饮或不饮水，少食或不食含水分多的水果；睡前尽量排空膀胱。

（3）卧室设有夜间照明设施，便于如厕。老年人卧室及通道要安装夜灯，床边应有电灯开关或备有手电筒；若卧室内没有卫生间，可在床边配备便器以方便老年人使用，尤其是高龄、运动障碍或夜尿多者。

（四）尿失禁的护理

（1）适当参加各种锻炼活动　根据老年人身体许可状况，可坚持每日做仰卧起坐锻炼，以增加腹肌和盆腔肌肉的弹性，以利于排尿。

（2）及时排尿　老年人在外出旅行或参加活动时，应注意及时排尿，不憋尿。

（3）适量饮水　老年人一方面应保证每日饮水充足，不应因恐惧尿失禁而减少饮水量；另一方面，在排尿不方便时（如夜间睡觉前），应适量控制饮水。

（4）积极治疗泌尿系统炎症　老年人发生泌尿系统炎症时，应积极、及时治疗，避免因炎症引起的紧迫性尿失禁。

(5)保持皮肤清洁　老年人发生尿失禁后，应及时更换衣服，清洁会阴部皮肤；家庭成员注意关心、体恤、安慰老年人，尽量减少老年人的窘迫感。

任务四　老年人休息与睡眠护理

老年人生理机能处于衰退状态，又常患有心血管等方面的疾病，因此很容易产生疲劳，体力的恢复也较慢，因疲劳而发生意外损害的机会也明显增加。因此，老年人应保持适当的休息。休息是更好活动的前提，活动又可促进身体及大脑的放松和休息。老年人需要较充足的时间休息，同时要注意休息的质量，许多老年人认为坐着或躺着就是休息，这种休息并没有达到休息的目的，反而会加重疲劳感，合理的休息应穿插于整天的活动中。

(一)休息

老年人的休息方式有多种，如睡眠，闭目静坐或静卧片刻，与朋友或家人聊天，变换活动方式，脑力劳动后进行一些文体活动或散步等。睡眠是休息的深度状态，也是休息和消除疲劳的重要方式。老年人休息改变体位时，要注意预防直立性低血压或跌倒等意外的发生，如坚持起床的三个半分钟：醒后不要马上起床，床上躺半分钟，坐半分钟，双腿垂在床沿半分钟。变换活动方式也是休息，如久坐变换成卧床休息或站立活动。老年人伏案工作、坐着看书学习、看电视等时间不宜过长，一般不超过 4 h，并在其过程中需要不时变换体位，或卧床休息或站立活动片刻，或举目远眺或闭目养神。看电视不应过近，避免光线刺激引起眼睛疲劳，看电视的角度也要合适，不宜过偏或过高，亮度不宜过强或过暗。对于患心脑血管疾病或患高血压病的老年人，不宜观看过于惊险、悲伤等刺激性强的影片。总之，良好的休息可以改善老年人的精神状态和提高生活质量。

(二)睡眠

1. 睡眠的生理　睡眠是维持生命活动所必需的生理现象之一，它与觉醒呈周期性地交替出现。睡眠能保护大脑皮质细胞，使其免于疲劳和衰竭，同时又是精神和体力得到恢复的最好方法。睡眠时，感觉、意识逐渐减退，骨骼肌的反射运动和肌紧张减弱，除循环和呼吸等系统维持生命必需的活动外，体内各组织器官均处于相对静息状态，机体的代谢活动率降到最低点，全身能量消耗减少。

2. 老年人的睡眠特点　人们每天需要睡眠的时间，随年龄、性格、个体的健康状况、劳动强度、营养条件、工作环境的不同而有所差异，并随着年龄的增长而逐渐减少。老年人因新陈代谢率降低，体力活动减少，所需睡眠时间也随之减少，特别是连续性睡眠的时间缩短。他们在白天休息时易进入浅睡眠状态，由于睡眠质量不佳，不能有效地消除疲劳、恢复体力。老年人每天至少应保证 8 h 的睡眠时间，中午还应有 1 h左右的午睡。老年人因为睡眠周期的改变、疾病疼痛、环境变化等诸多因素，睡眠质量多数不良，如失眠、入睡困难、早醒等。

3. 影响老年人睡眠的因素

(1)睡眠习惯　老年人的睡眠有其共性，也有其个性，为了保证老年人白天的正常活动和社交，使其生活符合人体生物钟节律，提倡早睡早起、午睡的习惯。对于已经养成的特殊睡眠习惯，不能强迫立即纠正，需要多解释并给予诱导，使其睡眠时间尽量正常化。有些高龄老年人昼夜颠倒，有时连续睡眠几天，有时几天都不能入睡，对于这些老年人要给予特殊的照顾，逐渐调整其睡眠规律。

(2)环境　老年人夜尿多，夜间起床易失去方向感。故应注意老年人房间的合理布局，房间内最好有卫生间，共用卫生间的过道上不宜放置障碍物，地面最好有胶毯，避免滑倒。夜间卫生间最好打开照明灯。对于起床困难的老年人，可练习床上排尿，床边备有便器。老年人依个人喜好选择高低和软硬合适的床，必要时安置防护床挡，以防坠床。

(3)情绪　情绪对老年人的睡眠影响很大，由于老年人思维专一而固执，遇到问题会反复考虑，直到问题解决，如果百思不得其解，将直接影响睡眠。睡眠还与老年人的性格有关，开朗的老年人遇到问题，常主动解决或求助于他人；而内向型的老年人遇到问题，常自己单独思考，有心事也不愿讲出来，这类老年人睡眠比较差。所以调整老年人睡眠，首先要调整情绪，如有事情不宜晚间告诉老年人，以免影响睡眠。

(4)药物　老年人因入睡困难长期服用镇静、催眠药，药物虽然可以帮助其睡眠，但也有某些副作用，如抑制机体功能、降低血压、影响胃肠蠕动和意识活动，还有些老年人产生对安眠药的依赖性等。

4. 促进睡眠的一般措施

(1)保持生活规律　老年人按时作息养成良好的生活习惯，就寝时便可条件反射地自然进入睡眠状态。

(2)劳逸结合　老年人白天适当进行体力活动或于睡前活动半小时可帮助睡眠。

(3)保持睡眠前情绪安定　睡前避免看刺激性的电影、电视、书或报纸等，使思想平静，以利于睡眠。

(4)适宜的睡眠环境　睡眠环境应安静、空气新鲜，温度及湿度适宜，光线适合。

(5)合理的饮食时间　老年人每日摄取食物的时间应合理，晚餐时间最少在睡前 2 h，晚餐清淡少量，以避免消化器官负担过重，既影响消化，又影响睡眠。

(6)睡前温水洗脚　一方面可促进全身的血液循环，使足部血管缓慢扩张，血流增加，从而减少供给头部的血流，使大脑皮层的兴奋性降低，便于抑制过程的扩散，起到催眠作用；另一方面可以保持脚部皮肤的清洁卫生，减少脚病发生，减轻下肢水肿，使全身感到舒适，睡得安稳。

(7)正确的睡眠姿势　睡眠的姿势应以自然、舒适、放松、不影响睡眠为原则。良好的睡眠姿势应取右侧卧位，上、下肢呈半屈曲状。这样不仅可使机体大部分肌肉处于松弛状态，而且有利于心脏排血并减轻负担和促进胃的排空。但是睡眠后，体位常不自主地变换，对避免身体某些组织过度受压而影响血液供应是有益的。

(8)舒适的睡眠用品　选择高度合适的床，睡床应软硬适中，如在木板床上面铺柔软并有适当厚度的褥子或床垫等。睡床应能保持脊柱的生理正常状态。选择适宜高度的枕头，高度稍低于从肩膀到同侧颈部的距离，一般以 8～15 cm 为宜。枕头过低，头部会向下垂，使颈部肌肉紧张；枕头过高，也会使颈部与躯干产生一定角度，既影响睡眠，又易使颈部肌肉劳损。枕头软硬度要适中，过硬易引起头皮麻木，过软难以保证枕头与身体的平衡，影响睡眠。枕芯以木棉、棉花为好。选择舒适、清洁、轻软的床单和被褥，可减少或避免对皮肤的刺激，有助于促进睡眠。

任务五　老年人活动指导

人体的活动与组织细胞的新陈代谢、生理生化反应等密切相关。活动可以使个体从生理、心理及社会各方面获得益处，保持活动与活力是人类健康长寿的关键。活动能力是老年人日常生活的基础，直接影响其生活空间和心理空间的扩展，影响到老年人的生活质量。因此，了解影响老年人活动的因素，评估老年人的活动能力，选择适合老年人的活动方式，协助老年人活动的自立是日常生活护理的重要内容。

一、老年人活动的重要性

活动可促进人体的新陈代谢，改善和增强机体的功能，从而延缓衰老。据报道，凡是健康长寿的老年人，大多数有经常坚持活动或锻炼的习惯。活动对机体的重要性体现在以下几个方面。

1. 神经系统方面　活动可增加脑血流量，有利于脑组织代谢，使神经细胞经常受到刺激和兴奋，减慢退化和萎缩的进程，使人反应敏捷，动作准确、迅速，不易疲劳。尤其是对脑力工作者，活动可以促进智能的发挥，有助于休息和睡眠，同时解除大脑疲劳。

2. 心血管系统方面　活动可促进血液循环，使血流速度加快，心搏输出量增加，心肌收缩能力增强，改善心肌缺氧状况，促进冠状动脉侧支循环，血管弹性增加。另外，运动还可使血中胆固醇、低密度脂蛋白、甘油三酯降低，高密度脂蛋白增高，防止高血脂、动脉粥样硬化和高血压发生。因此活动可预防和延缓老年心血管疾病的发生和发展。

3. 呼吸系统方面　老年人肺活量减少，呼吸功能减退，易患肺部疾病。运动能改善呼吸功能，使呼吸肌强壮有力，胸廓充分地扩展，肺活量增加，呼吸加深，促进肺通气量增加，提高换气效率。由于呼吸深匀，使能量储备及氧的利用增加，血氧含量增加，保证脏器和组织的需氧量。另外，活动可使呼吸加深、加快，改善肺组织的收缩与膨胀，延缓老年人肺组织纤维化。

4. 消化系统方面 活动可促进胃肠蠕动和消化液分泌，有利于食物的消化和吸收，促进机体新陈代谢，改善肝肾功能，减少体内脂肪的堆积，维持血糖的稳定，保持合适的体重。

5. 肌肉骨骼系统方面 活动可使老年人骨质密度增加，坚韧性及弹性增大，延缓骨质疏松，提高抗骨折的能力；活动还可加固关节，增加关节灵活性，预防和减少老年性关节炎的发生；运动还可使肌肉纤维变粗，增加肌肉活动耐力和灵活性。

6. 其他方面 经常活动不仅能改善各系统功能，而且还可以增强机体的免疫功能。运动可增加肾脏的血液供给，提高肾脏排泄废物的能力，增加水分和其他物质的重吸收，保护肾脏功能。同时，运动可使膀胱协调自主地收缩，促进残留尿液的排出，预防尿路感染。运动能使骨髓的造血功能加强，红细胞、血红蛋白的生成增加，有利于老年人贫血的纠正和康复。

二、老年人活动的影响因素

活动对机体组织器官影响非常广泛，如心血管系统、呼吸系统、肌肉骨骼系统、神经系统等，如活动可使肌张力增加、心率增加、血管阻力增加、血压升高、肺活量增加等。但老年人随年龄的增加，其活动量反而逐渐减少，影响老年人活动的因素有以下几种。

（一）心血管系统变化

1. 老年人最大耗氧量下降 老年人活动时的最大耗氧量随着年龄的增加而递减。可能的原因是老年人因身体功能受限，长期活动量减少所致。

2. 老年人最快心率下降 研究发现，当老年人做最大限度的活动时，其最快心率要比成年人低。一般来说，老年人活动后的最快心率约为 170 次/分－年龄，即随着年龄的增加，老年人活动后最快心率反而有所下降。这是因为老年人的心室壁弹性比成年人低，心室再充填所需时间延长所致。

3. 老年人心搏出量下降 老年人动脉壁弹性减低，收缩压升高，后负荷增加。外周静脉回心血量减慢，心脏收缩时外周阻力增加，故老年人舒张压升高。老年人回心血量和心搏出量减少，活动时心脏负荷不能顺应增加，反而心搏出量减少，引起老年人活动量下降。

（二）肌肉骨骼系统变化

肌肉细胞因为老化而减少，同时肌张力下降，老年人的骨骼支撑力下降，活动时容易跌倒。老化对肌肉的张力、弹性、反应时间等呈负面影响，这是老年人活动量减少的原因之一。

（三）神经系统变化

老年人神经系统呈退行性变化，前庭功能减退，导致老年人对姿势改变的调节能力下降及平衡感缺失，故老年人在活动中易失去平衡。老化造成脑组织血流减少，大脑萎缩，神经纤维、神经树突、神经递质的数量减少，神经传导速度变慢，导致老年人神经反射延长。因此老年人活动反应速度明显减慢。

（四）其他变化

老年人常患有多种慢性病，也是影响老年人活动的因素之一。如帕金森病病人步态迟缓，身体平衡感丧失；骨质疏松症病人易跌倒易骨折等，导致老年人不活动或活动减少。也有老年人因药物不良反应而影响活动。不良情绪也是影响老年人活动的因素之一，如老年人受到重大精神刺激，如家庭变故等，老年人因此不愿活动。另外随科学技术的发展，现代生活方式的改变，如繁重活动被工具替代，也是老年人活动量减少的影响因素。比如通过电视观赏运动比赛比参与运动更受欢迎，便捷的交通工具取代步行，电梯取代爬楼梯等，使老年人的活动明显减少。

三、老年人活动指导

老年人可能因为慢性疾病、活动功能受限、药物不良反应、不良情绪等而不愿意活动。促进老年人活动是提高老年人生活质量的前提。为此，应帮助老年人认识活动的重要性，正确评估老年人活动能力，合理指导老年人活动项目、活动量和活动时间等。

(一)老年人活动能力的评估

老年人活动能力的评估包括以下几方面:①评估老年人现存的活动能力;②体格检查,包括心血管系统、骨骼系统、神经系统,特别是老年人身体协调能力及步态;③了解老年人的病史,评估其活动耐受力;④评估老年人的用药情况,了解老年人活动有无药物影响因素;⑤了解老年人的活动兴趣。

(二)老年人的活动量和活动种类

老年人的活动量与活动种类以及强度应根据个人的能力及身体状态来选择。有学者认为每天活动所消耗的能量如果在 4186 kJ(1000 kal)以上,可以预防某些疾病,起到强身健体的作用。老年人的活动量参考(1 kcal＝4.1868 kJ):可消耗 335 kJ(80 kcal)能量的活动有体操(20～30 min)、沐浴(20～30 min)、清洁卫生(20 min)、投球(10 min)、洗衣服(50 min)、爬楼梯(5～10 min)、跳绳(10～15 min)、跑步(10～15 min)、读书(6 h)、写作(40～50 min)、游泳(5 min)等。

1.老年人的活动种类 可分为四种,即日常生活活动、家务活动、职业活动和娱乐活动。对于老年人来说,日常生活活动和家务活动是基本生活活动;职业活动是属于发展自己潜能的有益活动;娱乐活动则是促进老年人的身心健康的活动。老年人可根据身体状况和个人喜好选择合适的活动进行锻炼,如老年人可从基本生活活动进行锻炼,基本生活活动恢复后再进行职业活动,职业活动与娱乐活动可同时进行。

2.适合于老年人锻炼的活动项目 选择活动项目应根据老年人年龄、性别、身体状况、兴趣爱好以及环境条件等因素来决定。健身活动项目很多,适合于老年人锻炼的项目有如下几种。

(1)散步 散步是普遍简单易行的活动,它既能锻炼肌肉,促进血液循环,改善呼吸功能,促进新陈代谢,又能调节大脑皮层的功能,消除疲劳,有益于老年人的身心健康。散步一般选择在清晨有花草树木、空气新鲜的环境中进行。

(2)慢跑 慢跑对锻炼心肺功能有好处,可加强心肌收缩力,使心率减慢,心排血量增加,并且吸入的氧气增加,使肺活量增加,改善和提高肺功能。慢跑还可降低体重,改善脂质代谢,降低胆固醇,预防动脉硬化,可防治高脂血症和肥胖症。在慢跑活动后,不宜马上坐卧休息,应放松一段时间,使心率和呼吸逐渐恢复至平静状态。

(3)游泳 游泳是全身性的健身运动,对老年人的身心健康有良好的作用。它可增强心肺功能,促进血液循环,促使肌肉发达,保持体型健美,延缓衰老。老年人参加游泳锻炼首先应注意在锻炼前检查身体,有严重的心血管疾病、皮肤病和传染病的不宜游泳,下水前先做 3～4 min 的准备活动,以免运动开始后造成肌肉韧带损伤;其次,水温不宜过低,游泳时间不宜过长,应注意安全。

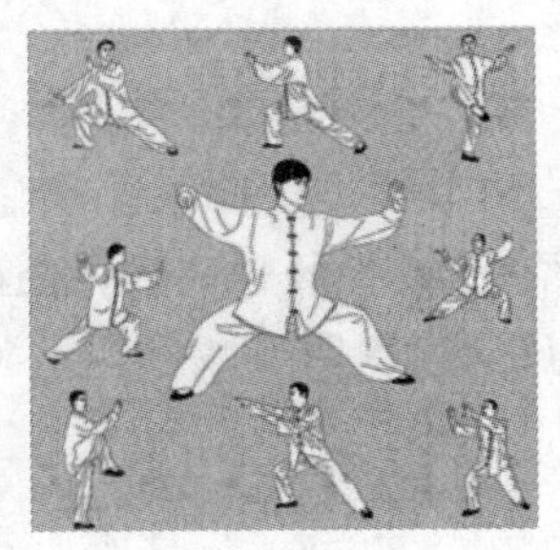

图 6-1 太极拳

(4)太极拳 太极拳(图 6-1)是我国传统的健身运动项目。太极拳可以活动全身肌肉、关节,有利于延缓肌力衰退,保持和改善关节运动的灵活性,提高脊柱的活动能力,延缓老年性变化,调节大脑皮层和自主神经系统功能,并可治疗多种慢性疾病,如高血压、神经衰弱、肺结核、溃疡病、冠心病、骨关节病等,具有健身祛病、延年益寿的作用。

(5)气功 气功也是我国传统医学独特的强身健体的运动之一。气功可调节大脑皮层的功能,调节自主神经功能,减少身体能量消耗;对呼吸系统最明显的改善是呼吸减慢和加深;对心血管系统有良好的调节作用,对高血压病人有降血压作用。气功还可以提高机体防御能力,加快胃肠排空,增加唾液分泌,增进胃肠功能,对高血压病、神经衰弱、肠胃病、糖尿病、冠心病、慢性支气管炎等有较好的防治作用。

(6)跳舞 跳舞是舞蹈和音乐结合起来的一种有益于老年人身心健康的文娱活动,也是一种体育锻炼。跳舞是全身性运动,可消除脑力的疲劳和心理的紧张,增强全身新陈代谢,使心跳加快、呼吸加速,增进食欲,促进胃肠蠕动,提高消化和吸收的能力,使关节灵活性增加、肌肉强壮,满足筋骨、肌肉、身心健康的协调需要,对防治冠心病、高血压、骨关节病、肥胖症、便秘等有益处。但老年人跳舞时要注意,舞曲的节律不宜过快,旋转的幅度不宜过大,以免造成肌肉扭伤、关节脱位,特别是有心血管疾病、骨质疏松的病人更应值得注意;老年人跳舞持续时间不宜过长,以免造成体力消耗太大而致虚脱等,运动前和运动中要注意评估自身的耐受力。

(7)球类运动　适应老年人的球类活动有乒乓球、门球、网球、健身球等。球类运动是一种身心健康的运动,既能锻炼肌肉关节力量,又能刺激大脑,保持大脑的兴奋性及增强小脑的调节能力。球类活动通常是多人集体活动,共同参与还可促进人与人之间的交流,减轻老年人的孤独感。

(三)老年人活动原则

1. 正确选择　老年人可以根据自己的年龄、体质状况、场地条件等选择活动项目并进行适当的活动,体质健壮的老年人可选择活动量较大的项目进行锻炼。

2. 循序渐进　机体通过锻炼,功能逐步提高,但机体对活动也有一个逐步适应的过程。因此,活动时应遵循量要由小到大、动作由简单到复杂,不要急于求成。

3. 持之以恒　通过活动锻炼增强体质、防治疾病,是一个逐步积累、逐渐达到目的的过程。一般要坚持数周、数月,甚至数年才能取得效果。在取得疗效以后,仍需坚持锻炼,才能保持和加强效果。所以,活动锻炼一定要坚持,持之以恒。

4. 运动时间　老年人运动的时间以每天 1～2 次,每次 0.5 h 左右,一天运动总时间不超过 2 h 为宜。运动时间最好选择在早上起床后,因早晨空气新鲜、精神饱满、利于运动。下午或晚上活动时间因人而异,最好安排在下午 5～8 点为宜,但糖尿病病人不适合在清晨锻炼。使用胰岛素的病人,运动宜在饭后 0.5～1.5 h进行,此时相当于胰岛素最强作用出现以前。如在胰岛素作用最强时锻炼,应适当多吃些食物或携带一些糖果或甜食,以防低血糖反应发生。

5. 活动场地的选择　活动场地尽可能选择空气新鲜、安静清幽的地方,如公园、树林、操场、庭院、海滨、湖畔、疗养院(所)等。

6. 活动强度的自我监护　活动锻炼要求有足够且安全的活动量,这对患有心血管疾病、呼吸系统疾病和其他慢性疾病的老年人尤为重要。活动时的最高心率可反映机体的最大耗氧量,而机体耗氧量又是机体对活动负荷耐受程度的一个指标,因而可通过最高心率来判断活动量大小。

(1)活动心率的监测　最简单方便的监测方法是以活动后心率作为衡量标准,即:活动后最宜心率(次/分)=170－年龄。身体健壮者可用 180 作被减数,即活动后最高心率(次/分)=180－年龄。计算活动时心率应采用测 10 s 心率乘以 6 的方法,而不能用直接测量 1 min 的办法。

(2)活动量的监测　观察活动量是否适宜的方法有以下几种。①活动后的心率是否达到最宜心率。②活动结束后在 3 min 内心率恢复到活动前水平者,表明活动量较小,应加大活动量;在 3～5 min 恢复到活动前水平者表明活动适宜;而在 10 min 以上才能恢复者,则表明活动量过大,应减少活动量。

以上监测方法还要结合自我感觉综合判断,如活动时全身有热感或微微出汗,活动后感到轻松愉快或稍有疲劳,食欲增进,睡眠良好,精神振作,表示活动量适当、效果良好;如活动时身体不发热或无出汗,脉搏次数没有增加或增加不多,则说明活动量小,应加大活动量;如果在活动中出现严重的胸闷、气喘、心绞痛或心率减慢、心律失常等应立即停止活动,并给予治疗;如果活动后感到很疲乏、头晕、胸闷、气促、心悸、食欲减退、睡眠不良,说明活动量过大,应减少活动量。

(3)活动效果的评价　锻炼前进行了身体评估,系统地了解心率、呼吸、血压、体重、胸围、肺活量等,选择合理而有效的活动锻炼项目。经过一段时间的锻炼,应再全面复查,并与锻炼前的情况进行对比,有利于分析活动与健康的关系,评价活动的效果,以及调整或修改原定活动项目及强度,进一步提高活动效果。

7. 活动的注意事项

(1)暂停活动　急性疾病、精神受刺激、情绪激动或悲伤、刚吃饭后等宜暂停活动。饭后活动时间以饭后 1～2 h 进行为宜。因为运动可减少对消化系统的血液供应及兴奋交感神经而抑制消化功能活动,从而影响消化吸收,甚至导致消化系统疾病发生。

(2)活动前准备　之前应该做热身运动,至少 10 min,以减少肌肉系统受伤;活动应慢慢减缓直到停止,不可立刻停止。

(3)注意气候变化　老年人适应气候的调节能力较差,夏季高温炎热,户外运动要防止中暑,冬季严寒冰冻,户外活动要防跌跤和伤风感冒。

(4)年老体弱、患有多种慢性病或平时有气喘、心慌、胸闷或全身不适者,应根据医嘱适当活动,以免发生意外。活动时学会用鼻子呼吸，以防用嘴呼吸而吸入空气中的灰尘而引起呼吸道感染等。

(5)运动着装　活动时的衣服应舒适、轻便，以棉织品为好；鞋的大小适宜、轻便、柔软、防滑；袜子透气、柔软；裤子裤腿长度、大小适宜等。

8.体力劳动不能完全取代活动锻炼　由于体力劳动往往局限于身体某些部位，不能使身体各部位得到均衡活动，所以体力劳动不能完全代替活动锻炼。

(四)患病老年人的活动

老年人常因疾病导致活动障碍，也可因活动受限制加重病情，如长期卧床的病人易导致失用性萎缩、坠积性肺炎等并发症。因此，对各种老年病人，可通过帮助其活动，维持或恢复其日常生活自理能力。

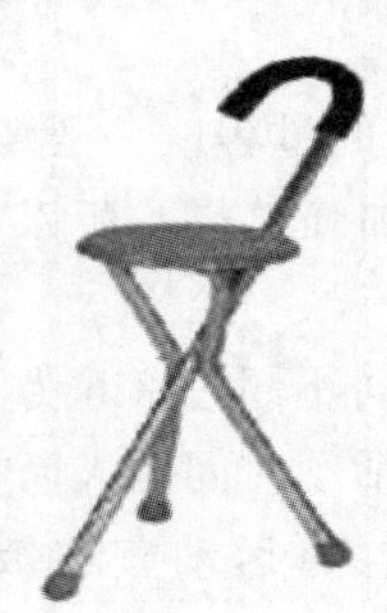

图 6-2　多脚手杖

1.偏瘫老年人的活动　借助行器和多脚手杖(图 6-2)等辅助器具对偏瘫老年人进行功能恢复训练。助行器有两种：一种是带轮子的，适用于能够步行但容易疲劳的老年人；另一种是不带轮子的，可以帮助不能行走的老年人站立，也可以训练老年人行走的能力。多脚手杖种类较多，其特点是支撑面大，稳定性好，给行走不便的老年人增加了活动的安全性，可根据老年人的情况进行选择。

2.制动老年人的活动　老年人制动状态易出现肌力下降、肌肉萎缩等并发症，因此对制动老年人应确定最小范围的制动或安静状态，在不影响治疗的同时，尽可能地做肢体的被动运动或按摩等，争取早期解除制动状态，恢复生活自理。

3.存有顾虑老年人的活动　害怕病情恶化而不愿活动的老年人为数不少，对这类老年人要耐心说明活动的重要性以及对疾病的影响，让其理解“生命在于运动”的道理。对于无欲望活动的老年人，邀请其共同参与活动计划的制订，让其感到愉快、满意，愿意、主动去做，鼓励和协助老年人达到自我照顾的目标。

4.痴呆老年人的活动　人们总期望痴呆老年人在一个固定的安全范围内活动，采取了许多限制的方法，其实这种活动范围的限制，反而加重痴呆病情。实践证明，促进老年人的活动，增加老年人与社会的接触机会，可以延缓痴呆的发展。

任务六　老年人环境与安全护理

一、老年人居住环境要求

环境与人的关系十分密切。环境直接影响老年人的生活质量和安全，对老年人的健康极为重要。老年人外出减少，与外界接触减少，大多数时间在自己的居室内活动。居室对老人的健康有很大影响，如果居室阴暗、潮湿，不仅对老人的心脏不利，还容易引起风湿病、关节炎等疾病，同时还会使老人感到胸闷和压抑，久而久之对心血管、神经系统影响极为不利，因此老年人在居室安排上注意方便、安全与舒适。

(一)居室选择和房间布置

老年人的居室朝向应坐北朝南，冬季室内能晒到阳光，夏季室内能吹进凉风。老年人因腿脚行动不便，居住的楼层不宜太高，一般多层住房三四楼比较合适；居室布置应简单，房间保持清洁平坦，无障碍，以防老人跌倒，室内要留有空地，以方便老人在室内行走和活动，家居摆放要适合老人使用，并注意安全性。

(二)室内温度与湿度

适宜的温度可使人感到舒适、安宁，有利于调节体温。老年人体温调节机能下降，对冷热的变化不敏感，室温变化大容易导致疾病，故老年人房间室温要保持相对恒定，以 22～24 ℃较为适宜。室内可设冷暖设备，冬季可用暖气、火炉取暖，使用火炉时注意防止煤气中毒；夏季为使居室凉爽，应保持室内宽敞通风，可配置风扇或空调。

房间内湿度的控制也是比较重要的：湿度过低，空气干燥，机体水分容易丢失并带走大量热能，可引起呼吸道干燥、咽痛、口渴、便秘，对有呼吸道感染的老年人更是十分不利；湿度过高，利于细菌的繁殖，不利于汗液蒸发，老人会感到潮湿、憋闷，一般要求湿度保持在 40%～60%为宜。

(三)室内照明光线

光线明亮的居室，能使老年人精神愉快。老年人房间内照明设备应能随意调节亮度，以适应老年人的不同需要。走廊、卫生间、楼梯及拐角暗处要有一定亮度，防止老年人因视力障碍而跌倒。夜间室内也应保留一定亮度，以方便老人起床如厕。

(四)室内通风及室内日照、色彩的要求

适宜的空气流通有利于室温调节和空气交换，通风能减少空气中微生物密度。居室应采光良好，紫外线的射入可对空气进行直接杀菌消毒作用。经过通风及日照的居室内空气清洁新鲜。老年人居住的房间应每天定时开窗通风，每次 30 min 即可。注意窗口通风不宜直吹老年人，避免其着凉感冒。为老年人提供照明时要避免灯光直射，因老年人在灯光直射时会感到视物困难。另外，老年人视力减退，对色彩的分辨力弱，对红、橙、黄色的色觉好于对蓝、绿、紫色的色觉，故居室布置时应注意尽量避免以蓝、绿、紫色为背景。

(五)噪声

悦耳动听的声音，有利于大脑皮层的调节，使人心情愉快，生活轻松。而噪声则会对机体产生不良影响，噪声对于老年人使原本已减弱的生理机能更趋于恶化，使机体产生越来越严重的疲乏感，降低各种活动的精确度，降低脑力劳动的能力和水平。

噪声除了可引起老年人生理及情绪上的不适，还可直接影响老年人与他人的沟通，使老年人听不清他人说话。因此，应采取措施降低环境的噪声，如使用双层加厚玻璃等。家用电器也是噪声的来源，应避免音量过大和过多使用。

(六)居室环境的安全性

老年人的居室应注意环境安全性。因老年人视觉、听觉等感觉器官机能减退，且走路不稳，容易跌倒。居室地面要防滑，并随时保持干燥。居室内应备齐防护设备，如扶手、床栏、拐杖等。厕所与浴室是老年人使用频率高而最易发生意外的地方，因此，厕所和浴室的设计一定要适合老年人的需要，如为老年人提供可以加温的坐式便器、澡盆不宜过高、盆底垫防滑胶垫等。另外，老年人在使用热水袋、火炉时应注意防止烫伤和火灾等意外。

二、老年人安全护理

(一)老年人坠床的护理

坠床是指从床上掉落到地上。老年人坠床在英美国家均有报道，未见明显地区差异性，有资料显示，老年人坠床以 75～85 岁年龄组发病率最高。坠床可造成肌肉、韧带损伤或骨折，这也是造成老年人死亡的因素之一。

1. 坠床的危险因素

(1)生理因素　坠床的发生率与年龄有关。随着年龄的增加，老年人对刺激源的接受、传导、反应及平衡能力逐渐降低。

(2)疾病因素　常见老年性疾病，如骨关节病、帕金森病、心脑血管疾病、眼科疾病(白内障、青光眼等)、内耳眩晕症、直立性低血压、癫痫、老年性痴呆、精神病等都可增加坠床的危险。

(3)药物因素　使用镇静催眠药、抗精神病药、降糖药、降压药、血管扩张药、镇痛药、强心药、抗组胺药、肌肉松弛剂等药物，可以引起头晕、疲劳和视物模糊，使坠床的危险成倍增加。

(4)日常生活能力降低及自我防护不当者有坠床的危险。

(5)各种原因引起的肌无力、肥胖、酗酒、意识障碍、认知障碍等可致坠床发生。

(6)环境因素　物品放置不合理，拿取不方便，如水杯、电灯开关、电话、呼叫器等未放置在随手可取的地方；床的稳定性差，床的高度、宽度不合适，缺少床栏等都可造成坠床。

(7)其他　老年人睡眠时在床上辗转反侧；搬移老年人方法不正确；缺乏翻身技巧等都可造成坠床。

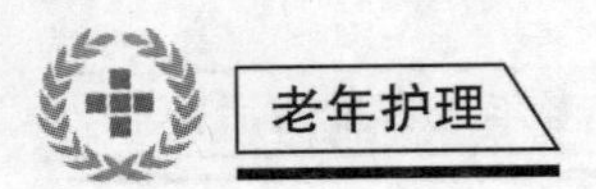

2. 老年人坠床的护理要点

(1)全面评估病情　全面分析老年人发生坠床的危险因素,重点防护高危对象。

(2)注意夜间安全　有直立性低血压,服用镇静催眠药及降压药的老年人,尽量夜间不去厕所排尿,应在床边备好所需物品和便器。无人陪伴的老年人应备呼叫装置,这是保证及时急救的前提。

(3)确保床的安全　稳固床单位,如将脚轮处于制动状态。床的高矮要适合老年人上下,增加床的宽度,并根据病情适当加床栏或在床旁用椅子护挡。护垫不要太软,以免翻身时滑落坠地。老年人变换体位时动作要慢,幅度要小,确保安全。

(4)加强预防坠床的管理　对存在高危因素的老年人加强预防措施的督导。避免坠床的发生。对已发生坠床的老年人,执行上报制度。

(5)预防坠床的安全教育　通过宣传手册、讲解、个别交谈等方式,对病人及照顾者进行宣教和指导,说明采取安全防范措施的必要性、重要性及方法。

(二)老年人误吸的护理

误吸是指进食或非进食时在吞咽过程中有数量不一的液体或固体食物(甚至还包括分泌物或血液等)进入到声门以下的呼吸道,而不是食团随着吞咽动作顺利地进入到食管。误吸分显性误吸与隐性误吸两类:伴有咳嗽的误吸称为显性误吸;不伴咳嗽的误吸称为隐性误吸。隐性误吸可以是在无症状的情况下发生。而显性误吸轻者可致呛咳,重者可引起肺部感染、呼吸道梗阻、急性左心衰竭、急性呼吸衰竭,并可直接引起窒息甚至死亡。而呼吸困难常是较重的显性误吸的首发和突发的临床表现。预防误吸是保证老年人进食安全的重要措施。

1. 误吸的危险因素

(1)组织结构功能减退　老年人的口腔、咽、喉与食管等部位的组织结构发生退行性改变,黏膜萎缩变薄,神经末梢感受器的反射功能渐趋迟钝,肌肉变形,咽及食管的蠕动能力减弱。这些衰老性退行性变化,容易导致老年人的吞咽功能减退,使得其胃排空延迟,加之老人长期卧床,腹胀、咳嗽时易引起呕吐而发生食物反流误吸。

(2)疾病因素　疾病因素包括脑血管疾病、老年痴呆症、帕金森病、颅内肿瘤、颅脑外伤、脑干损伤、神经性吞咽困难等。慢性阻塞性肺疾病病人由于喘息、咳嗽、多痰而增加误吸的可能,引起吸入性肺炎。长期口服安眠药的老年人,容易发生慢性误吸。意识状态与误吸有明显的相关性,尤其是意识不清或格拉斯哥昏迷评分较低(<9 分)的病人。

(3)医源性因素　持续头后仰体位,行气管切开与气管插管术,置入鼻胃管使食管下括约肌关闭受阻,鼻饲液输注的速度过快和容量多明显影响胃内压力等,都可能导致胃食管反流,极易产生误吸现象。

2. 老年人误吸的护理要点

(1)评估　正确、及时、动态地评估老年人进食情况。

(2)避免刺激咽喉部　如口腔护理、口腔检查、吸痰等操作尽量避免,以免引起恶心而致误吸。

(3)保持正确的体位　意识清楚时尽量取坐位或半卧位,进食后不要立即躺下,如果病情不允许抬高床头时可采取患侧卧位,有助于健侧功能的代偿;对意识障碍的老年人予以鼻饲,在餐中和餐后 1 h 保持半卧位,或者取侧卧位,保持呼吸道通畅或头偏向一侧,以免误吸。

(4)经口进食的喂养　老年人应在安静状态下缓慢进食,集中注意力,不要谈话及思考与进食无关的问题;喂饭时,护理人员态度要和蔼亲切、不急不躁。给视觉障碍的老年人喂食时,每次喂食物时要先用餐具或食物碰老年人的嘴唇,以刺激知觉;给一侧面舌肌瘫痪的老年人喂食时,食物要放在口腔健侧;对口唇不能紧闭、颊肌收缩无力的老年人喂食时,应将调拌后的食物直接放入舌根附近,进行咽下动作;鼓励老人细嚼慢咽,出现恶心、呕吐反应时,暂停进食;对脑血管疾病引起的轻度吞咽困难、能经口进食的老年人喂食时,应选择合适的食物,避免进食流质及干硬的食物。

(5)积极治疗原发病　对于脑卒中、呼吸道感染、脑外伤、糖尿病并发脑血管病变等出现呛咳和吞咽困难的病人,应及早治疗原发病。

(三)老年人烫伤的护理

烫伤是指由于热液(如沸汤、沸水、沸油)、蒸汽等所引起的组织损伤,是热力烧伤的一种。烫伤不仅给老年人机体组织带来损伤，而且易发生伤口感染，影响其生活质量，同时增加医药费用和家庭负担。

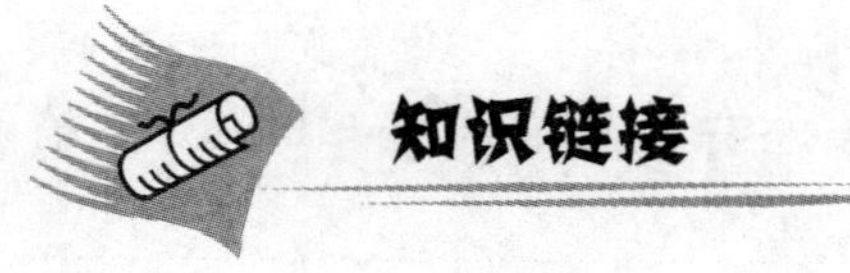

烧伤深度的识别

通常采用三度四分法，即Ⅰ度、Ⅱ度（又分为浅Ⅱ度和深Ⅱ度）、Ⅲ度。其中，深Ⅱ度和Ⅲ度烧伤称为深度烧伤。

Ⅰ度烧伤　又称红斑烧伤，仅伤及表层，生发层存在。表现为皮肤灼红、痛觉过敏、干燥无水疱，3～7天愈合，脱屑后初期有色素加深，后渐消退、不留痕迹。

浅Ⅱ度烧伤　伤及表皮的生发层与真皮层，出现大小不一样的水疱，疱壁较薄、内含黄色澄清液体、基地潮红湿润，疼痛剧烈，水肿明显。两周左右愈合，有色素沉着，无痕迹。

深Ⅱ度烧伤　伤及真皮层，可有水疱，疱壁较厚、基地苍白与潮红相间、稍湿，痛觉迟钝，有拔毛痛。3～4周愈合，留有痕迹。

Ⅲ度烧伤　伤及皮肤全层，可达皮下、肌肉和骨骼。创面无水疱，痛觉消失，无弹性，干燥如皮革样或呈蜡白、焦黄，甚至碳化成焦痂，痂下水肿。烧伤各处的深度可不同，各种深度烧伤亦可混合存在。病理演变或继发性感染等因素，可使损伤深度增加。

1. 烫伤的危险因素

（1）生理老化因素　老年人可因感觉和平衡功能老化，导致烤火、倒开水时造成烫伤，沐浴时水温过高、持装有热汤的碗、添加燃料时也会造成烫伤。

（2）保暖产品的使用　随着保暖产品的不断开发，老年人在使用热水袋、电暖手宝等保暖用物时可能因温度过高、外表无包裹直接接触皮肤时间过长而烫伤。

2. 老年人烫伤的护理要点

（1）确定高危人群　有糖尿病、下肢动脉闭塞、肢体感觉障碍、视力障碍、长期卧床、曾发生过烫伤的老年人应视为高危人群，重点防护高危人群烫伤的发生。

（2）消除或降低危险因素　烫伤可发生在任何季节，对于有视力障碍的老年人，倒热水、处理热油和热汤最好由照顾者操作；做饭打开锅盖时，注意避免蒸汽烫伤；沐浴时要先注入冷水，再注入热水，试过水温后再洗澡；泡脚、坐浴、清洗皮肤的温水，也要先试下水温；尽量不使用热水袋、电暖手宝等物品，必须使用时温度宜在 50 ℃左右或用布包裹后再用。用电暖器时，应注意电暖器与老年人皮肤的距离应大于 30 cm。应用药物热疗时，应了解药物的作用和注意事项，注意观察皮肤的颜色和反应状况，如有明显红肿应停止应用，及时就医。

（四）老年人冻伤的护理

冻伤是指机体短时间暴露于极低温度或较长时间暴露于冰点以下的低温所引起的局部损伤。凡低温作用于机体所引起的损伤即为冻伤。老年人冻伤多发生于寒冷季节，偶有家族遗传。

1. 冻伤的危险因素

（1）环境因素　老年人对冷、潮湿的耐受力差，在寒冷季节里风速过大、空气潮湿时可直接或间接导致冻伤。

（2）生理因素　老年人由于机体衰老，微循环差，抵抗力下降，自理能力下降，对外界温度变化的适应和调节能力降低，耐寒力明显下降，容易导致冻伤。鞋太小过紧或长期站立致下肢血液回流减少，长期处于静止状态，骨骼肌产热减少，肢体血液循环较差，易发生冻伤。

（3）疾病因素　在意识障碍、休克、失血、营养不良、饥饿、过度疲劳、酗酒和外伤等状态下，易发生冻伤或加重冻伤。疾病因素躺卧在地，肢体受压造成局部血液循环障碍，易加重冻伤。

(4)冷应用因素　在护理发热病人时，经常使用冰袋、降温机等降温，如果使用不当，或临床巡视不到位，可造成冻伤。

2. 老年人冻伤的护理要点

(1)寒冷季节保暖　调节室内环境，温度、湿度应适宜，温度在 25 ℃左右，湿度在 40%～60%。末梢循环不良时使用热水袋、电暖手宝，注意防烫伤。

(2)生活指导　多食高热量富含维生素的食物。鞋袜大小、松紧要合适。经常保持鞋袜的干燥，受潮后要及时更换。避免肢体长期静止不动，应动静交替，以促进血液循环，减少冻伤发生。

(3)消除或降低危险因素　使用冰袋降温时，注意冰袋的正确位置，当改变体位时，要随时检查冰袋是否保持原位，避免胸部、腹部及会阴的冻伤。使用降温机时，注意冰毯上铺中单或大单，颈部、足部避免受冷，观察局部皮肤颜色、温度、有无硬结。

任务七　老年人性需求与保健

一、老年人性需求

(一)对老年人性生活的认识

性生活是人类生命力的一种自然表现，受社会文化的制约，其出现频度和满意度与身心健康和文化程度成正比。因此，它是老年人生活质量和身心健康的重要标志之一。以往有人认为性能力就是生殖能力，把性和生育混为一谈，以生育的功能及意义掩盖性的生理存在，或认为老年人过性生活有碍健康等。这些错误看法使老年人过早终止性生活，给老年生活造成残缺，影响老年人及相关人员对性问题的认知。

根据美国杜库大学的调查，60 岁老年人完全丧失性交能力者仅占 5%，70 岁老年人占 30%，在 66～71 岁年龄段的老年人中，对性有兴趣的占 90%。丹麦性科学研究会调查发现，在 86～90 岁年龄组中，对性有兴趣的仍占 51%。可见无论男女进入老年后，仍存在享受性生活的能力。

如果女性绝经期后能保持适当的性生活，就能不断地从中体会到乐趣，即使是年过 60 岁的妇女，虽然她们性欲唤起和对性刺激的反应不如年轻女性明显，但达到性高潮的能力却没有降低。若停止性生活，就难以再找回性生活的乐趣，而性敏感区的组织记忆功能会慢慢减退。由此可见，性是老年人正常的生理和心理要求，老年人也应该享有性的权利。

(二)性生活对身心健康的影响

现代性医学研究证实，性生活有助于防止脑老化，避免生殖器失用性萎缩，因为性生活能刺激性激素分泌，性激素旺盛是延缓老化的物质基础。爱的举止也能使机体内β-内啡肽分泌增加，巨噬细胞和干扰素的活力增强，能避免和防止某些疾病的发生。性交可以促进血液循环，使肌肉和关节富有弹性，预防老年人高血压。性兴奋也是治疗抑郁症的良药。

二、老年人性保健

(一)影响老年人性生活的因素

1. 生殖系统的生理变化　生殖器官衰退，男性表现为阴茎痿软，勃起不坚、不久，睾丸萎缩，生精能力下降，精子活力减少，性激素分泌减少，性欲下降；女性表现为外阴、生殖道萎缩，分泌物减少，阴道干涩，子宫和卵巢萎缩，雌性激素分泌减少，性欲淡漠。这些情况的出现都会导致性交不适，性趣寡然。

2. 疾病的影响　老年人易患高血压症、冠心病、慢性阻塞性肺气肿、糖尿病、前列腺炎等，这些疾病在老年人的心理上投下阴影，直接或间接影响了老年人的性生活。如糖尿病对性功能的影响主要表现在阳痿、逆行射精、性欲低下、早泄及生精障碍。糖尿病所致阳痿的发病率为 37%～60%，从而影响了性功能。当然，也有因男女一方患有疾病而不能行房事的影响因素，如慢性阻塞性肺气肿病人担心出现严重呼吸困难致生命危险，心肌梗死病人担心心脏功能不能承受活动，前列腺肥大病人害怕逆向射精等。

3. 药物的副作用影响 老年人因疾病需要长期服用一些药物，而有些药物长期服用，会降低性功能。如高血压老年人，久服利血平、心得安、美加明等降压药，可降低性欲，影响性生活。

4. 心理因素 有些老年人缺少科学的性知识，如一次射精后阴茎 24 h 内不能再勃起、生殖器官敏感度降低等正常的生理现象，认为是性功能障碍或丧失，因此产生不必要的心理负担，成为精神上的抑制因素，逐渐失去了对性生活的信心和兴趣。

5. 社会人文及环境因素 传统观念的束缚，不少老年人认为自己已步入老年行列，再涉及性问题，会引起子女及他人的笑话。有的人在思想深处认为性生活是不光彩的事，到老年后，与生殖脱离的性生活更属于无意义的人欲，或把性功能与生殖功能等同起来，认为生殖能力的消失就意味着性功能的丧失，这些观念都影响着老年人的性生活。

（二）老年人性生活保健

1. 加强性伴侣间的沟通 沟通的主角是老年人与其性伴侣，应重视两者间的沟通，唯有良好的关系，其他各项措施才可产生效果。

2. 健康指导 医务人员通过对老年人的性教育或实际问题的处理，可以帮助他们克服疾病或误区所引起的不便，而使老年人享有美好的性生活。

（1）对有心脏疾病老年人的性生活指导 对患有心脏病的老年人，可由一般的心功能检查决定病人是否能够承受性生活的活动量（相当于爬楼梯达到心跳 174 次/分的程度），此外需从其他方面减轻心脏的负担，例如避免在劳累或饱餐、饮酒之后进行，最好经过充分休息后，可与医嘱用药取得协调，在性生活前 15 min 服用硝酸甘油，以达到预防的效果。

（2）对前列腺肥大老年人的性生活指导 应告知病人逆向射精是无害的，不必因此而产生恐惧；糖尿病病人可以通过药物或润滑剂的适当使用使疼痛改善；关节炎病人可由改变姿势或服用止痛药等方式来减轻不适的程度，或在事前 30 min 泡热水澡，可使关节肌肉达到放松舒适的状况。

（3）对于呼吸功能不良的病人指导 指导病人配合呼吸的技巧，如平日利用上下楼练习，活动时吐气，静止时吸气。在姿势上，可采用侧卧或面对背的姿势以减轻负担，或进行中以侧卧位方式达到休息的效果，以减低耗氧量。要告诉老年人，应多做尝试，每变换一种姿势或一种方法需要经过多次练习才会较轻松，感受其美好的一面。需要强调的是克服生理性的问题并不表示就有美好的性生活，双方有效的沟通应为性生活的核心。

（4）时间选择 以休息后为佳，对于男性而言每日清晨是最佳的时间选择，因男性激素在清晨时浓度最高。饮食上以低脂食物为主可保持较佳的性生活，高脂食物易引起心脏及阴茎的血管阻塞而造成阳痿。

（5）女性绝经后指导 女性绝经后雌激素水平下降、阴道黏膜较干燥，性唤起较慢。这些问题可通过使用润滑剂解决。而女性绝经后没有受孕的忧虑，可以尽情享受美好的性生活。

（6）性安全 在享受美好的性生活的同时，应提醒老年人安全性生活的重要性。因此，必要的安全措施仍是不能少的，如性伴侣的选择及避孕措施的采用。

3. 改善性生活质量 男性老年人因疾病等造成勃起障碍时，可采取适当的方法解决，如使用药物、辅助器、手术等，但在各种医疗时应配合适当的护理措施。

4. 延缓性老化 老化至今仍是除死亡外人类最想克服的问题，要享受美好的性生活，最积极的方法是防止性老化的保健措施，具有身体保健功能的性保健要点有以下几点。

（1）保持适当体型和标准体重，防止过度肥胖。

（2）保持乐观的情绪和愉快的生活，避免狂躁或郁闷。

（3）积极参加体育锻炼，有规律地运动，保持良好的体能。

（4）避免不良嗜好，戒烟、限酒。避免药物成瘾，这是性能力的慢性杀手。

（5）注意饮食营养，多食用新鲜蔬菜、水果、牛奶、酵母菌、燕麦，少量人参、芝麻、小麦胚芽等。

（6）多与医生讨论，以便早日发现疾病及时治疗。

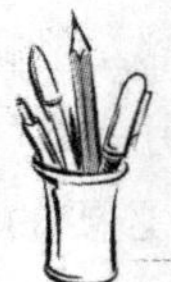

项目小结

本项目阐述老年人日常生活中衣着、营养饮食、排泄、休息睡眠、活动、生活安全、性需求等方面的特点、常见影响因素、日常生活功能障碍表现及常见护理措施。通过改善生活方式、去除不良因素、配合治疗、健康教育、指导使用辅助器等措施使老年人在患病或功能障碍的状态下维持基本生活功能，适应日常生活。

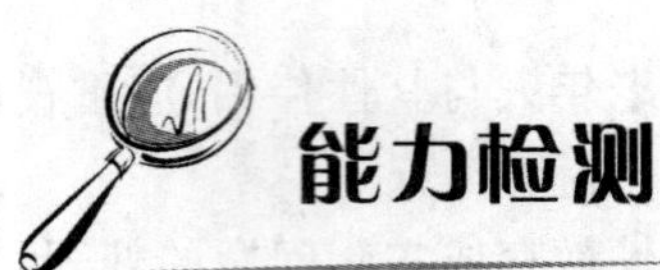

能力检测

一、案例分析

张某，男，68 岁，丧偶后出门明显减少，也不参加晨间锻炼。子女曾多次劝说无效。因此与子女发生争吵，就餐时不愿与子女同桌且摄入量较以往少，夜间难以入睡，睡眠浅，易醒。

护理查体：体温 37.1 ℃，呼吸 20 次/分，脉搏 85 次/分，血压 145/90 mmHg。面容憔悴，其他检查无明显异常。

案例分析任务：

1. 如何改善该病人的睡眠情况？

2. 如何指导病人参加运动？

（金小千）

项目七 老年人常见健康问题与护理

1. 掌握常见健康问题的临床表现、护理措施。
2. 熟悉常见健康问题的病因及治疗要点。
3. 了解常见健康问题的辅助检查。

老化是人类面临的一种复杂的自然现象。随着年龄的增长，人体各器官和组织细胞逐渐发生形态、功能和代谢等一系列退行性变化，严重影响老年人的身心健康。随着社会老龄化进程的加快，老年人健康问题的发生率不断上升。据相关统计显示，有1/3的老年人(WHO规定>65岁)出现2种以上的日常生活能力下降，30%的居家老年人和50%的住院老年人有尿失禁，80%的住院老年人有营养不良，60%的居家老年人租住护理院，老年病人占有60%的急诊量、49%的住院日和85%的长期照护床位。积极实施老年人的健康管理与护理，可有效预防老年人健康问题的发生，提高老年人的生活质量，降低医疗成本，节约医疗费用。本项目就老年人常见的健康问题，如跌倒、便秘、大便失禁、尿失禁、睡眠障碍、疼痛、抑郁、焦虑、视觉障碍、皮肤瘙痒等问题及其护理进行介绍。

任务一 跌倒护理

跌倒是一种不能自我控制的意外事件，是指个体突发的、不自主的、非故意的体位改变，而脚底以外的部位停留在地上或者更低的平面。国际疾病分类将跌倒分为两类：同一平面的跌倒和从一个平面至另一个平面的跌落。

老年人跌倒发生率高，跌倒是老年人伤残和死亡的重要原因之一。世界卫生组织(WHO)指出，跌倒是老年人慢性致残的第三大原因，每年65岁以上的老年人发生跌倒比例大约有30%，15%的老年人发生2次以上跌倒，并伴有骨折、软组织损伤和脑部损伤等，导致老年人活动受限、医院就诊或死亡。在美国老年人意外事故中有2/3由跌倒所致，每年因跌倒造成的医疗总费用超过200亿美元。在我国，跌倒是65岁以上老年人首位意外的伤害，按30%的发生率估算，每年将有4000多万老年人至少发生1次跌倒。老年人跌倒死亡率随年龄增长急剧上升，跌倒严重威胁着老年人的身心健康，给家庭和社会带来巨大负担。

【致病因素】

跌倒是多种因素相互作用的结果，跌倒发生率随着危险因素的增加而增加。引起跌倒的原因分为内在危险因素、外在危险因素及社会因素。

(一)内在危险因素

内在危险因素(主体因素)是主要来源于病人本身的因素，通常不易察觉且不可逆转，需仔细询问和观察方可获知。

1. 生理因素 机能减退，如老年人在智力、肌力、肌张力、反应能力、步态及平衡能力都有所降低，使跌倒的危险性增加；视力衰弱，如老年人的视力、视觉分辨率、视觉的空间或深度觉及视敏度下降；感觉迟钝，如老年性耳聋、耳垢堆积影响老年人听到有关跌倒的警告声音；老年人触觉下降，前庭本体感觉退行性改变，增加跌倒的危险性；运动功能下降，老年人骨骼、关节、韧带及肌肉的结构、功能损害和退化是引发跌倒

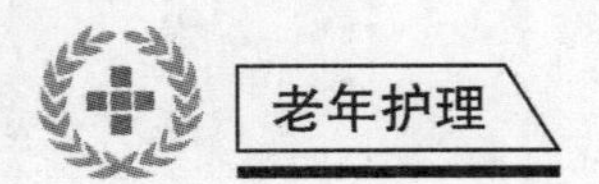

的常见原因，如老年人骨质疏松明显增加了跌倒的发生率。

2. 病理因素 神经系统疾病，如脑卒中、帕金森病、脊椎病、小脑疾病、前庭疾病、外周神经系统病变；心血管疾病，如心律失常、直立性低血压、脑梗死、小血管缺血性病变休克、贫血等小血管缺血性病变；此外，肺炎及其他呼吸道疾病、血氧不足、贫血、脱水以及电解质平衡紊乱等都会导致机体的稳定能力受损；老年人泌尿系统疾病或其他伴随尿频、尿急、尿失禁等症状的疾病常使老年人如厕次数增加或发生排尿性晕厥等而增加跌倒的危险。

3. 药物因素 某些药物通过影响人的神志、精神、视觉、步态、平衡觉等方面而容易引起跌倒。可能引起跌倒的药物有：精神类药物，如抗抑郁药、抗焦虑药、催眠药、抗惊厥药等；心血管药物，如抗高血压药、利尿剂、血管扩张药等；其他药物，如降糖药、非甾体抗炎药、镇痛剂、多巴胺类药物、抗帕金森病药等。

4. 心理因素 沮丧、抑郁、焦虑、情绪不佳及其导致跌倒的危险的社会隔离均可增加跌倒的危险。沮丧可能会削弱老年人的注意力，潜在的心理状态混乱也与沮丧相关，都会导致老年人对环境危险因素的感知和反应能力下降。另外，害怕跌倒可也使行为能力、自理能力降低，活动受限，影响步态和平衡能力，出现步态不稳而增加跌倒的危险。

（二）外在危险因素

1. 环境因素 ①室内环境因素：如灯光昏暗，地面湿滑、凹凸不平，不合适的家具高度和摆放位置，楼梯台阶、卫生间没有扶栏和把手等都可能增加跌倒的危险。②户外环境因素：路面不平整、雨雪天气、人群拥挤等都可能引起老年人跌倒。③个人环境：居住环境发生改变、衣服裤脚较长、鞋不合脚、辅助行走工具异常、家务劳动（如照顾小孩）、交通损伤等。

2. 活动有关的因素 老年人在行走、上下楼梯、变换体位、重体力劳动等失去平衡的支撑时易发生跌倒。

（三）社会因素

老年人的教育和收入水平、卫生保健水平、享受社会服务和卫生服务的途径、室外环境的安全设计，以及老年人是否独居、与社会的交往和联系程度等是影响跌倒发生的间接因素。

【辅助检查】

根据需要做影像学及实验室检查，确定跌倒造成的损伤情况以及跌倒后现存或潜在健康问题。辅助检查有：影像学检查，如X线检查、CT、MRI等检查跌倒部位的损伤情况；实验室检查，如血常规、血糖等检查有无贫血、低血糖相关因素。

【护理诊断】

1. 有外伤的危险 与跌倒有关。

2. 恐惧 与害怕再次跌倒有关。

3. 疼痛 与跌倒后组织损伤有关。

【护理措施】

（一）紧急处理

1. 检查伤情 老年人跌倒后，不要急于扶起，应先分清情况，再进行跌倒后的现场处理。首先要检查确认伤情：老年人对跌倒过程是否有记忆，如不能记起跌倒过程，提示可能为晕厥或脑血管意外；检查是否有剧烈头痛或口角歪斜、言语不利、手脚无力、感觉异常及大小便失禁等，警惕是否为脑卒中，处理过程中注意避免加重病情；检查有无骨折，查看有无肢体疼痛、畸形、关节异常、肢体位置异常等，以确认骨折并适当处置。

2. 正确搬运 老年人跌倒初步确定伤情后，如需搬运应保证平稳，尽量保持平卧姿势。

3. 有外伤、出血者 立即止血包扎并进一步观察处理。

4. 对跌倒后试图自行站起的老年人 可协助其缓慢起立后采取坐位或卧位并休息，并继续观察病情。

5. 对跌倒后意识不清的老年人 伴有呕吐者，将头偏向一侧，并清理口腔、鼻腔呕吐物，保持呼吸道通畅；伴有抽搐者，移至平整软地面或身体下垫软物，防止碰、擦伤，必要时使用牙垫，防止舌咬伤，注意保护抽搐肢体，防止肌肉、骨骼损伤；呼吸心跳停止者，应立即进行胸外心脏按压、口对口人工呼吸等急救措施。

（二）病情观察

观察病人神志、生命体征的变化，警惕内出血及休克征象；观察神志、瞳孔以及单侧肢体，若有肢体无力、口齿不清、打哈欠、大小便情况，警惕有无颅脑损伤等。

（三）对症护理

根据病人的日常生活活动能力，提供相应的基础护理，满足老年人日常生活需求；预防压疮、肺部感染、尿路感染等并发症；指导并协助老年人进行相应的康复功能锻炼，预防失用性综合征的发生，促进老年人身心功能康复，回归健康生活。

（四）心理护理

重点针对跌倒后出现恐惧心理的老年人进行心理护理，帮助其分析产生跌倒的原因，共同制订针对性的措施，以减轻或消除其恐惧心理。大多数老年人跌倒后伴有不同程度的身体损伤，生活不能自理，需要长期护理。为避免老年人对护理产生依赖和出现自卑心理，护理时应对其正确疏导，鼓励老年人，促使其自理活动的恢复。

（四）跌倒预防护理

跌倒的预防护理着重于如何预防再次发生跌倒。积极干预老年人跌倒因素，有助于避免老年人跌倒的发生或减轻老年人跌倒所致伤害的严重程度。

1. 评估并确定危险因素　通过监测、调查或常规工作记录收集老年人跌倒信息，进行分析评估，确定老年人跌倒的危险因素，制订老年人跌倒的预防措施。

2. 跌倒的预防措施

(1)宣教防跌倒知识　加强防跌倒知识和技能的宣教，帮助老年人及其家属增强预防跌倒的意识；告知老年人发生跌倒时的不同情况的紧急处理措施，同时告知其在紧急情况发生时应如何寻求帮助等，做到有备无患。

(2)合理运动　指导老年人坚持参加适宜、规律的体育锻炼，以增强其肌肉力量、柔韧性，协调及平衡能力、步态稳定性和灵活性，从而减少跌倒的发生。适合老年人的运动包括太极拳、散步、慢跑、游泳、平衡操等。

(3)合理用药　指导老年人按医嘱正确服药，不要随意加药或减药，更要避免自行同时服用多种药物，并且尽可能减少用药的剂量，了解药物的副作用，注意用药后的反应。如服用降压药时需遵医嘱调整血压，随意加药量可致低血压，发生跌倒。随意减量则会出现血压不稳定，长期可能发生脑卒中，也可出现跌倒。一旦出现不适应卧床休息，防止跌倒。

(4)选择适当的辅助工具　指导老年人使用高度合适、底部面积较大的拐杖。并将拐杖、助行器(图 7-1)及经常使用的物件等放在老年人触手可及的位置；有视觉、听觉及其他感知障碍的老年人应佩戴视力辅助设备、助听器等辅助工具。

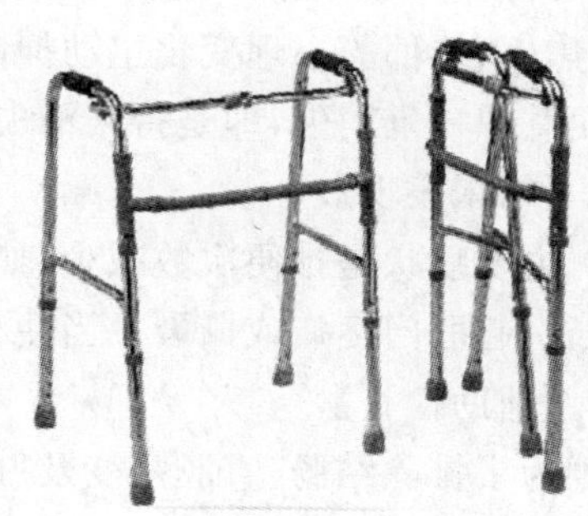
图 7-1　助行器

(5)创造安全的环境　①保持室内光线明亮，通风良好，地面干燥、平坦；经常使用的东西放在伸手容易拿到的位置，尽量不要登高取物；家具摆放合理，避免棱角对老年人产生伤害；对过道、厕所、灯开关等予以明确标志，并将其具体方位告知老年人。②衣着舒适合身，避免穿着过于紧身或过于宽松的服饰，以防行走时绊倒；鞋子尺码合脚，尽量避免穿拖鞋、高跟鞋、鞋底过于柔软或过大的鞋。

(6)调整生活方式　指导老年人及家属在日常生活中应注意：①避免走过陡的楼梯或台阶，上下楼梯、如厕时尽可能使用扶手；②转身、转头时动作一定要慢；③走路保持步态平稳，尽量慢走，避免携带沉重物品；④避免去人多及湿滑的地方；⑤乘坐交通工具时，应等车辆停稳后再上下车；⑥放慢起身、下床的速度；⑦避免睡前饮水过多导致夜间多次起床如厕，晚上床旁尽量放置小便器；⑧避免在他人看不到的地方独自活动。

(7)防治骨质疏松，减轻跌倒后损伤　指导老年人加强膳食营养，保持饮食均衡，适当补充维生素 D 和钙剂；绝经期老年女性必要时应进行激素替代治疗，增强骨骼强度，降低跌倒后的损伤严重程度。

任务二　便秘护理

便秘是指正常的排便形态改变，大便次数减少，粪便干硬，排便困难，用力排便后尚有残便感。老年人便秘属于慢性便秘，慢性便秘常使用罗马Ⅱ标准来诊断。罗马Ⅱ标准为在不用泻剂的情况下，过去 12 个月中至少 12 周连续或间断出现以下 2 个或 2 个以上症状称为便秘，即：①大于 1/4 的时间排便费力；②大于 1/4 的时间粪便是团块或硬结；③大于 1/4 的时间有排便不尽感；④大于 1/4 的时间有排便时肛门阻塞感或肛门梗阻；⑤大于 1/4 的时间排便需用手协助；⑥大于 1/4 的时间每周排便少于 3 次。

老年人的便秘程度随增龄而加重，严重影响老年人的生活质量。据资料统计，老年人的便秘发生率为 5%～30%，长期卧床老年人可高达 80%。

【致病因素】

引起老年人便秘的原因很多，包括生理因素、不良饮食习惯、不良生活方式、心理因素以及是否有并发症等。

(一)生理因素

随着年龄增长，老年人的食量和体力活动明显减少，胃肠道分泌消化液减少，肠管的张力和蠕动减弱，腹腔及盆底肌肉乏力，肛门内外括约肌减弱，胃结肠反射减弱，直肠敏感性下降，使食物在肠内停留过久，水分过度吸收引起便秘。

(二)不良饮食习惯

1. 膳食纤维摄入不足　日常饮食中动物性食物多，谷类食物、膳食纤维的摄入量减少，使得肠道蠕动缓慢、排便不畅而造成便秘。

2. 不良的饮食行为　如饮酒、喜食辛辣食物、饮水过少、偏食等不良的饮食行为与便秘的发生有关。

(三)不良生活方式

久坐不动、缺乏运动、生活起居无规律或没有养成良好的排便习惯的老年人容易发生便秘。

(四)心理因素

排便意识形成后，若环境适宜、无明显影响因素时能顺利排便，当排便环境不适宜时，排便者因为害羞、焦虑、抑郁等心理变化主动抑制自己的排便行为，排便意识也被抑制甚至消失，排便行为得到控制。但排便意识一旦消失，即是持久消失，因此不良心理状态也容易发生便秘。

【临床表现】

主要症状是排便次数减少，如 3 日 1 次或 1 周 1 次；大便量少质硬、秘结；排便费力，便后没有畅快感，甚至引起肛门疼痛或撕裂。当便秘严重时，可出现腹痛、恶心、食欲减退、疲乏无力、头痛、头昏等情形。

【辅助检查】

为了排除结肠、直肠病变及肛门狭窄等情况，可视情况选择以下辅助检查：结肠镜、直肠镜可直接检查肠内有无异常改变；钡剂灌肠 X 线摄片可检查肠道是否存在狭窄、梗阻等；直肠肛门压力测定；球囊排出试验等。

【治疗要点】

采用酚酞片、麻仁丸、大黄、番泻叶、甘露醇、乳果糖、液状石蜡、硫酸镁等药物治疗，开塞露、甘油栓、肥皂栓塞肛等物理治疗，或行灌肠法等。

【护理诊断】

便秘　与肠蠕动减少、药物副作用有关。

【护理措施】

(一)对症护理

1. 指导老年人养成良好的排便习惯

(1)定时排便　早餐后或临睡前按时如厕,培养便意;有便意则立即排便;排便时取坐位,勿用力过猛;注意力集中,排便时不要看书看报。

(2)勿长期服用泻药,防止药物依赖性的发生。

(3)保证良好的排便环境,便器应清洁而温暖。

2. 指导使用辅助器　为体质虚弱的老年人提供座便椅(图 7-2),或在老年人面前放置椅背,提供排便坐姿的依托,减轻排便不适感,避免了老年人久蹲后出现直立性低血压。

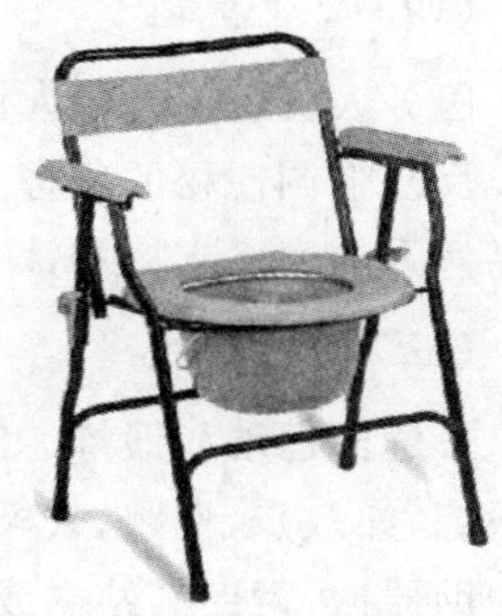

图 7-2　座便椅

3. 外用简易通便剂　老年病人常用简易通便剂,如开塞露、甘油栓、肥皂栓等,经肛门插入使用,通过刺激肠蠕动,软化粪便,达到通便效果。此方法简单有效,易教会病人及家属掌握,简易通便剂的使用方法:老年人取左侧卧位,放松肛门括约肌,将药挤入肛门,保留 5～10 min 后进行排便。

4. 灌肠法　严重便秘者必要时给予灌肠。可遵医嘱选用 123 灌肠溶液(按 50%硫酸镁 30 mL,甘油灌肠剂 60 mL,温开水 90 mL 配制)、植物油或肥皂水行小量不保留灌肠。

5. 人工取便法　老年便秘者易发生粪便嵌顿,形成结石而无法自行排出时,需采取人工取便法。向病人解释清楚,嘱病人取左侧卧位,戴手套,用涂上皂液的食指伸入肛门,慢慢将粪块掏出,取便完毕清洁肛门。

6. 排便注意事项　指导病人勿忽视任何一次便意,尽量不留宿便;注意排便技巧,如身体前倾,心情放松,先深呼吸,后闭住声门,向肛门部位用力等。

(二)一般护理

1. 饮食护理　饮食调理是预防便秘的基础。

(1)多饮水　如无限制饮水的疾病,则应保证每天的饮水量在 2000～2500 mL。清晨空腹饮一杯温开水,以刺激肠蠕动,对血脂不高、无糖尿病的病人,清晨宜空腹饮一杯蜂蜜水。

(2)摄取足够的膳食纤维和维生素丰富的食物　指导老年人酌情添加粗制面粉、玉米粉、豆制品、芹菜及韭菜等;适当多吃带馅面食,如水饺、馄饨、包子等,有利于保证更全面的营养,又可以预防便秘;多吃含 B 族维生素丰富的食物,如白薯、香蕉、生蒜、生葱、木耳、银耳、黄豆、玉米及瘦肉等,利用其发酵产气,可促进肠蠕动。

(3)少饮浓茶或含咖啡因的饮料,禁食生冷、辛辣及煎炸刺激性食物。

2. 活动指导

(1)保持良好的生活方式,坚持锻炼　每天保持 30～60 min 活动时间,卧床或坐轮椅的老年人可通过转动身体、挥动手臂等方式进行锻炼。

(2)运动促排便　①指导腹部按摩促排便,方法为取仰卧位,用手掌从右下腹开始沿顺时针向上、向左、再向下至左下腹,按摩至左下腹时应加强力度,每天 2～3 次,每次 5～15 圈,站立时亦可进行此项活动。②收腹运动和提肛运动:收缩腹部与肛门肌肉 10 s 后放松,重复训练数次,以提高排便辅助肌的收缩力,增强排便能力。③卧床锻炼方法:躺在床上,将一条腿屈膝抬高到胸前,每条腿练习 10～20 次,每天 3～4次;从一侧翻身到另一侧 10～20 次,每天 4～10 次。

3. 排便环境　房间内居住两人以上者,可在床单位间设置屏风或窗帘,便于老年人排泄的需要。照顾老年人排泄时,只协助其无力完成的部分,不要一直在旁守候,更不要催促,以免老年人因精神紧张而影响排便或不愿麻烦照顾者而憋便。

(三)用药护理

老年人勿长期服用口服泻药,防止产生药物依赖性。番泻叶、酚酞片、麻仁丸等作用温和的药物,适用于年老体弱、高血压、心力衰竭、动脉瘤、痔、疝、肛瘘等病人，温和的口服泻药多在服后 6～10 h 发挥作用，故宜在睡前 1 h 服用。番泻叶用开水浸泡当茶饮，酚酞片服药 8～12 h 起作用，持续 24 h 甚至更长，因酚酞直接刺激肠壁内神经丛，抑制水分吸收，可经过肠肝循环在体内蓄积，因此酚酞不能长时间服用。必要时根据医嘱使用刺激性泻药，如大黄、镁剂等，由于作用强，易引起剧烈腹泻，故尽量少用，并在使用过程中注意观察；润滑性泻药液状石蜡也不宜长期服用，以免影响脂溶性维生素的吸收；容积性泻药如甘露醇、乳果糖等服药的同时需饮水 250 mL；指导病人避免长期服用泻药，长期服用泻药可能造成依赖性，减弱肠道自行排便功能而加重便秘，同时还可能造成蛋白质、铁和维生素损失，从而导致营养缺乏。

（四）心理护理

医务人员应给老年人讲解便秘出现的原因，调节病人情绪，使其精神放松，避免因精神紧张而引发便秘。反复强调便秘的危害性与可治性，及时发现并解决问题，增加其治疗信心。鼓励病人参加集体活动，提高病人的家庭支持和社会支持水平。

（五）健康指导

1. 适当运动和锻炼 ①参加一般运动：老年人根据自身情况参加运动，若身体条件允许可适当参加体育锻炼，如散步、慢跑、太极拳等。②避免久坐久卧：避免长期卧床或坐轮椅等，如果不能自行活动，可以借助辅助器械，帮助其站立或进行被动活动。

2. 建立健康的生活方式 ①培养良好的排便行为，指导病人在晨起或早餐后排便，即使无便意，也要坚持蹲厕 3～5 min。②纠正不良饮食习惯，多食粗纤维含量高的食物，多饮水。③高血压、冠心病、脑血管意外病人应避免用力排便，若排便困难，要及时告知医务人员，采取相应措施，以免发生意外。

任务三　大便失禁护理

大便失禁是指粪便随时呈液态流出，不受意识控制。大便失禁常同时伴随便秘和尿失禁发生。多见于 65 岁以上的老年人，女性多于男性，多产的老年妇女发生率最高。这是一种伤害自尊的身体功能减退现象，常使老年人产生焦虑、惧怕、尴尬的心理变化，严重影响他们的日常生活与社会交往。

【致病因素】

（一）肛门括约肌功能退化

老年人肛门外括约肌和耻骨直肠肌对正常神经支配失去敏感性，处于弛缓状态；肛门感觉和运动系统均受影响，直肠黏膜在粪便充盈时缺乏膨胀感，不能引起便意及发动排便动作，直肠内粪便随时排出。

（二）外伤

外伤损伤了肛管直肠环，使括约肌失去了括约功能而致大便失禁。如刺伤、割伤、灼伤、冻伤及撕裂伤（主要为产妇分娩时的会阴撕裂），以及肛管直肠手术的损伤，如肛瘘、痔、直肠脱垂、直肠癌等手术损伤了肛门括约肌致大便失禁。

（三）神经系统病变

脑外伤、脑肿瘤、脑梗死、脊髓肿瘤、脊髓结核、马尾神经损伤等均可导致大便失禁。

（四）肛管直肠疾病

最常见的是肛管直肠肿瘤，如直肠癌、肛管癌，克罗恩病侵犯到肛管直肠并累及到肛门括约肌，溃疡性结肠炎长期腹泻引起肛管炎，或直肠脱垂引起的肛门松弛，以及肛周的严重瘢痕影响到肛门括约肌，使肛门闭锁不全时均可引起大便失禁。

【临床表现】

不能自主控制排泄粪便和气体，导致会阴部经常潮湿、粪便染污衣裤。完全失禁时，粪便可以随时自行流出；咳嗽、走路、下蹲及睡眠时，常有粪便、黏液从肛门外流。不完全失禁时，虽能控制干便，但对稀便不能控制，集中精力控制肛门时，方可使粪便不流出。

【辅助检查】

1. 视诊检查 可能见肛门处有原手术或外伤瘢痕畸形等。

2. 肛指检查 见肛管松弛或括约肌收缩功能差等临床诊断可以确立。原发病因在神经系统和结肠者，要通过神经系统检查、钡剂灌肠和内窥镜检查等来确诊。近年来对肛肠功能检查有一些新的进展，包括肌电描记可见到肌肉张力异常，肛门反射潜伏期加长，肛门皮肤反射和直肠膨胀正常反射消失等。肛直肠腔内气囊测压描记可见到压力图异常。

3. 排粪 X 线造影 可见到肛管直肠角消失等，这些检查有助于区分病变病因和制定合适的治疗方法。

【治疗要点】

（一）非手术疗法

1. 饮食调节 通过饮食治疗肛管直肠的炎症，使大便成形，避免腹泻及便秘，消除肛管直肠炎症刺激的不适感。常用的方法是多吃含纤维素高的及富有营养的食物，避免进食刺激性食物。如果肛管直肠有炎症可对症服用抗生素。肛周皮肤有炎症应经常保持肛周清洁，使其保持干燥或外用药涂擦。

2. 肛门括约肌锻炼 方法是嘱病人收缩肛门（提肛），每天提肛 500 次左右，每次坚持数秒钟，这样可增强肛门括约肌的功能。

3. 电刺激和针灸疗法 刺激肛门括约肌收缩，对神经性病变引起失禁者，可采用电刺激疗法和针灸疗法。电刺激疗法是将刺激电极置于外括约肌内，用电刺激肛门括约肌及肛提肌使之产生有规律的收缩，部分大便失禁病人可以得到改善。针灸疗法是我国传统医学的疗法，有的病人亦可取得很好的疗效，常用穴位是长强、百会、承山等。

（二）手术疗法

肛门失禁的手术治疗主要用于肛管括约肌的损伤及先天性高位肛门闭锁术后的肛门失禁。包括肛管括约肌修补术、肛管前方括约肌折叠术、经阴道括约肌折叠术、Parks 肛管后方盆底修补术。

【护理诊断】

1. 排便失禁 与括约肌功能失调有关。

2. 自我形象紊乱 与大便失禁引起的不良气味有关。

3. 有皮肤完整性受损的危险 与粪便长期刺激局部皮肤有关。

【护理措施】

（一）心理护理

老年人直肠功能丧失后，经常有难以启齿、意志消沉、孤僻、害怕被发现等心理，如不及时防治，其社会适应能力将进一步退化。护士应充分认识其心理问题，为他们提供优质服务，介绍治疗方法，加强生活护理，注重心理护理，鼓励其树立战胜疾病与恐惧的信心。

（二）饮食护理

提供高蛋白、高维生素营养饮食，增强体质，规律进食饮水，增加膳食中食物纤维的含量，根据纤维素含量及大便通畅性进行适当调整。食物纤维不会被机体吸收，但可增加粪便的体积，刺激肠蠕动，有助于恢复肠道功能，加强排便的规律性，有效地改善肛门失禁状况。

（三）皮肤护理

教会病人及家人每次便后用温水清洁肛门会阴部，并保持干燥。对于大便失禁严重或无规律排便的人使用一次性尿垫、内置式卫生棉条，使用一次性尿垫前肛周皮肤涂上鞣酸软膏。对长期卧床病人要减轻受压、变换体位、加强营养，促进局部血液循环。在病人肛周喷涂造口护肤粉，使用皮肤保护膜、康惠尔溃疡粉创口保护以预防肛周皮炎，方法是先用温水清洁肛周皮肤，待干后在肛周均匀喷涂，便后用温水清洁，2～3 天喷涂 1 次即可。

（四）健康指导

指导老年人适当锻炼身体，对认知功能良好、有自控能力的病人可做腹肌和骨盆底肌的训练。教会病人做提肛运动，每次收缩 10 s，休息 10 s，每次练习 30 次，每天 3～5 次，持之以恒，坚持半年以上。

任务四　尿失禁护理

尿失禁是由于膀胱括约肌损伤或神经功能障碍而丧失排尿自控能力，使尿液不自主地流出。尿失禁按照症状可分为充溢性尿失禁、无阻力性尿失禁、反射性尿失禁、急迫性尿失禁及压力性尿失禁五类。

尿失禁是老年人中最为常见的健康问题，不同性别、民族、种族人群的尿失禁发生率都随着年龄的增加而增高。我国近年报道，60 岁以上老年性尿失禁男性的发生率大约为 18.9%，女性为 37.7%。尽管老年性尿失禁对生命无直接影响，但所造成的身体异味、反复尿路感染及皮肤糜烂等，是导致老年人产生孤僻、抑郁等心理问题的原因之一，而且它还对病人及其家庭、卫生保健人员以及社会带来沉重的经济负担和精神负担，严重影响老年病人的生活质量。

【致病因素】

先天性疾病，如尿道上裂；创伤，如妇女生产时的创伤、骨盆骨折等；手术后并发症，如前列腺手术、尿道狭窄修补术等；各种原因引起的神经源性膀胱膀胱功能失调。

【临床表现】

（一）充溢性尿失禁

尿液不断地自尿道中滴出，这类病人的膀胱呈膨胀状态，不能完全排空，存有大量残余尿。

（二）无阻力性尿失禁

病人在站立时尿液全部由尿道流出。

（三）反射性尿失禁

病人不自主地间歇排尿（间歇性尿失禁），排尿没有感觉。

（四）急迫性尿失禁

病人有十分严重的尿频、尿急症状，由于逼尿肌无抑制性收缩而发生尿失禁。

（五）压力性尿失禁

当腹压增加时（如咳嗽、打喷嚏、上楼梯或跑步时）即有尿液自尿道流出，引起这类尿失禁的病因很复杂，需要作详细检查。

【辅助检查】

1. 尿常规、尿培养和生化检查　了解有无泌尿系统感染或肾功能损害。

2. 残余尿量测定　以区别因尿道阻力过高（下尿路梗阻）与阻力过低引起的尿失禁。

3. 膀胱尿道造影　如有残余尿，行排尿期膀胱尿道造影，观察梗阻部位在膀胱颈部还是尿道外括约肌。

4. 膀胱测压　观察膀胱有无抑制性收缩及逼尿肌有无反射。

5. 站立膀胱造影　观察后尿道有无造影剂充盈，尿道功能正常者造影剂被膀胱颈部所阻止，如有关排尿的交感神经功能受到损害则后尿道平滑肌松弛，造影片上可见到后尿道的近侧 1～2 cm 处有造影剂充盈。

6. 其他　必要时行膀胱压力、尿流率、肌电图的同步检查。

【治疗要点】

（一）药物治疗

一线药物包括 M 胆碱受体阻滞剂酒石酸托特罗定片（舍尼亭、贝可）、抗胆碱药曲司氯铵（安苏）和 M3 受体拮抗剂索利那新（卫喜康）等。

（二）手术治疗

手术治疗用于非手术治疗无效者。常用手术方式有泌尿生殖膈修复术、耻骨后膀胱尿道固定术、人工括约肌植入术、阴道无张力尿道中段悬吊带术等。

【护理诊断】

1. 功能性尿失禁 与膀胱神经功能失调有关。

2. 压力性尿失禁 与盆底肌肉支撑无力有关。

3. 急迫性尿失禁 与膀胱容量下降有关。

4. 反射性尿失禁 与膀胱神经冲动传导异常有关。

5. 有皮肤完整性受损的危险 与尿失禁有关。

6. 社交障碍 与异味引起不适有关。

【护理措施】

老年人尿失禁的发生常是多种因素共同作用的结果，故对尿失禁病人应遵循个体化的原则，针对不同的情况采取护理措施。

(一)一般护理

1. 饮食护理 指导老年人选择均衡饮食，保证足够热量和蛋白质供给；摄取维生素丰富及含有纤维素的食物，避免产气及辛辣刺激食物。向老年人解释饮水对排尿反射刺激的必要性，保持每日摄入的液体量在 2000～2500 mL，适当调整饮水时间和量，睡前限制饮水，以减少夜间尿量。避免摄入有利尿作用的咖啡、浓茶、可乐、酒类等饮料。

2. 活动与休息 张力性尿失禁病人避免用力、提重物等活动，鼓励老年人坚持做盆底肌与膀胱的训练、健身操等活动，减缓肌肉松弛，促进康复。

3. 皮肤护理 指导病人及时更换尿失禁护理用具；每日用温水擦洗，保持会阴部皮肤清洁干燥；勤换衣裤、尿垫、床单等，局部皮肤可涂适量油膏保护。

(二)用药护理

医务人员告知老年人治疗尿失禁的药物作用机制，指导老年人遵医嘱正确用药，讲解抗胆碱药物的不良反应，告知药物不良反应有口干、消化不良、皮肤干燥、自主神经失调等，停药后即可消失。服药期间避免驾驶车辆，并告知病人不要依赖药物而要配合功能锻炼的重要性。

(三)心理护理

从病人的角度思考及处理问题，建立互信的护患关系。体会病人的感受，在护理操作时用屏风等遮挡，保护其隐私。告知病人尿失禁可以治愈，增强老年人治疗的信心，减轻老年人的焦虑情绪，用心聆听老年人抒发的困扰及愤怒情绪，帮助其舒缓压力。

(四)指导选择尿失禁护理用具

1. 护垫、纸尿裤 护垫、纸尿裤是失禁最为普遍且安全的方法，可以有效处理尿失禁的问题，既不影响病人翻身及外出，又不会造成尿道及膀胱的损害。注意每次更换时用温水清洗会阴和臀部，防止尿湿疹及压疮的发生。

2. 接尿器 高级透气接尿器适用于老弱病残、骨折、瘫痪及卧床不起、不能自理的病人。使用方法：先用水和空气将尿袋冲开，防止尿袋粘连。再将腰带系在腰上，将阴茎放入尿斗中(男性病人)或接尿斗紧贴会阴(女性病人)，并把下面的 2 条纱带从两腿根部中间左右分开向上，与三角布上的两个短纱带连接在一起即可使用。这种方法可以避免生殖器糜烂、皮肤瘙痒感染、湿疹等问题。接尿器如图 7-3 所示。

3. 接尿袋 避孕套式接尿袋其优点是不影响病人翻身及外出。主要适用于男性老年人，选择适合病人阴茎大小的避孕套式尿袋，勿过紧。在病人腰间扎一松紧绳，再用较细松紧绳在避孕套口两侧妥善固定，另一头固定在腰间松紧绳上，尿袋固定高度适宜，防止尿液反流入膀胱。

4. 保鲜膜袋 保鲜膜袋接尿法其优点是透气性好，价格低廉，引起泌尿系统感染及皮肤改变小，适用于男性尿失禁病人。使用方法：将保鲜膜袋口打开，将阴茎全部放入其中，取袋口对折系一活口，系时注意不要过紧，留有 1 指的空隙为佳。使用时注意选择标有卫生许可证、生产日期、保质期的保鲜袋。

5. 导尿管 一次性导尿管和密闭引流袋适用于躁动不安及尿潴留的病人，优点在于为病人翻身按摩、更换床单时不易脱落；缺点是护理不当易造成泌尿系统感染，长期使用会影响膀胱的自动反射性排尿功能。因此，护理上必须严格遵守无菌操作，尽量缩短导尿管留置的时间。

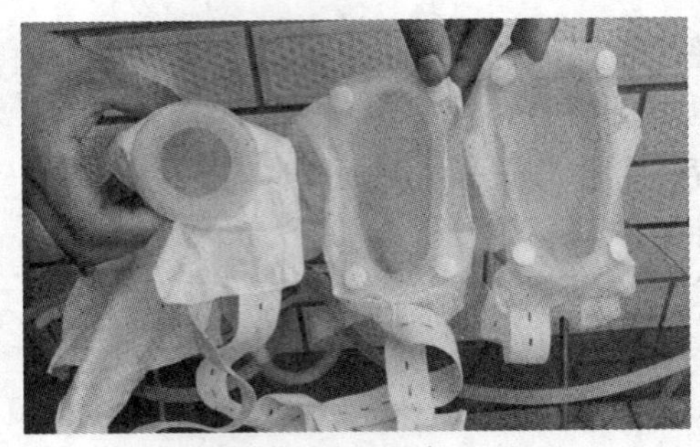

男用　　女用　　老年人用

图 7-3　接尿器

(五)协助行为治疗

行为治疗是压力性、急迫性及其他混合性尿失禁的首选治疗方法，包括生活方式干预、盆底肌肉训练、膀胱训练、间歇性导尿。

1. 生活方式干预　如合理膳食、减轻体重、规律运动、停止吸烟等。

2. 盆底肌肉训练　可分别在不同卧位时进行训练。

(1)站立　双脚分开与肩同宽，尽量收缩骨盆底肌肉并保持 10 s，然后放松 10 s，重复收缩与放松 15 次。

(2)坐位　双脚平放于地面，双膝微微分开，与肩同宽，双手放于大腿上，身体微微前倾，尽量收缩骨盆底肌肉并保持 10 s，然后放松 10 s，重复收缩与放松 15 次。

(3)仰卧位　双膝微屈约 45°，尽量收缩骨盆底肌肉并保持 10 s，然后放松 10 s，重复收缩与放松 15 次。

3. 膀胱训练　可增加膀胱容量，以应对急迫性的感觉，并延长排尿间隔时间。具体步骤如下：①让病人在白天每 2 h 饮水 150～200 mL，并记录饮水量及饮水时间。②根据病人平常的排尿间隔，鼓励病人在急迫性尿意感发生之前入厕排尿。③若能自行控制排尿，2 h 没有尿失禁现象，则可将排尿间隔再延长 30 min。直到将排尿时间逐渐延长至 3～4 h。若不能自行控制排尿，则可根据膀胱残余尿量行间歇性导尿。

任务五　睡眠障碍护理

睡眠障碍指睡眠量的异常及睡眠质的异常，或者是在睡眠与睡眠觉醒转换时发生异常的行为或生理事件，包括睡眠失调和异态睡眠。调查显示，40％以上的人存在睡眠障碍，其中 3/4 是 40～60 岁的中老年人，女性发病人数是男性的 1.5 倍。失眠是睡眠障碍最常见的一种类型，我国失眠病人约有 1.5 亿人，睡眠不良者高达 3 亿人。长期失眠会导致大脑功能紊乱，对身体造成多种危害，严重影响身心健康。因此，睡眠障碍必须引起足够的重视。

【致病因素】

(一)机体老化

由于衰老所致的脑生理学改变，使睡眠的神经体液调节能力降低，高效应器官的作用减弱。此外，随着肾脏的老化，肾功能低下，使肾小管的重吸收能力下降，夜尿增多，频繁排尿，使睡眠变浅。老化引起的睡眠改变，其特征是睡眠时间和深度的改变。这种睡眠模式的变化，使睡眠与觉醒周期性的日夜节律受到破坏，导致老年人白天睡眠增多，夜间失眠加重。睡眠效率即总睡眠时间与卧床时间之比降低，故老年人常诉睡眠不足或失眠。

(二)疾病因素

由于老年人全身各系统生理功均存在不同程度的老化，防御功能及代偿功均能降低，常易同时患有多种疾病，由疾病所致的各种刺激源，如疼痛、不适、抑郁、焦虑等均会影响老人的睡眠，而致睡眠障碍。另外，因疾病所采取的不同体位，也会直接影响其睡眠效果。

1. 心血管系统疾病 如心脏病发作常在睡眠时相周期的快速动眼期（REM），心脏病猝死也常在夜间发生，尤其是在快速动眼期。心功能不全时，如发生夜间阵发性呼吸困难，常采取端坐卧位；原发性高血压病人清晨过早转醒，醒后又疲乏。

2. 呼吸系统疾病 如支气管哮喘、慢性支气管炎、肺气肿等所致的咳嗽、咯痰、喘息及可能采取的半坐位或端坐位等均会影响老年人的正常睡眠节律。

3. 消化系统疾病 反酸、嗳气可致病人无法入睡。消化道溃疡时，因夜间胃酸分泌增多，胃痛常在夜晚发生而致失眠。肝性脑病时，其入睡情况和睡眠深度与血氨浓度有直接关系。血氨浓度在 37.3～69.6 μmol/L时，其入睡时间延长，夜间睡眠时间少于 4 h，而清醒时间占夜间总睡眠时间的 1/3；当血氨浓度升高至 80～130.5 μmol/L 时，这种改变更加明显，且难以判断睡眠深度。而当血氨浓度下降后，睡眠也会逐渐恢复。

4. 泌尿系统疾病 研究表明血尿素氮的浓度增高与失眠有关。故尿毒症病人整个睡眠时间缩短，且几乎不进入任何一睡眠时相周期。而在肾透析后，可进入非快速动眼期（NREM）第Ⅲ、Ⅳ时相的睡眠。而肾炎时尿频、尿急的症状，增加了夜间如厕的次数，使夜间醒转增多，入睡困难，睡眠变浅。

5. 运动系统疾病 如骨性关节炎、骨质增生、多发性肌肉痛等所致的不适与疼痛，常使老年人夜间不能入睡。

6. 代谢疾病 如甲状腺功能低下者，白天疲劳、嗜睡，其非快速动眼期第Ⅲ、Ⅳ时相的睡眠明显减少。而甲状腺功能亢进者，多有入睡困难、易醒、大部分时间睡眠变浅等特点。

7. 神经系统疾病 某些中枢神经系统疾病如脑血管病、老年期痴呆、脑炎、脑外伤、颅内肿瘤等均可引起睡眠障碍。

此外，有些老年人有打鼾、睡眠呼吸暂停和情绪失调等也都可能影响老年人的正常睡眠，导致睡眠障碍。

（三）睡眠环境改变

研究证明，在新环境下睡眠时相周期中非快速动眼期与快速动眼期睡眠的比例有所变化，其特点是快速动眼期减少，入睡时间延长，觉醒次数增多等。故更换新的环境，或卧室环境的温湿度过高、过低，床铺不平，有噪声，光线太强，均会改变老年人的睡眠规律，对睡眠质量产生影响。

（四）心理社会因素

进入老年期后，个体本身对社会生活的适应能力下降，同时面临退休、丧偶、社会角色改变、慢性病折磨、经济拮据、生活困难等重大事件，容易产生焦虑、紧张、忧郁乃至思虑过度，引起睡眠节律紊乱。

（五）不良生活方式

睡前饮用咖啡、浓茶，吸烟等，均可造成兴奋难眠、入睡困难或睡眠中断。饮酒开始有帮助入睡的作用，但长期饮用后会改变睡眠结构，最常见易早醒和宿醉，若突然戒断可产生严重失眠。睡前剧烈运动、睡前兴奋行为也可导致失眠。另外，饮食过饱或饥饿，可产生不舒适感，造成入睡困难。

（六）药物因素

凡是能影响 5-羟色胺、多巴胺、乙酰胆碱、去甲肾上腺素等中枢神经递质，使睡眠与觉醒规律改变的药物，均可能引起药源性睡眠障碍，具有提神、兴奋的药物晚餐时或睡前服用更容易引起睡眠障碍。

【临床表现】

（一）睡眠量异常

1. 发作性睡眠 指老年人因各种脑病、内分泌疾病引起的嗜睡状态，以及因脑病变所引起的发作性睡病，这种睡病表现为经常出现短时间（一般不到 15 min）不可抗拒的睡眠发作，往往伴有摔倒、睡眠瘫痪和入睡前幻觉等症状。

2. 睡眠量不足 指整夜睡眠时间少于 5 h，表现为入睡困难、浅睡、易醒或早醒等，又称失眠。失眠可

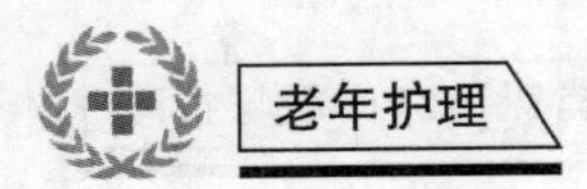

由外界环境因素(如光线过强、噪声大、值夜班、坐车船、刚到陌生的地方)、躯体因素(如疼痛、瘙痒、剧烈咳嗽、睡前饮浓茶或咖啡、夜尿频繁或腹泻等)或心理因素(如焦虑、恐惧、过度思念或兴奋)引起。一些疾病也常伴有失眠,如神经衰弱、焦虑、抑郁症等。

(二)睡眠质异常

睡眠质异常是指睡眠发作性异常行为。通常表现在睡眠中出现一些异常行为,如梦游症、梦呓(说梦话)、夜惊(在睡眠中突然骚动、惊叫、心跳加快、呼吸急促、全身出汗、定向错乱或出现幻觉)、梦魇(做噩梦)、磨牙、不自主笑、肌肉或肢体不自主跳动等。这些发作性异常行为不是出现在整夜睡眠中,多发生在一定的睡眠时期,例如:梦游和夜惊,多发生在正相睡眠的后期;而梦呓则多见于正相睡眠的中期,甚至是前期;磨牙、不自主笑、肌肉或肢体不自主跳动等多见于正相睡眠的前期;梦魇多在异相睡眠期出现。

老年人睡眠异常白天表现为困倦、倦怠、思睡、补睡眠。有些老年人长期服用镇静催眠药,突然停药时可出现反跳性失眠,表现为入睡时间延长或觉醒次数增加,且睡眠时间缩短。

【辅助检查】

主要应用脑电图多导联描记、Epworth 睡眠量表(ESS)测量、夜间多相睡眠图记录、多相睡眠潜伏期测定等。还可对原发病进行血常规、血电解质、血糖、尿素氮、心电图等检查。

【护理诊断】

睡眠型态紊乱　与机体内外因素改变有关。

【治疗要点】

(一)药物治疗

抗焦虑药如苯二氮卓类(BZD)、抗抑郁药、抗精神药物。

(二)心理治疗

心理治疗有认知疗法、睡眠限制疗法、刺激控制疗法、松弛疗法、光照疗法、生物反馈疗法、睡眠卫生教育。

【护理措施】

睡眠障碍与环境因素密切相关,但老年人的内在因素也不可忽视,故要针对老年人的特点及环境对老人的影响,采取相应的护理措施。

(一)创建良好的睡眠环境

老年人的睡眠环境应以整洁、舒适、安静、安全为原则,睡前根据老年人的睡眠习惯,调节好室内的温度、湿度、光线,减少外界环境对老人视、听、嗅、触等感觉器官的不良刺激,要求室内光线幽暗、空气流通、温湿度适宜、被褥舒适、床铺弹性适中等,并注意尽量避免变换老年人睡眠环境。一般室温在 18～22 ℃、湿度在 50%～60%为宜。天冷时要注意保暖,尤其是老年人主诉两脚发凉时,睡前要用热水泡脚,并根据季节变化,调整被子的厚薄,必要时加盖毛毯。对于住院的老年人,应尽快帮助其适应新的环境变化,详细介绍病房环境和同病室的病人,尽量将治疗集中在白天进行,操作做到“说话轻、走路轻、操作轻、关门轻”,条件允许时可将需要治疗处理和打鼾严重的老年人与其他人分室。此外,医院的寝具样式、面料直接关系到睡眠质量。要求被褥、枕头及有关物品舒适卫生、美观大方,易于消毒。必要时老年人可以使用自己的被褥。

(二)养成良好睡眠习惯

指导老年人养成良好的睡眠习惯,调整睡眠与觉醒的正常节律。规律的生活作息时间,如固定的日间活动及就寝时间,是良好睡眠的必要条件。养成良好的睡眠习惯,不仅对睡眠有帮助,亦是最好的养生之道。

1. 尽可能满足老年人的睡眠习惯　由于老人的生活环境、文化背景不同,长期形成的睡眠习惯也各异。如就寝前,有些老年人喜欢吃点心或热饮料;有些老年人喜欢看电视、听收音机或阅读书报;有些老人则喜欢温水沐浴等。只要身体状况或病情许可,应尽量尊重老年人的睡眠习惯和睡眠体位。此外,乳酪、牛奶和金枪鱼等因含有丰富的色氨酸,能够抑制脑的兴奋和思维活动,促使机体进入睡眠状态,是良好的增进睡眠的食物。

2. 睡前饮食 睡前应避免进食过饱或饥饿，避免饮浓茶、咖啡，避免服用氨茶碱、麻黄素等兴奋中枢神经的药物，避免剧烈活动。

3. 调整生活规律 安排有规律的睡眠时间表，定期锻炼和适度活动有助入睡。鼓励老年人日间适当活动，如打太极拳、散步、看书、听音乐及社交活动等，并劝告老年人每天按时起床，以强化生理节律。倘若老人长年养成的睡眠习惯有时即使对生活不利，也不要硬性强迫纠正，而需要多解释、多说服，向老人倡导规律睡眠的益处。痴呆和睡眠节律紊乱（如昼夜颠倒）的老人要给予特殊的照顾，注意调整其睡眠类型，保证夜间睡眠质量。

（三）睡前清洁促进睡眠

睡觉前可用热水泡脚、按摩头部、清洁口腔、清洗会阴、洗温水浴等，从精神和身体上给予老人一种满足、舒适的感觉。

（四）指导肌肉放松促进睡眠

以通过调整呼吸、姿势、集中注意力凝思冥想为辅助动作，结合有意识地按顺序放松肌肉练习达到松弛的目的。下面介绍三种松弛肌肉的方法。

1. 缓解上半部身体与颈部肌肉紧张的练习 缓慢旋转头部，耸肩，松弛肩肌；自肩部旋转双臂，按顺序活动，每次 10～15 min。

2. 腹式呼吸法 采取最舒适的体位，将双臂随意放置于身体两侧，进行腹式吸气，同时尽可能扩大胸廓，放松腹肌，平静地完成一次吸气动作后，缓慢地进行呼气，时间较吸气慢一倍。在腹式呼吸的同时，依次放松全身肌肉，自足部开始至头部。

3. 肌肉松弛活动练习 该练习法由美国学者霍夫曼（Hoffman）提出，环境选择要清静，并采取轻松的姿势，使全身肌肉放松；闭上双目，做深呼吸；脑海里呈现一幅宁静的图画，并在每次呼气时重复一个对自身有特殊意义的词或字，如“安静”；在上述活动时，按顺序放松全身肌肉，自足部开始至头部；反复进行，每次 15～20 min；结束时静坐数分钟，顿感全身轻松。

任务六　疼痛护理

疼痛是机体受到损伤时发生的一种不愉快的感觉和情绪性体验，是一组复杂的病理、生理改变的临床表现。疼痛可以是局部组织反应，也可以是全身性疾病的表现。疼痛是老年人一种常见症状。随着增龄变化，准确感觉疼痛和主诉疼痛的能力降低，而不明确的疼痛和由此引发的不适感明显增加。

老年人疼痛发展趋势为：①老年人持续性疼痛的发生率高于普通人群；②骨骼肌疼痛的发生率增高；③疼痛程度逐渐加重；④功能障碍与生活行为受限等症状明显增加。许多老年人常年生活在各种疾病的疼痛之中，不仅严重影响了老年人的生活质量，而且增加了社会负担。因此，老年人疼痛已经成为一个全社会都应当关注的普遍性社会问题。

【致病因素】

骨关节病，如风湿性关节炎、退行性骨关节病、骨质疏松、骨质增生；神经性疼痛，如糖尿病、三叉神经痛、脊椎病、偏头痛、脑卒中等；组织损伤性疼痛，如痛风、骨折、胃炎、溃疡病、心绞痛、感染性疾病和癌症等都是老年人疼痛的常见病因。65 岁以上者有 80%～85%患有一种以上易诱发疼痛的疾病，故老年人各种疼痛的发病率高。

【临床表现】

疼痛根据其原因不同表现为不同类型。

（一）根据起病缓急和持续时间而分的疼痛类型

1. 急性疼痛 有明确原因引起的急性发作，如骨折、手术、蛛网膜下腔出血等，持续时间多在 1 个月内。常伴有自主神经系统症状，如心跳加快、出汗，血压轻度升高等。

2. 慢性疼痛 起病较慢,一般超过 3 个月。多与慢性疾病有关,如糖尿病性周围神经病变、骨质疏松症等。一般无自主神经症状,但常伴有心理障碍,如抑郁的发生。

(二)根据发病机制而分的疼痛类型

1. 躯体疼痛 源自皮肤或骨筋膜或深部组织的疼痛,定位比较明确,性质为钝痛或剧痛。

2. 内脏疼痛 源自脏器的浸润、压迫或牵拉,疼痛位置较深且定位不清,性质为压榨样疼痛,可伴牵涉痛。以腹腔脏器的炎症性疾病较为多见。

3. 神经性疼痛 性质为放射样烧灼痛,常伴有局部感觉异常。常见原因是如疱疹后神经痛、糖尿病性周围神经痛、椎管狭窄、三叉神经痛、脑卒中后疼痛。

【辅助检查】

采用视觉模拟疼痛量表、面部表情量表、疼痛日记评分法等方法检查疼痛程度。根据疼痛原因及部位对原发病进行检查,如影像学(X 线、CT、MRI、造影等)以及实验室检查。

【治疗要点】

(一)治疗原发病

对疼痛应先查找并明确原发病后,积极治疗原发病,如骨折病人先治疗骨折,痛风病人先降嘌呤,结石病人先治疗结石等。

(二)药物治疗

疼痛病人原发病治疗后还有明显疼痛时再进行止痛治疗。疼痛治疗药物主要包括非甾体抗炎药、麻醉性镇痛药、抗抑郁药、抗焦虑药与镇静催眠药等。因老年人多以慢性疼痛多见,因此止痛时最好选择长效缓释剂。

1. 非甾体抗炎药 适用于短期治疗关节疾病炎症和急性风湿性疾病的主要药物,如布诺芬等。对乙酰氨基酚(泰诺林)是用于缓解轻至中度肌肉骨骼疼痛的首选药物。

2. 中药制剂 常用活血祛瘀祛湿中成药,如追风透骨丸、活络丸、伸筋活络丸等,能有效缓解骨质增生、风湿性关节炎疼痛等。

3. 阿片类镇痛药物 适用于急性疼痛和恶性肿瘤引起的疼痛。阿片类药物对老年人的止痛效果好,但老年人常因间歇性给药而造成疼痛复发。阿片类药物的副作用有恶心、呕吐、便秘、镇静和呼吸抑制,用药过程中注意观察和处理。

4. 抗抑郁药物 除了抗抑郁效应外,还有镇痛作用,可用于治疗各种慢性疼痛综合征。此类药包括三环类抗抑郁药,如阿米替林和单胺氧化酶抑制剂。三环类、四环类抗抑郁药不能用于严重心脏病、青光眼和前列腺肥大的病人。

5. 其他药物 如曲马多主要用于中等程度的各种急性疼痛和手术后疼痛,由于其对呼吸抑制作用弱,故适用于老年人的镇痛。活血祛瘀祛湿中药膏贴剂(如麝香追风膏、虎骨膏、骨刺痛贴膏)、外用止痛药(如芬太尼透皮贴剂(多瑞吉止痛贴))适用于不能口服的病人和已经应用大剂量阿片的病人。

(三)非药物止痛

非药物止痛可减少止痛药物的用量,改善病人的健康状况,常作为药物治疗的辅助措施,但是非药物止痛不能完全取代药物治疗。常用的非药物止痛方法如热敷法、按摩、放松疗法、音乐疗法均为有助于减轻疼痛的方法。

【护理诊断】

疼痛 与原发病及机体老化有关。

【护理措施】

(一)一般护理

1. 休息与活动 运动锻炼对于缓解老年人慢性疼痛非常有效。运动锻炼能改善全身血液循环,调节情绪,振奋精神,缓解抑郁症状,还可以增强骨承受负荷及肌肉牵张的能力,促进钙的吸收,减缓骨质疏松的进程,恢复身体的协调和平衡。骨折和手术后疼痛的老年人早期宜卧床休息,非疼痛部位第 2 日即可活动。

2. 饮食护理 针对疼痛的原发病指导病人的饮食营养。心绞痛、糖尿病、脑卒中、痛风引起的疼痛病人，宜低盐低脂、低胆固醇、低热能清淡饮食，禁烟酒。骨关节疾病疼痛者宜高钙、高维生素、高蛋白饮食。手术后疼痛病人饮食宜清淡，忌辛辣刺激饮食。骨关节病病人无痛风时可每日饮小量酒。

（二）对症护理

积极治疗原发病，去除致痛原因。如炎症性疼痛积极抗感染；骨折疼痛，应采取复位、止血、包扎、固定等措施；胸腹部手术后咳嗽引起伤口疼痛，应协助病人按压伤口后再鼓励咳痰和深呼吸等；因寒冷出现的疼痛一般为类风湿性关节炎，关节局部可给予热水袋热敷以促进血液循环。

（三）用药护理

药物止痛是临床解除疼痛的主要手段，止痛药分为非麻醉性和麻醉性两大类。非麻醉性止痛药如阿司匹林、布洛芬等，具有解热止痛功效，用于中等程度的疼痛，如牙痛、关节痛、头痛等，但大多对胃黏膜有刺激，可引起溃疡出血，宜饭后服用。麻醉性止痛药如吗啡、哌替啶等，用于难以控制的疼痛，止痛效果好，但易引起成瘾性和呼吸抑制，呼吸功能不良的老年人避免使用。长期服用阿片类药物导致的便秘可选用麻仁丸等中药。外用膏贴剂一般使用 24～48 h 药效消失，局部皮肤可引起皮疹或水疱，告知病人停止使用后即可恢复。

（四）心理护理

尊重并接受病人对疼痛的反应，建立良好的护患关系；解释疼痛的原因，介绍减轻疼痛的措施，有助于减轻病人焦虑、恐惧等负性情绪，从而缓解疼痛压力；鼓励病人参加有兴趣的活动，看报、听音乐、聊天、深呼吸、放松按摩等方法能分散病人对疼痛的注意力，以减轻疼痛；尽可能地满足病人对舒适的需要，如帮助变换体位，减少压迫；做好各项清洁卫生护理；保持室内环境舒适等；做好病人家属的工作，争取家属的支持和配合。

任务七 抑郁护理

抑郁症是躁狂抑郁症的一种发作形式，以情感低落、思维迟缓、言语动作减少等为典型症状。老年期抑郁症是指在 60 岁以后首次发病的抑郁症，是老年期最常见的功能性精神障碍，以持久（≥2 周）的抑郁心境为主要临床特征。其临床表现以情绪低落、焦虑、迟滞和躯体不适为主，且不能归同于躯体疾病和脑器质性病变。我国研究资料显示，精神科门诊初诊病例中，老年期抑郁症占 7.36%～7.56%，社区人群中老年期抑郁症的患病率为 0.16%。世界卫生组织（WHO）认为，抑郁症是老年人仅次于心脑血管疾病的第二号杀手，因此，老年期的抑郁已成为老年心理保健中的突出问题，早期发现、早期治疗可以取得良好效果。

【致病因素】

随着年龄增长，老年人各生理功能减退和社会角色改变，遭受各种精神刺激的频度和强度都明显增加。社交减少、缺乏社会支持、经济收入减少、劳动能力丧失、亡偶丧子、疾病缠身、丧失生活能力等，均是引发老年期抑郁症的负性生活事件。而老年人应对精神压力和精神创伤的能力下降是一个重要的促发因素。

【临床表现】

受老化过程的生理和心理变化的影响，老年期抑郁障碍与青壮年期发病者之间的临床表现还是存在一些差别，青壮年期发病者的认知功能损害较为明显，其他方面的表现相对较轻。老年期抑郁症的发生是渐进而隐伏的，其临床表现分为基本症状、一般症状与躯体症状等。

（一）基本症状

1. 情感障碍 大部分病人表现为情绪低落、忧郁寡欢、内心沉重，缺乏愉快感，对工作、学习、家庭、日常事务等一切事物都缺乏兴趣，对生活没有信心，有孤独感、失落感、自觉悲观失望，有突出的焦虑烦躁症状。

2. 思维活动障碍 病人表现为思维迟缓，反应迟钝，思考问题困难和主动性言语减少，痛苦性联想增多，常出现自责、自罪、厌世及疑病心理变化。

3. 智力活动障碍 出现比较明显的认知功能损害的症状，如记忆力显著减退，计算力、理解和判断力下降，动作迟缓，反应迟钝，缺乏积极性及主动性。严重时日常生活也懒于料理，进一步发展可出现不语不动，不吃不喝，呈木僵状态，生活需要人照顾。

4. 意志行为障碍 轻者依赖性强，遇事犹豫不决，稍重时活动减少，不愿社交，严重者可处于无欲望状态，日常生活均不能自理。最危险的病理意向是有自杀企图和行为。老年病人一旦决心自杀往往比成年人更坚决，行为也更隐蔽，应引起高度重视。

（二）一般症状

1. 睡眠障碍 其突出表现为早醒，醒后不易再入睡，日间尤其是上午表现为疲乏思睡，精神萎靡，也可有入睡困难或睡眠增多。

2. 疲倦乏力 无明显原因持续感到极度疲乏，精神萎靡，全身软弱无力。老年人常诉站起想坐着，坐着想躺下，躺下就无力再起来了。

3. 体重下降明显 常在短期内体重大幅度减轻，以使有些老年人担心自己患了癌症或其他重病，进一步增加焦虑情绪。

（三）躯体症状

伴有突出的躯体性焦虑，表现为心慌、胸闷、心前区疼痛或紧压感；食欲常明显减退，腹痛、腹胀，恶心、呕吐，腹泻或便秘，胃肠牵扯或收缩感等；尿频、尿急、尿痛，性欲明显减退，阳痿等；有时这些症状可能比较突出，完全冲淡或掩盖了抑郁心境，称之为隐匿性抑郁。

（四）其他症状

有些老年人可出现幻觉、幻听，被害妄想，关系妄想，现实解体，人格解体，疑病观念，强迫和恐惧症状等。

【辅助检查】

(1)对疑为抑郁症的病人，除进行全面的躯体检查及神经系统检查外，可进行地塞米松抑制试验(DST)和促甲状腺素释放激素抑制试验(TRHST)两项实验室检查。

(2)汉密顿抑郁量表评定、使用见项目四表 4-6。

【治疗要点】

（一）药物治疗

中度以上抑郁发作主要进行药物治疗。个体化合理用药是必须遵循的用药原则，从小剂量开始逐渐增至治疗量，停药时也应逐渐递减，以免引起停药反应。目前临床上一线抗抑郁药主要包括三环类抗抑郁药，如丙米嗪、阿米替林、多塞平等，其中丙米嗪的抗镇静和抗焦虑作用较弱，主要用于迟钝型抑郁，但由于其对心血管和消化系统等不良反应明显，老年人应慎重使用；四环类抗抑郁药，代表药有马普替林，对心血管不良反应相对较小，镇静作用温和，适合老年病人选用。

（二）心理治疗

对有明显心理社会因素作用的抑郁发作病人，在药物治疗的同时常合并心理治疗。常用的心理治疗方法包括支持性心理治疗、认知行为治疗、人际治疗、婚姻和家庭治疗、精神动力学治疗等，其中认知行为治疗对抑郁发作的疗效已经得到公认。

（三）物理治疗

有严重消极情绪及自杀企图的病人和使用抗抑郁药治疗无效的病人可采用改良电抽搐(MECT)治疗，电抽搐治疗后仍需用药物维持治疗。近年来又出现了一种新的物理治疗手段，即重复经颅磁刺激(rTMS)治疗，主要适用于轻中度抑郁发作。

（四）其他方法

如中医治疗、替代性治疗等。

【护理诊断】

1. 个人应对无效 与不能满足角色期望，丧失工作能力有关。

2. 有自杀的危险 与消极观念、自杀企图有关。

3. 思维过程紊乱 与消极认知有关。

4. 睡眠型态紊乱 与思维障碍有关。

【护理措施】

（一）一般护理

1. 饮食护理 食欲不振、便秘是抑郁病人常出现的肠胃系统方面的问题。应选择病人平常较喜欢且富含纤维的食物，可采取陪伴病人用餐或少量多餐。若病人因认为自己没有价值，不值得吃饭时，可让病人从事一些为别人做事的活动，如此可以协助病人接受食物。若病人坚持不吃，或体重持续减轻，则必须采取进一步的护理措施，如喂食、鼻饲、静脉输液等，以维持适当的水分及营养。

2. 休息与活动 老年抑郁症病人大部分时间卧床不动、不易入睡、睡眠浅、易醒或早醒。应主动陪伴和鼓励病人白天参加多次短暂的工娱活动，如打球、下棋、唱歌、跳舞等；晚入睡前让病人喝热饮、热水泡脚或洗热水澡、避免看过于兴奋、激动的电视节目或会客、谈病情。为病人创造舒适安静的入睡环境，确保病人睡眠。病人由于情绪低落、悲观厌世、毫无精力和情绪顾及自己的卫生及仪表，护理人员应给予鼓励和协助，使病人能维持日常生活自理状态。

（二）安全护理

1. 识别自杀动向 病人自杀前常有先兆症状，如焦虑不安、失眠、沉默少语或心情豁然开朗、在特殊地点徘徊、忧郁烦躁、拒餐、卧床不起等。可陪伴病人参加各种团体活动，如各种工疗和娱疗，避免其单独活动，在与病人的接触中，应能识别这些动向，给予心理上的支持，使他们振作起来，避免意外发生。

2. 加强巡视 对有消极意念的病人重点巡视。尤其注意夜间、凌晨（此时是抑郁症者自杀的最危险期）、午间、饭前和交接班及节假日等病房人员少的情况下防范，做到全天专人看护。

3. 预防自杀措施 加强对病房设施的安全检查。严格做好药品及危险物品的保管工作，杜绝不安全因素，发药时看服到口，仔细检查口腔，严防藏药或蓄积后一次性吞服。测量体温时，对严重抑郁病人应做到手不离表，严防咬吞体温表。会客时，应反复向家属交代病情，取得家属的帮助和配合，做好病人的疏导工作。

（三）心理护理

1. 减轻心理压力 增加社会交往，改善消极的生活方式。

2. 改变负性思考 抑郁病人常有负性的看法，而这种情形常是不自觉的。首先应协助病人确认负性的想法并加以改变。其次，帮助病人回顾其优点、长处和成就来增加正向看法。此外，还要帮助病人检视认知、逻辑与结论的正确性，修正不合实际的目标，协助病人完成建设性工作和参与社交活动，树立正性想法。

3. 建立有效沟通方式 鼓励病人抒发自己的想法并认真倾听，选择其感兴趣的话题交流。严重抑郁病人思维过程缓慢、思维量减少、语言表达少，对于此类病人应耐心以非语言的方式表达关心与支持，引导病人注意外界，同时协助或鼓励病人表述看法。

（四）用药护理

1. 坚持服药 注意观察药效和不良反应，发药后一定要做到看服到口，不可随意增减药量，更不可能因各种原因中途停服。

2. 遵循用药原则 开始用药从小剂量逐渐增至治疗量，停药时也应逐渐递减，以免引起停药反应。注意合理用药、个体化用药。

（五）健康指导

1. 指导复查 说明坚持用药、定期门诊复查的重要性，对于 60 岁以上第一次患病的抑郁症病人治愈后至少应维持治疗1年，若出现复发症状，则维持治疗2年或更长。

2. 指导家庭应对技巧 指导家属为病人创造和利用各种人际接触的机会，协助病人改善处理人际问题方式，增强社交技巧。

任务八 焦虑护理

焦虑是最常见的一种情绪状态。当焦虑的严重程度和客观事件或处境明显不符，或者持续时间过长时，就变成了病理性焦虑，称为焦虑症，也称为焦虑障碍。老年期焦虑症，指发生在老年期，以广泛和持续性焦虑或反复发作的惊恐不安为主要特征的神经症性障碍。临床上常伴有自主神经症状和运动性不安，如头痛、胸闷、心悸、口干、呼吸急促、出汗、震颤、尿频、尿急等。老年人由于脑功能下降，精神应激较多，容易发生焦虑症，因此老年人经常处于明显的焦虑状态，但并非实际威胁所致，其紧张不安程度与现实处境很不相称。

【致病因素】

目前病因尚不明确。研究表明，焦虑症与遗传因素、个性特点、不良事件、应激因素、躯体疾病等均有关系，这些因素会导致机体神经内分泌出现紊乱，神经递质失衡，从而造成焦虑等症状的出现。老年焦虑症增多与体弱多病、肢体功能障碍、离退休问题、疑病症、孤独、生活状况、社会治安问题等有关。

【临床表现】

（一）情绪症状

病人感觉自己处于一种紧张不安、提心吊胆、恐惧、害怕、忧虑的内心体验中。问其紧张害怕原因时有些人能明确说出害怕的对象，也有些人说不清楚害怕什么，但就是觉得害怕。

（二）躯体症状

病人紧张的同时往往伴有自主神经功能亢进的表现，如心慌、气短、口干、出汗、颤抖、面色潮红等，有时还有濒死感，觉得自己快要死掉了，严重时还会有失控表现。

【辅助检查】

常用汉密顿焦虑量表来评定，使用见项目四中表4-4。

【治疗要点】

（一）药物治疗

药物治疗对焦虑症有良好的效果，可使焦虑症状很快减轻。如阿普唑仑、去甲羟安定、氯硝西泮的抗焦虑作用较强。

（二）心理治疗

心理治疗是通过语言或非语言交谈与病人建立起的良好医患关系，应用有关心理学和医学知识指导和帮助病人克服和纠正不良的生活方式、行为习惯、情绪障碍、认知偏见以及适应问题。心理治疗对焦虑症的缓解及预防复发起重要作用。适合焦虑症的心理治疗有支持治疗、行为治疗、认知治疗、生物反馈治疗等。

【护理诊断】

焦虑 与焦虑特质和老化有关。

【护理措施】

（一）一般护理

1. 环境要求 对于严重焦虑的病人将其安置在安静舒适的房间，避免干扰，周围的设施要简单安全，进行专人护理。

2. 密切观察病情 对伴有躯体疾病病人，向其讲明不良的情绪可对身体造成不良的影响，让病人从主观上控制情绪反应。监测生命体征，对有严重躯体疾患的老年病人，除严密监测外，还要调整饮食结构，加强营养质的摄入，增加钙质食物的补充，以防骨折发生。

(二)药物护理

一般轻度焦虑不需作特别的处理，指导老年病人保持良好的心态，学会自我疏导，自我放松。密切观察药物效果与不良反应。指导正确服药的时间及定期更换药物，严格按照医嘱来服药，不得随意更改剂量。阿普唑仑抗惊恐发作效果最好，对广泛性焦虑伴有抑郁情绪也有良好的效果，但抗焦虑治疗一般不宜超过6周，因此类药物最大的缺点是易产生耐受性和依赖性，而突然停药可产生戒断症状。

(三)心理护理

加强心理护理，以支持和疏泄疗法为主要内容。帮助病人了解疾病，认识疾病的性质，消除疑虑；对病人有耐心，允许病人有哭泣、纠缠等情绪的发泄行为；应用沟通技巧，鼓励老年病人表达内心感受，帮助其明确焦虑的相关因素，待情绪稳定时，应不失时机地给予心理护理；教会病人掌握松弛疗法的方法；指导病人正确处理各种应急事件的方法，增强心理防御能力；培养广泛的兴趣和爱好，保持心情豁达开朗。

任务九　视觉障碍护理

视觉障碍是指由于先天或后天原因，导致视觉器官(眼球视觉神经、大脑视觉中心)的构造或机能发生部分或全部的障碍，经治疗仍对外界事物无法(或甚难)做视觉的辨识。据调查，每1万名60～69岁老年人中约400人为视残，70～79岁的老年人中约800人为视残，80～89岁的老年人中约1200人为视残，100岁以上高达1300人为视残，老年视残是儿童视残的50～160倍。老年人视力损害的防治与康复已成为我们面临的严重挑战。

【致病因素】

(一)感染因素

感染是引起视觉障碍最常见的原因。

1. 感染性　由细菌、病毒、衣原体、真菌、寄生虫等引起的角膜炎、角膜溃疡、虹膜睫状体炎、脉络膜炎、眼内炎、全眼球炎、眼眶蜂窝织炎等。

2. 非感染性　泡性角膜炎、角膜基质炎、葡萄膜炎(包括虹膜睫状体炎、脉络膜炎)、交感性眼炎、原田病等。

(二)其他因素

(1)屈光不正　近视、远视、散光、老视、斜视、弱视等。

(2)眼外伤　眼球穿孔伤、钝挫伤、爆炸伤、化学烧伤、辐射伤等。

(3)青光眼。

(4)各种眼病后遗症　角膜瘢痕、瞳孔膜闭、瞳孔闭锁、玻璃体混浊等。

(5)全身疾病所致各种眼病变　高血压性视网膜病变，糖尿病性视网膜病变，肾炎性视网膜病变，血液病性视网膜病变，视网膜色素变性，黄斑变性，缺血性视神经病变等各种眼底病变，糖尿病性白内障。

(6)视网膜血管病　视网膜脱离，视网膜动脉阻塞，视网膜静脉阻塞，浆液性脉络膜，视网膜病变，视网膜血管炎，视网膜脱离等。

(7)老年变性病变　老年性白内障，角膜变性，老年性黄斑变性。

(8)肿瘤　眼内肿瘤、眼眶肿瘤或侵及眼球的眼睑肿瘤等。

【临床表现】

与老化有关的视觉障碍主要有老视、视敏感度和对比视敏感度下降，表现为视物的精细感下降、暗适应能力下降和视野缩小。眼科疾病情况如白内障、青光眼、糖尿病性视网膜病变、老年性黄斑变性等，则表现为视力明显减退甚至失明。

【辅助检查】

主要通过眼科专业器械检查老年人视力障碍的类型及程度。

【治疗要点】

(一)药物治疗

开角型青光眼所致的视力障碍使肾上腺受体阻断药，如盐酸左布诺洛尔滴眼液，感染性眼炎全身或局部使用抗生素。

(二)手术治疗

白内障、闭角型青光眼所致的视力障碍常采用手术治疗；视网膜病变所致的视力障碍可采用激光或(和)手术治疗。

【护理诊断】

1. 有受伤的危险　与各种原因引起的视力障碍有关。

2. 知识缺乏　缺乏疾病及用药治疗相关知识。

【护理措施】

(一)对因治疗护理

1. 对青光眼所致视力障碍者用药护理　开角型青光眼遵医嘱用药降低眼压；避免增加眼压的活动；嘱咐病人尽量避免在夜间及暗处活动。肾上腺受体阻断滴眼药禁用于支气管哮喘、严重慢性阻塞性肺部疾病、窦性心动过缓或Ⅲ度房室传导阻滞、明显心衰、心源性休克及对本药过敏者。

2. 对白内障及视网膜病变所致视力障碍者护理　手术后嘱病人睡前佩戴质硬的眼罩，近期内避免从事弯腰搬重物等体力活动，保持大便通畅。维持血糖和血压值在合适的范围内，防止白内障、糖尿病性视网膜病变的发展。视网膜病变采用激光手术治疗，术后双眼覆盖眼罩，卧床休息，指导病人术后避免眼部受伤等。

(二)一般护理

1. 保持适宜的环境　调节室内光线，提高照明度可以弥补老年人视力下降所造成的部分视物困难。晚间用夜视灯以保持室内光线，避免受刺眼的阳光和强光灯泡的直接照射，当室外强光照射进户时，可用纱质窗帘遮挡。

2. 避免用眼过度　指导用眼时间不要太长，最好安排在上午进行，避免用眼过度疲劳；老年人对光亮对比度要求较高，老年人的阅读材料应印刷清晰、字体较大，最好用淡黄色的纸张，避免反光；保证充足的睡眠。

3. 物品妥善放置　老年人应熟悉日常用品放置的位置，使用物品应简单、特征性强、操作简单，为老年人创造一个物品放置固定、有序的生活环境。

4. 日常生活护理

(1)多饮水　患有青光眼的老年人每次饮水量为 200 mL(青光眼病人一次性喝水超过 300 mL 的时候就会出现头痛)，防止眼压升高，加重病情。

(2)饮食护理　戒烟酒，避免辛辣刺激性食物，如辣椒、洋葱、大蒜、胡椒等食物。减少含咖啡因的食物摄入，宜高维生素低脂饮食。

(3)保持适当运动量　有研究证实，适量运动可以降低黄斑部退化的风险，罹患视觉障碍的可能性会降低超过 70%。

(三)健康指导

1. 定期接受眼科检查　指导老年人每年进行一次眼科检查，对于有糖尿病、心血管疾病病史的老年人应缩短检查时间。如果近期自觉视力减退或眼球胀痛伴头痛，应该尽快检查，明确病因。

2. 配镜指导　老年人眼睛的调节能力衰退是随年龄的增长而逐渐发展的，因此根据定期眼科检查的情况，更换适合的眼镜。配镜前先要验光，排除近视、远视和散光，然后按年龄和老视的程度增减屈光度。同时还应考虑平时所习惯的距离适当增减镜片的度数。如进行近距离精细工作，应适当增加老花镜度数，反之老花镜度数则适当降低。

3. 指导滴眼剂的正确使用

(1)检查药物　使用滴眼剂前了解其性能、药物维持时间、适应证和禁忌证，检查眼药水有无混浊、沉淀及失效期等。

(2)方法　使用滴眼剂前清洁双手，用食指和拇指分开眼睑，眼睛向上看，将滴眼剂滴在穹窿内，闭眼，用食指和拇指提起上眼睑，使滴眼剂均匀分布在结膜内。滴药时，滴管不可触及角膜。滴药后按住内眼角数分钟，防止滴眼剂进入泪小管，吸收后影响循环和呼吸。

(3)药物保管　平时备一瓶滴眼剂以便遗失时使用，使用周期长的滴眼剂应放冰箱冷藏保存，切不可放入贴身口袋，以防污染和药物漏出。

4. 活动指导　指导病人外出活动尽量安排在白天。在光线强烈的户外活动时，宜佩戴防紫外线的太阳镜。从暗处转到亮处时，要停留片刻，待适应后再行走，反之亦然。

任务十　皮肤瘙痒护理

皮肤瘙痒是指仅有皮肤瘙痒感而无明显原发性皮肤疾病的损害。它是一种不愉快的皮肤感觉，多见于老年人，冬夏季易发，可分为全身性和局限性两种。

【致病因素】

(一)内因

机体疾病因素，如糖尿病、肝胆疾病、肾脏疾病、内脏癌肿、血液病(缺铁性贫血等)、甲状腺疾病及某些代谢性疾病、神经性疾病等；老化因素，老年人因皮肤腺体功能减退，皮肤萎缩、干燥，加之过度热水洗烫，易引起全身性瘙痒。

(二)外因

理化因素，如光线、化学制品、气候改变、洗浴不当、食物或衣物刺激(如毛织物、化纤织物等)以及一些药物刺激等；其他如接触粉尘、家禽及尘螨等。

【临床表现】

(一)阵发性剧烈瘙痒

瘙痒发作呈阵发性，伴有蚁走等感觉，气温变化、衣服摩擦、饮酒及进食辛辣食物等刺激可引起发作或加重。

(二)皮肤损害

由于频繁搔抓，皮肤常呈条状抓痕、血痂，色素沉着或减退，日久可出现湿疹样改变、苔藓化等继发损害。

【辅助检查】

针对可能引起瘙痒的原发病检查，如糖尿病、肝胆疾病、肾脏疾病、内脏癌肿、血液病；相应的实验室检查，如血糖、血常规、尿常规、肝肾功能、补体、超声及组织病理学检查等。

【治疗要点】

(一)止痒治疗

内服抗组胺药物，如第一代抗组胺药扑尔敏等，第三代抗组胺药地氯雷他定等；严重者可用静脉滴注10%葡萄糖酸钙；普鲁卡因静脉封闭；外用皮质类固醇霜或各种止痒剂如炉甘石、桉油醇、樟脑、薄荷醇、氧化锌等。

(二)治疗原发疾病

有糖尿病者药物控制血糖，加强饮食管理；积极抗炎，降低胆色素治疗胆汁淤积症；定期体检，预防肾脏疾病和癌肿；针对病因纠正贫血等。

【护理诊断】

1. 焦虑　与瘙痒不适有关。

2. 知识缺乏　缺乏与瘙痒有关的原发疾病的相关知识。

【护理措施】

（一）一般护理

1. 保持环境 保持室内温、湿度适宜并保持房间通风。注意生活规律，不要过度劳累。保证充足的睡眠，因瘙痒难以入睡时可以使用少量镇静催眠药。

2. 皮肤护理 剪短指甲，忌搔抓，避免热水烫洗，适当减少沐浴次数，洗澡水温以 35～40 ℃为宜，洗澡时间不宜过长，以 15～20 min 最宜。洗澡时不宜用碱性较强的肥皂。老年人油脂分泌少，皮肤干燥，故需要经常擦拭护肤用品，如护肤膏、护肤霜、护肤油等，使皮肤保持一定的湿度和滋润度。衣物、被褥应选择柔软的棉织品。

3. 饮食护理 饮食宜清淡，避免太咸、太腻。禁食鱼、虾、牛羊肉、辣椒等易过敏食物及辛辣刺激性食物。多食富含维生素的食物，如新鲜的绿色蔬菜、水果，保持大便通畅。多饮水、不喝酒、少饮或不饮咖啡。

（二）用药护理

观察药物疗效及副作用。第一代抗组胺药最常见的副作用是嗜睡和乏力，第二代抗组胺药因有严重的心脏毒性，与酮康唑、伊曲康唑和红霉素合用时会加重上述不良反应，故目前几乎不用。第三代抗组胺药副作用轻。服用第一代抗组胺药时不宜外出，最好卧床休息；镇静催眠药在睡前半小时服用以利睡眠；静脉滴注钙制剂时速度应缓慢，以免发生心慌等不良反应；用普鲁卡因静脉封闭时，每分钟 10 滴，并密切观察。

（三）心理护理

耐心向病人解释有关引起瘙痒的原因及预防措施，鼓励其积极参加老年人健身操或者看电视、听音乐、聊天等活动，转移对瘙痒的注意力，防止精神因素加重瘙痒。教会病人一些转移注意力的技巧，如呼吸松弛法、皮肤拍打法等，以减少对皮肤搔抓。

（四）健康指导

养成良好的饮食生活习惯，避免进食油腻、鱼虾海产品及烟酒等刺激性食物，多吃新鲜蔬菜及水果，多饮水，保持大便通畅。忌用热水烫洗及使用碱性过强的肥皂洗浴。瘙痒处避免过度搔抓、摩擦。去除病因，避免暑热及寒冷刺激。秋冬季适当减少沐浴次数，沐浴后及时涂抹护肤霜。夏季注意清洁卫生，减少汗液的刺激。

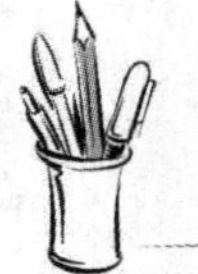

项目小结

老年人常见的健康问题主要有跌倒、大小便失禁、便秘、疼痛、睡眠障碍、抑郁、焦虑、视觉障碍、皮肤瘙痒等。掌握病人跌倒后的紧急处理及预防的措施对救治尤为重要。老年人便秘原因有生理因素、不良的饮食习惯、生活方式、心理因素等，针对病因进行相应护理。大便失禁重点注意皮肤护理及心理护理。对尿失禁病人应遵循个体化的原则，采取不同的护理措施，重视其皮肤护理及行为治疗训练。睡眠障碍严重影响老年病人的身心健康，针对老年人的特点及环境对老人的影响，采取相应的护理措施。对慢性疼痛的病人做好心理护理、用药护理、健康指导。老年抑郁症病人的安全护理尤为重要。老年焦虑症主要从用药护理及心理护理方面去加强。视觉障碍的护理主要从对因治疗护理、一般护理、健康指导来对进行。皮肤瘙痒症的护理主要做好饮食护理、用药护理、皮肤护理及健康指导等。

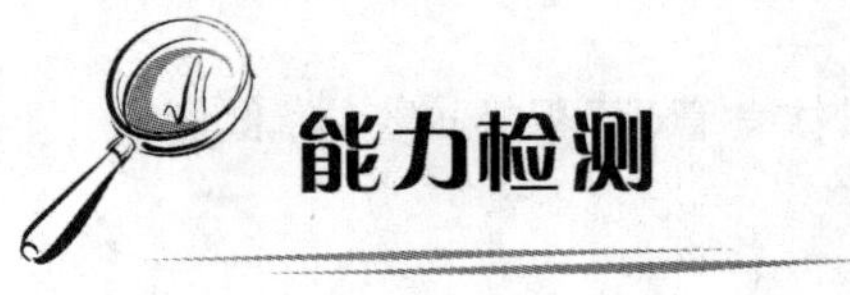

能力检测

一、选择题

1. 老年人跌倒后紧急处理措施包括（　　）。

A. 立即将病人扶起检查伤情　　B. 尽量保持平卧姿势进行正确的搬运
C. 有外伤、出血者，立即止血包扎　　D. 对跌倒后意识不清的老年人应特别注意

2. 为老年病人创造安全的环境预防跌倒的措施有（　　）。
A. 保持室内明亮，地面干燥、平坦、整洁
B. 将经常使用的东西放在伸手容易拿到的位置，尽量不要登高取物
C. 衣着舒适、合身，避免穿着过于紧身或过于宽松的服饰，尽量避免穿拖鞋
D. 以上都对

3. 对抑郁病人严防自杀的措施有（　　）。
A. 识别自杀动向　　B. 加强沟通　　C. 专人守护　　D. 工具及药物管理

4. 引起老年人便秘的原因很多，从哪些方面进行评估（　　）。
A. 生理因素　　B. 不良的饮食习惯、生活方式
C. 心理因素　　D. 年龄因素

5. 下列有关老年皮肤瘙痒症病人的叙述哪项错误？（　　）
A. 剪短指甲　　B. 洗澡水温以 35～40 ℃为宜
C. 禁食辛辣刺激性食物　　D. 洗澡时用碱性较强的肥皂

二、简答题

如何指导老年人使用滴眼药物？

（余新华）

项目八 老年人常见疾病护理

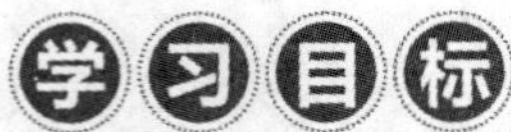

1. 掌握老年人常见疾病的临床表现、护理诊断与护理措施。
2. 熟悉老年人常见疾病的病因与治疗要点。
3. 了解老年人常见疾病的发病机制与辅助检查。

任务一　睡眠呼吸暂停低通气综合征病人的护理

案例导入

张某，男，63岁，因午休和夜间睡眠中多次憋醒就诊。病人近2年来睡眠打鼾，并多次在睡眠中憋醒。

体格检查：体温36.8℃，脉搏78次/分，呼吸20次/分，血压166/94 mmHg，体型偏胖，体重75 kg，神志清楚，心肺听诊无异常。经多导睡眠图检查，诊断为"睡眠呼吸暂停低通气综合征"。

辅助检查：多导睡眠图。

诊断：睡眠呼吸暂停低通气综合征。

呼吸暂停是指睡眠过程中口鼻呼吸气流完全停止10 s以上；低通气是指睡眠过程中呼吸气流强度(幅度)较基础水平降低50%以上，并伴有血氧饱和度较基础水平下降4%以上或微醒觉；睡眠呼吸暂停低通气指数(呼吸紊乱指数AHI)是指每小时睡眠时间内呼吸暂停次数加低通气次数。睡眠呼吸暂停低通气综合征(SAHS)又称睡眠呼吸暂停综合征(SAS)，是指每晚7 h睡眠过程中呼吸暂停反复发作30次以上或者睡眠呼吸暂停低通气指数≥5次/h(老年人≥10次/h)并伴有嗜睡等临床症状。睡眠呼吸暂停低通气综合征以反复发作的呼吸暂停与憋醒、严重打鼾、白天困倦与嗜睡为主要临床表现，并可因严重的低氧血症和高碳酸血症导致或加重多系统、多脏器损害。

睡眠呼吸暂停低通气综合征可发生于任何年龄，以阻塞型睡眠呼吸暂停低通气综合征为例，40岁以上成年人中，美国患病率为2%～4%，我国香港地区患病率为4.1%，我国上海和长春地区患病率分别为3.62%和4.81%，并且随增龄而增高，男性多于女性。

根据睡眠中呼吸暂停时胸腹运动情况，临床上将睡眠呼吸暂停低通气综合征分为中枢型(指在呼吸暂停过程中呼吸动力、口鼻气流与胸腹式呼吸均消失)、阻塞型(指在呼吸暂停过程中呼吸动力仍然存在，口鼻气流消失而胸腹式呼吸存在)和混合型(指一次呼吸暂停过程中前半部分为中枢型后半部分为阻塞型)，以阻塞型多见。目前把阻塞型和混合型两种类型统称为阻塞型睡眠呼吸暂停低通气综合征(OSAHS)。

【病因与发病机制】

(一)中枢型睡眠呼吸暂停低通气综合征

多数有神经系统、运动系统及严重肌病，如脑炎、枕骨大孔发育畸形、脊髓灰质炎、血管栓塞或变性引起的脊髓病变、家族性自主神经异常、膈肌病变、肌强直性营养不良、肌病等。其发病机制可能与睡眠时呼吸中枢对各种不同刺激的反应性降低、中枢神经系统对低氧血症特别是对CO_2浓度改变引起的呼吸反馈调控的不稳定性、呼气与吸气转换机制异常等有关。

（二）阻塞型睡眠呼吸暂停低通气综合征

主要见于肥胖、鼻部疾病（如过敏性鼻炎、鼻息肉、鼻咽部肿瘤、腺样体增生等）、咽部肥厚及悬雍垂肥大粗长、舌体肥厚、扁桃体肥大、软腭松弛、腹型肥胖等。老年人 OSAHS 发病机制可能与增龄、局部解剖结构改变有关。如软腭变长、咽部脂肪增厚、舌及软腭组织弹性改变、咽部周围骨形状改变（图 8-1）、睡眠状态下上气道软组织肌肉塌陷性增加、睡眠期间上气道肌肉对负压刺激的神经反应性降低，还可能与神经、体液、内分泌等综合因素作用有关。

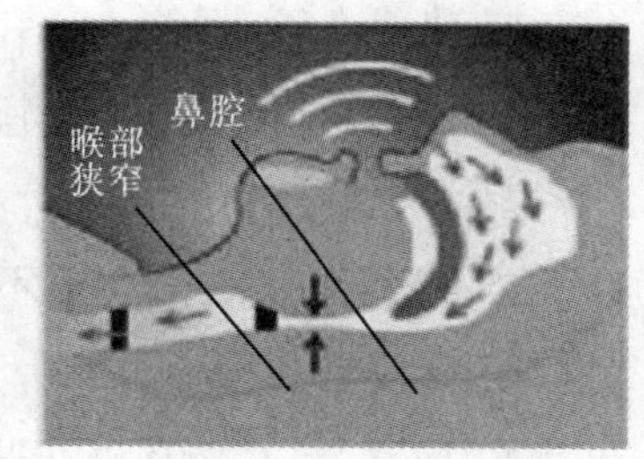

图 8-1 咽部通气图

【临床表现】

（一）白天表现

1. 嗜睡 嗜睡是阻塞型睡眠呼吸暂停低通气综合征最常见的症状，轻者为日间工作或学习时困倦、打瞌睡，重者在开会、交谈、吃饭、开车时亦可入睡。

2. 头晕、头痛 由于夜间反复呼吸暂停与低氧血症，使病人睡眠连续性中断、觉醒次数增多、睡眠质量下降，可出现不同程度的头晕、乏力、倦怠等表现。头痛常在清晨或夜间出现，多为隐痛，可持续 1～2 h，有时需服用止痛药才能缓解，与血压升高、颅内压与脑血流的变化有关。

3. 精神行为异常 由于低氧血症对大脑的损害以及睡眠结构的改变，病人常有注意力不集中、精细操作能力下降、记忆力减退、判断力下降等表现，老年人可有痴呆表现。

4. 性格情绪变化 由于缺氧和血液循环障碍，使脑细胞受损，出现白天嗜睡，病人智力亦受影响，可有个性改变，如烦躁、敏感、激动、抑郁等性格与情绪变化，甚至有行为异常等表现。约 10% 的病人出现性欲减退、阳痿等症状，在一定程度上影响其人际关系和家庭生活。

（二）夜间表现

1. 打鼾 由于气流通过狭窄的上气道时使软腭及咽部黏膜震动而发生。其主要表现为鼾声不规则、高低不等，并有“鼾声—气流中止—喘气—鼾声”交替出现，一般情况下气流中止的时间为 20～30 s，偶尔为 2 min 以上，此时病人常有明显的发绀。如果鼾声超过 60 dB，但是没有缺氧症状者，称为单纯鼾症。

2. 呼吸暂停 病人夜间反复出现呼吸暂停，7 h 睡眠过程中呼吸暂停可达 30 次以上，同床或同室睡眠者常因担心其呼吸不能恢复而将其推醒，病人呼吸暂停多随着喘气、憋醒或响亮的鼾声而终止。

3. 憋醒 呼吸暂停后突然憋醒，常伴翻身、四肢不自主运动甚至抽搐，或突然坐起感到心慌、胸闷或心前区不适。

4. 多动 因为低氧血症，病人夜间频繁翻身、转动。

5. 出汗 出汗较多，以颈部、上胸部明显，与气道阻塞后呼吸用力和呼吸暂停所致的高碳酸血症有关。

6. 夜尿 部分病人夜间小便次数增多，个别病人出现遗尿。

7. 睡眠行为异常 病人夜间睡眠中可出现恐惧、惊叫、呓语、夜游、幻听等异常行为。

（三）全身器官损害表现

阻塞型睡眠呼吸暂停低通气综合征病人可因严重的低氧血症、高碳酸血症、红细胞增生、血液黏度增加、血液 pH 值下降等导致血管交感神经兴奋，出现高血压、晨起头痛、冠心病、各类心律失常、肺心病、心力衰竭、脑血管疾病、糖尿病、精神异常等一系列心脑血管并发症。OSAHS 病人常以心血管系统异常表现为首发症状和体征。

【辅助检查】

（一）血液检查

红细胞计数和血红蛋白可有不同程度增加。

（二）多导睡眠图

多导睡眠图是诊断本病的金标准，能检测低通气指数值、平均血氧饱和度、最低血氧饱和度、呼吸暂停次数、时间，由此可以确定 SAHS 类型和程度。

（三）动脉血气分析

可有不同程度的低氧血症、高碳酸血症和呼吸性酸中毒。

（四）肺功能检查

并发肺心病、呼吸衰竭时，有不同程度的通气功能障碍。

（五）其他检查

包括 ECG、X 线、CT、核磁共振检查，以便及早发现并发症。

【治疗要点】

（一）一般治疗

减肥、睡眠体位改变（侧卧位，头部抬高）、戒烟戒酒、避免服用镇静剂等。

（二）原发病治疗

积极治疗原发病，如神经系统疾病、心力衰竭、鼻咽部肿瘤、腺样体增生、咽部肥厚及悬雍垂肥大粗长、舌体肥厚、扁桃体肥大、软腭松弛等。

（三）氧疗

睡眠呼吸暂停低通气综合征病人可以常规吸氧，纠正低氧血症。给氧浓度以 20%～30% 为宜，不宜高流量给氧，高流量给氧可抑制呼吸感受器，降低呼吸频率。

（四）呼吸机通气治疗

1. 经鼻持续气道内正压通气治疗（CPAP） 这是中、重度阻塞型睡眠呼吸暂停低通气综合征病人的首选方法，可以有效消除夜间打鼾、呼吸暂停和低通气等表现，也能显著改善病人嗜睡、头痛、记忆力减退等症状。

2. 双水平气道内正压通气治疗（BiPAP） 吸气与呼气正压分别调节，这样既能保证上气道开放，又符合呼吸生理过程，治疗依从性较好。

3. 自动调压智能呼吸机治疗 呼吸机送气压力根据病人夜间气道阻塞程度而随时变化，疗效和耐受性可能优于 CPAP 治疗，但价格贵。

4. 矫治器治疗 通过物理的方法，使下颌前移、气道通畅，达到改善呼吸的目的。

（五）药物治疗

由于药物副作用大且疗效差，在临床上已很少使用。常选择下列几类药物：鼻塞明显者可用收缩血管药物，增加上气道开放，减轻上气道阻力的药物，如萘甲唑林滴鼻液、麻黄素滴鼻液等，但它们副作用大，不宜长期使用；神经呼吸刺激剂，如甲羟孕酮（安宫黄体酮）、乙酰唑胺等兴奋呼吸，对部分低通气及睡眠呼吸暂停者可增加通气，减少呼吸暂停次数；作用于呼吸中枢改善症状的药物，如普罗替林可以抑制快速眼动睡眠，提高颏舌肌活性。

（六）手术治疗

目前最常用的手术方法是腭垂软腭咽成形术，还有低温等离子消融术、扁桃体切除术、鼻中隔成形术、激光辅助咽成形术、鼻息肉或鼻甲切除术、舌成形术及各种正颌手术等。

【主要护理诊断/医护合作性问题】

1. 气体交换受损 与睡眠时呼吸暂停、低通气有关。

2. 睡眠型态紊乱 与反复呼吸暂停导致睡眠中断有关。

3. 潜在并发症 高血压、冠心病、心律失常、肺心病、心力衰竭等。

【护理措施】

（一）一般护理

1. 环境与休息 指导病人劳逸结合，保证充分休息，正常作息，起居规律，避免过度劳累或晚睡晚起，否则将加重打鼾、憋气等症状发生。为病人提供清洁舒适的生活环境；夜间睡眠避免灯光、声音刺激；卧室温度不宜过高，被褥不宜太厚；合理安排治疗与护理操作时间，尽量不打扰病人的睡眠；睡前勿饱餐、勿饮酒、不吃镇静催眠药。

2. 饮食护理 向病人介绍饮食护理的重要意义，指导病人制订饮食计划，合理控制每日热量摄入，少吃高脂肪、高蛋白质、高胆固醇食物，禁烟忌酒，多食新鲜蔬菜、水果，每天进食定时定量，避免暴饮暴食，减少应酬和夜宵。

3. 运动锻炼 指导病人特别是肥胖病人进行适当的体育锻炼，根据病人情况选择快走、慢跑、散步、骑自行车等有氧运动，以减轻体重、增加肺活量、激活肺部功能，从而达到缓解呼吸暂停的目的。

(二)密切观察病情变化

SAHS病人在夜间睡眠中有可能因严重的心律失常、房室传导阻滞、心肌梗死、脑血管意外等并发症而发生猝死，而且随着睡眠的不断加深与时间延长，其危险性也随之增加，因此护理人员应严密观察其病情变化，特别是零点以后更应加强巡视，消除鼾声是熟睡标志的误解，注意观察病人的呼吸、心率、心律、血压、血氧饱和度及神态变化，防止病人夜间猝死。

(三)心理护理

病人由于夜间睡眠过程中反复出现打鼾、呼吸暂停、憋醒等表现，因而容易产生烦躁、恐惧、抑郁、人际关系紧张、认知功能障碍等心理情感变化。因此，应注重对其进行心理护理，充分了解病人的心理特点，向病人详细介绍本病的病因、治疗方法、注意事项，和病人建立良好的关系，关心、尊重、体贴病人，以取得病人的信任，指导病人采取听音乐、写日记、和人聊天等方式缓解心理压力，使病人能积极配合治疗。

(四)对症护理

1. 改善呼吸 指导SAHS病人调整睡眠姿势和体位，改仰卧位为侧卧位，以右侧卧位最为适宜，这样可以减轻咽喉部阻塞，防止舌根后坠，保持呼吸顺畅，避免或减少打鼾、憋气及呼吸暂停。为避免病人夜间睡眠时仰卧，可采用睡眠球技术，即在病人睡衣的背部缝上装有乒乓球或网球的口袋，强迫病人保持侧卧位。睡眠时枕头高度适中，不枕过高的枕头，因为枕头太高，可使喉咙与气管形成"死角"，阻碍正常呼吸与通气。

2. 给氧 可减少呼吸暂停的次数，提高动脉血氧饱和度，但单纯经鼻吸氧可降低低氧对呼吸中枢的刺激作用，延长呼吸暂停时间，因此给氧以低流量1～2 L/min为宜。

(五)用药护理

本病没有特殊治疗药物，病情严重或急性发病可以对症用药处理。针对原有疾病(如神经系统疾病)指导用药。

1. 麻黄素滴鼻液 该药是通过直接激动肾上腺素受体和间接促进递质释放两种机制发挥作用，在缓解鼻塞症状时效果明显。其不良反应有心率加速、血压升高，引起心律失常、高血压脑病、颅内出血。神经精神症状方面不良反应有精神兴奋、失眠、不安和肌肉震颤等。因此，冠心病、高血压、甲亢、青光眼、前列腺肥大等病人应慎用。如长期使用容易产生依赖性，形成药物性鼻炎。萘甲唑林滴鼻液主要成分是奈唑啉，是一种拟肾上腺素药。患有高血压的病人，也不可以经常使用滴鼻液。

2. 甲羟孕酮 可引起凝血机能异常，栓塞性疾病或血栓形成，不宜使用。严重肝功能损害，高钙血症病人禁用。

3. 乙酰唑胺 长期使用需防低钾，不宜用于肺心病、心力衰竭、肾脏疾病病人，严重不良反应为粒细胞缺乏症(系过敏反应)。高钙尿病人应进低钙饮食。

4. 普罗替林 较大剂量时需注意对心脏的影响。禁用于心肌梗死后恢复期和心律失常的病人。

(六)健康教育

1. 疾病知识指导 讲解打鼾、睡眠中憋醒等症状与疾病的关系，及本病可引起多系统、多器官功能损害的严重后果。

2. 改变影响不良因素 指导病人生活规律、合理饮食、适当运动、控制体重、戒烟忌酒、睡前勿饱食、不吃安眠药，睡眠时采用侧卧位，定期到医院进行复查。

(周立平)

任务二　慢性阻塞性肺疾病病人的护理

案例导入

病人，男，76岁，因反复咳嗽、咳痰，喘息6余年，再发加重6天就诊。病人诉于6年前开始出现反复咳嗽、咳痰，呈阵发性咳嗽，少量白色黏液痰，多在夜间发作，变天及受凉后症状加重，感气促，活动后加重。6天前出现咳嗽、咳痰、气促再发加重，阵发性咳嗽，咳白色黏液痰，伴胸痛，咳嗽时加重。

体格检查：体温37.1℃，脉搏76次/分，呼吸20次/分，血压140/88 mmHg，胸部双侧对称，桶状胸，呼吸运动自如。双侧语颤对称，双肺呼吸音低，可闻及湿性啰音，心界向左扩大，心率74次/分，未闻及杂音，余未见明显异常。有进食不洁食物史。

辅助检查：血常规，白细胞17×10^9/L，中性粒细胞分类89%。

临床诊断：慢性阻塞性肺气肿。

慢性阻塞性肺疾病(COPD)是一组由于慢性气道阻塞引起的通气功能障碍的一组肺部疾病，主要包括慢性支气管炎和阻塞性肺气肿。慢性阻塞性肺疾病主要累及肺部，但也可以引起肺外各器官的损害。

慢性阻塞性肺疾病是呼吸系统疾病中的老年常见病，且随年龄增长而增多。其患病率和死亡率均居高不下，且有逐年增加之势。慢性阻塞性肺疾病居全球死亡原因的第4位，居我国死亡原因的第3位，预计到2020年将成为全球第3位。由于慢性阻塞性肺疾病病人人数多、死亡率高，社会经济负担过重，已成为一个重要的公共卫生问题，至2020年慢性阻塞性肺疾病将位居世界疾病经济负担的第5位。

【病因】

(一)感染

感染是老年慢性阻塞性肺疾病发生发展的最重要因素之一。长期反复感染可破坏呼吸道防御功能，损害细支气管和肺泡。病原体主要是病毒和细菌，亦可是肺炎支原体。病毒以流感病毒、鼻病毒、腺病毒和呼吸道合胞病毒多见；老年慢性阻塞性肺疾病细菌感染常继发于病毒感染，病原菌主要以流感嗜血杆菌、克雷白杆菌、肺炎球菌、葡萄球菌多见。

(二)职业性粉尘

长期接触职业性粉尘及化学物质(烟雾、变应原、工业废气及室内空气污染等)可导致慢性阻塞性肺疾病的发生。

(三)空气因素

大气中的氯气、二氧化氮、二氧化硫等可损伤气道黏膜上皮，使气道清除功能下降，黏液分泌增多，为细菌入侵创造条件。受凉和气候改变也是慢性支气管炎、肺气肿急性发作的常见诱因。

(四)吸烟

国内外研究证明吸烟与慢性阻塞性肺疾病的发生关系密切。烟草中焦油、尼古丁和氢氰酸等可损伤气道上皮细胞，可使支气管痉挛，呼吸道上皮细胞纤毛运动受抑制，纤毛脱落而易感染。

(五)呼吸系统组织老化

老年人支气管和肺组织出现老化改变，呼吸道防御及免疫功能减退，导致呼吸道清除异物和病原体的能力下降，肺的弹性回缩力下降、肺泡扩大使肺体积膨胀等。

(六)其他因素

过敏、自主神经功能失调、肾上腺皮质功能和性腺功能减退、营养不良等因素，均有可能参与慢性阻塞性肺疾病的发生发展。

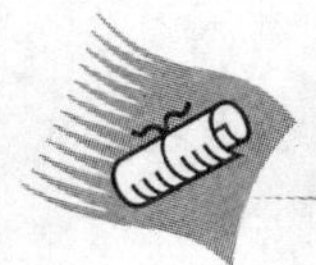

知识链接

COPD 病理生理变化

气道和肺实质慢性炎症：黏液分泌增多、纤毛功能失调、气流受限、过度充气、气体交换异常、肺动脉高压和肺心病及全身不良反应。

黏液分泌增多和纤毛功能失调→慢性咳嗽及咳痰。

小气道炎症纤维化、分泌物增加→FEV_1、FEV_1/FVC 降低。

小气道阻塞、气道陷闭→肺泡过度充气。

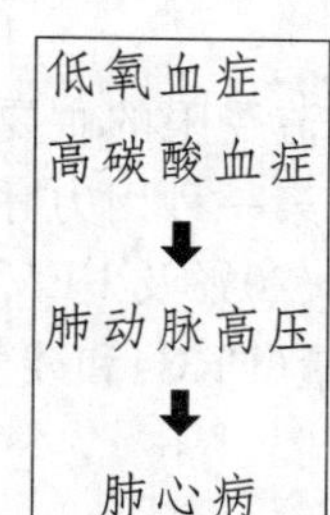

【临床表现】

(一)症状

1. 慢性咳嗽 晨间起床时咳嗽明显，白天较轻，睡眠时有阵咳或排痰。咳嗽随体位变换而加重，随病程发展终身不愈。

2. 咳痰 清晨排痰较多，一般为白色黏液或浆液性泡沫痰，偶可带血丝。合并感染，急性发作时，痰量增多，可有脓性痰，并有发热。

3. 气短或呼吸困难 慢性阻塞性肺疾病的标志性症状。早期仅在体力劳动或上楼等活动时出现，随着病情发展逐渐加重，严重者稍活动甚至休息时也感到气短。

4. 典型症状缺如或弱化 老年人机体反应能力差，炎症急性发作时体温不升、白细胞不高、咳嗽不重、气促不显著。可表现为精神萎靡、颜面发绀、厌食、胸闷、少尿等。

5. 并发症多 老年人气道屏障功能和免疫功能减退，体质下降，故易反复感染，且易并发慢性肺源性心脏病、自发性气胸、慢性呼吸衰竭、电解质紊乱、肺性脑病、播散性血管内凝血(DIC)等并发症。晚期病人有体重下降、食欲减退等全身症状。

(二)体征

早期可无异常。随疾病进展出现以下体征：桶状胸、呼吸浅快、严重者缩唇呼吸；触诊语颤减弱或消失；叩诊呈过清音，心浊音界缩小，肺下界和肝浊音界下移；两肺呼吸音减弱，呼气延长，可闻及干性啰音和(或)湿性啰音。

(三)慢性阻塞性肺疾病病程分期

慢性阻塞性肺疾病按病程可分为急性加重期和稳定期。前者指短期内咳嗽、咳痰、气短和(或)喘息加重、痰量增多，可伴发热等症状；后者指咳嗽、咳痰、喘息等症状稳定或轻微。

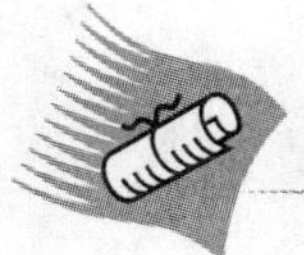

知识链接

美国胸科学会呼吸困难分类评定

轻度呼吸困难指中度与重度运动时引起的呼吸困难；中度呼吸困难指轻度活动时引起的呼吸困难；重度呼吸困难指安静时呈现出明显的呼吸困难。

美国胸科学会呼吸困难分级标准如下。

1 级　与同龄健康者在平地上同步行无气短，但登山或上楼时呈现气短。

2 级　平路步行 1 km 无气短，但不能与同龄健康者保持同样速度，平路快步行走有气短，登山或上楼时气短明显。

3 级　平路步行 100 m 即有气短。

4 级　稍活动(如穿衣、谈话)即气短。

【辅助检查】

(一)肺功能检查

肺功能检查是判断气流受限的主要客观指标，对慢性阻塞性肺疾病诊断、严重程度评价、疾病预后及治疗反应等有重要意义。第一秒用力呼气容积占用力肺活量的百分比(FEV_1/FVC)下降是气流受限的一项敏感指标，$FEV_1/FVC<70\%$及$FEV_1<80\%$预计值则可确定为不完全可逆的气流受限。肺气肿病人肺总量(TLC)、功能残气量(FRC)和残气量(RV)增高，肺活量(VC)减低。

(二)影像学检查

早期胸片可无变化。可出现肺纹理增粗、紊乱等非特异性改变。也可出现胸廓前后径增大，肋间隙增宽，肋骨平行，膈肌低平，两肺透亮度增加，血管纹理减少或有肺大泡征象。

(三)动脉血气分析

早期无异常，随病情进展到呼吸衰竭时出现低氧血症、高碳酸血症、酸碱平衡失调等。

【治疗要点】

(一)稳定期治疗

1. 支气管舒张药　常用沙丁胺醇气雾剂、异丙托溴铵气雾剂、茶碱缓释片或控释片。

2. 祛痰药　痰多不易咳出者常用盐酸氨溴索、N-乙酰半胱氨酸、羧甲司坦，以及鲜竹沥水、甘草、氯化铵等。

3. 长期家庭氧疗(LTOT)　家庭氧疗指征：①$PaO_2 \leqslant 55$ mmHg 或 $SAO_2 \leqslant 88\%$，有或无高碳酸血症；②PaO_2 55～60 mmHg 或 $SAO_2<88\%$，并有肺动脉高压，心力衰竭所致的水肿、红细胞增多症。氧疗方法：一般鼻导管吸氧，氧流量 1～2 L/min，吸氧时间 15 h/d 以上。

4. 糖皮质激素　重度和极重度、反复加重病人长期吸入糖皮质激素和 β_2 受体激动剂有一定效果，常用的有沙美特罗加氟替卡松(舒利迭)、福莫特罗加布地奈德。

5. 镇咳药　可待因、喷托维林等。

(二)急性加重期治疗

1. 支气管舒张药　药物同稳定期。

2. 低流量吸氧　低氧血症者予以持续低流量低浓度吸氧。

3. 抗生素　根据病原菌种类及药物敏感试验选用抗生素，常用头孢菌素、喹诺酮类、β 酰胺类等抗生素。

4. 糖皮质激素　住院治疗的急性加重期病人可使用糖皮质激素。

【主要护理诊断/医护合作性问题】

1. 气体交换受损　与气道阻塞、通气不足、呼吸肌疲劳、分泌物过多等有关。

2. 清理呼吸道无效　与分泌物增多、痰液黏稠、咳嗽无力有关。

3. 焦虑　与健康状况改变、经济负担加重有关。

4. 营养失调，低于机体需要量　与食欲降低、摄入减少、腹胀、呼吸困难有关。

【护理措施】

(一)一般护理

1. 环境要求　居住环境清洁，空气新鲜流通，室内空气定期消毒，保持适宜的温度和湿度，冬季注意保暖，避免直接吸入冷空气。

2. 休息与活动　病人采取舒适的体位，晚期病人宜采取身体前倾坐位，使辅助呼吸肌参与呼吸。视病人病情安排适当的活动量，活动以不感到疲劳、不加重症状为宜。

3. 饮食护理 饮食宜高热量、高蛋白质、高维生素，少量多餐，多食新鲜蔬菜、水果，补充呼吸功能增多消耗的热量和蛋白质，满足机体代谢需要；无心肾功能不全时可多饮水，以稀释痰液、补充水分。避免餐前和进餐时过多饮水；餐后避免平卧，以利于消化；腹胀病人宜食用软食，细嚼慢咽；避免进食产气食物，如汽水、啤酒、豆类、马铃薯和胡萝卜；避免摄入易致便秘的食物，如煎炸食物、坚果、干果等。

（二）心理护理

老年慢性阻塞性肺疾病病人因长期患病、社会活动减少、经济收入降低等，极易形成焦虑和抑郁心理，生活失去自信。护理人员应详细了解病人及其家庭对疾病的态度，帮助并指导家属消除诱因、定期进行呼吸肌功能锻炼、合理用药等，鼓励病人发展社交网络，参加力所能及的活动，以改善睡眠。

（三）病情观察

密切观察病人咳嗽、咳痰情况，记录痰液的颜色、量及性状，观察咳痰是否顺畅；观察呼吸的频率、节律、深浅度以及呼吸困难的程度，有无并发症表现；监测动脉血气和水、电解质、酸碱平衡情况。

（四）对症护理

1. 保持呼吸道通畅 痰多黏稠需多饮水，以达到湿化气道、稀释痰液的目的，亦可每天超声雾化吸入。指导病人有效咳痰：咳嗽时取坐位，身体略前倾，双肩放松，胸前环抱枕头，屈膝，尽量双足着地，从而利于胸腔扩展，增加咳痰的有效性，咳痰后恢复坐位，进行放松性深呼吸。护士或家属协助给予胸部叩击和体位引流，亦可使用排痰器协助排痰。

2. 氧疗护理 呼吸困难伴低氧血症者，遵医嘱给予氧疗。一般采用鼻导管持续低流量吸氧，氧流量1～2 L/min，应避免吸入氧浓度过高而引起二氧化碳潴留或氧中毒，一般吸入氧浓度为25%～29%，提倡进行每天持续15 h以上的长期家庭氧疗。氧疗有效的指标为病人呼吸困难减轻、呼吸频率减慢、发绀缓解、心率减慢、活动耐力增加。

3. 呼吸功能锻炼 慢性阻塞性肺疾病病人常通过增加呼吸频率来代偿呼吸，这种代偿多有赖于辅助呼吸肌的参与，病人容易疲劳。因此，护理人员应指导病人进行缩唇呼吸、腹式呼吸等呼吸功能锻炼，以加强胸、腹呼吸肌的肌力和耐力，改善呼吸功能。

（五）用药护理

注意观察药物疗效和不良反应。可待因有麻醉性中枢镇咳作用，有恶心、呕吐、便秘等不良反应，有可能成瘾，并因抑制咳嗽而加重呼吸道阻塞；喷托维林是非麻醉性中枢镇咳药，不良反应有口干、恶心、腹胀、头痛等；溴己新偶见恶心、转氨酶增高，胃溃疡者慎用；盐酸氨溴索是润滑性祛痰药，不良反应较轻。

（六）健康教育

1. 疾病知识指导 劝导病人戒烟，此为预防慢性阻塞性肺疾病的重要措施；避免粉尘和刺激性气体的吸入；避免呼吸道感染；在呼吸道传染病流行期间，尽量避免去人群密集的公共场所；指导病人根据气候变化及时增减衣物，避免受凉感冒。

2. 家庭氧疗指导 告知病人及家属家庭氧疗的意义、注意事项和操作方法，鼓励病人坚持家庭氧疗。指导病人及家属注意用氧安全，供氧装置（见图8-2）周围严禁烟火，防止防止爆炸。指导病人及家属对氧疗装置定期更换、清洁、消毒。

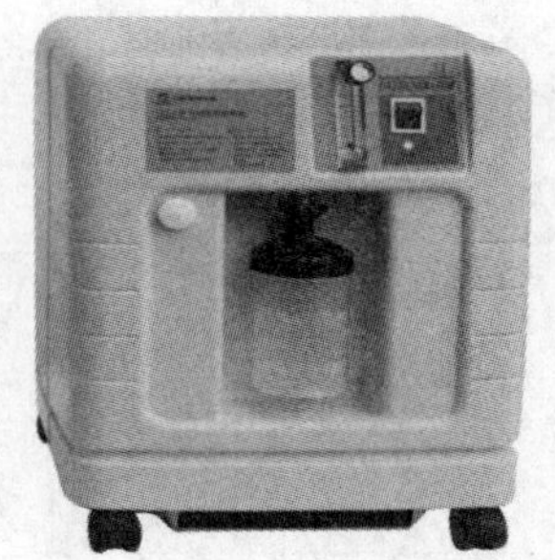

图8-2 家庭制氧机

3. 康复指导 告知病人康复锻炼的意义，指导病人制订个体化的锻炼计划，充分发挥病人的主观能动性；坚持呼吸功能锻炼，以改善呼吸功能，延缓病程进展；坚持全身锻炼（如打太极拳、散步等），以提高机体抵抗力。

（周立平）

任务三　冠状动脉粥样硬化性心脏病病人的护理

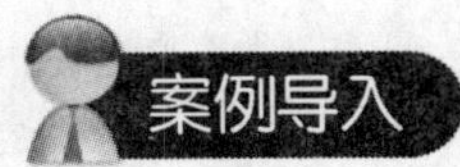
案例导入

病人，女，65岁，冠心病3年。主诉1 h前进食猪蹄后突然出现心前区持续剧烈疼痛，伴气促、大汗、恐惧和濒死感，由家属急送医院就诊。

体格检查：体温36.3 ℃，脉搏98次/分，呼吸24次/分，血压80/50 mmHg，肺部听诊呼吸加快，心率98次/分。痛苦面容，烦躁，四肢末梢湿冷，脉搏细速。

辅助检查：ECG提示 $V_3 \sim V_5$ 导联Q波宽而深，T波倒置，ST段呈弓背向上抬高。

临床诊断：急性心肌梗死。

冠状动脉粥样硬化性心脏病简称冠心病，亦称缺血性心脏病，是指冠状动脉粥样硬化使血管腔阻塞或狭窄，和(或)因冠状动脉痉挛导致心肌缺血、缺氧或坏死而引起的心脏病。冠心病发病率随年龄增加而增高，70岁以上老年人老年冠心病极为常见。近些年临床医学者将本病分为急性冠脉综合征(ACS)和慢性冠脉病(CAD)或称慢性缺血综合征(CIS)。ACS包括不稳定型心绞痛(UA)、非ST段抬高性心肌梗死(NSTEMI)和ST段抬高性心肌梗死(STEMI)；CAD包括稳定型心绞痛、冠脉正常的心绞痛、无症状性心肌缺血和缺血性心力衰竭(缺血性心肌病)。本任务主要讲述老年人心绞痛和急性心肌梗死。

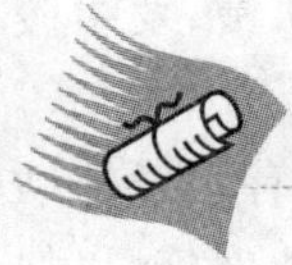
知识链接

冠心病分类

世界卫生组织(WHO)曾将冠心病分为五种类型：无症状性心肌缺血、心绞痛、心肌梗死、缺血性心肌病、猝死。

【病因与发病机制】

老年冠心病的病因是多种因素作用的结果，常见的易患或危险因素包括：①增龄；②高血脂；③高血压；④吸烟；⑤糖尿病和糖耐量异常；⑥肥胖；⑦体力活动少；⑧不良的饮食习惯，如进食较多动物脂肪、胆固醇、糖、盐和较高热量食物，其中高血压是老年冠心病最主要的独立危险因素。

老年冠心病发病机制为冠状动脉粥样硬化、血管壁痉挛等弹性下降、管腔狭窄、继发斑块内出血、斑块纤维帽破裂、血小板聚集形成血栓，导致不同程度的心肌缺血，甚至心肌梗死(见图8-3)。

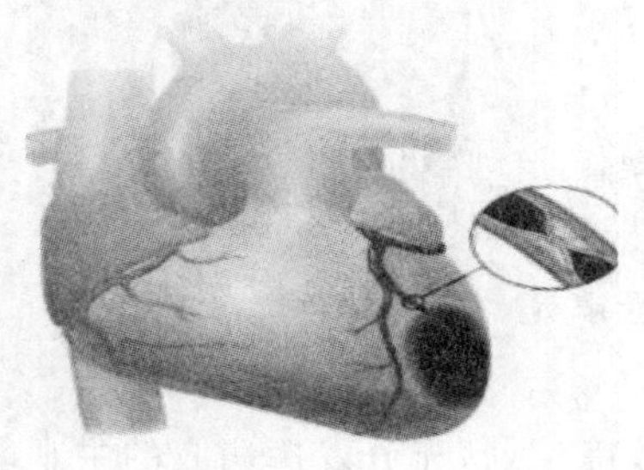
图8-3　心肌梗死

老年人心绞痛是由于冠状动脉供血不足导致心肌急剧的、暂时的缺血缺氧，出现以阵发性胸痛或胸部不适为主要表现的临床综合征，分为稳定型心绞痛和不稳定型心绞痛(UA)两种类型，不稳定性心绞痛临床表现不典型，有进展至心肌梗死的高度危险。

老年人心肌梗死是由于冠状动脉粥样硬化并发粥样斑块破裂、出血、血管腔内血栓形成或动脉持续性痉挛，使管腔迅速发生持久性闭塞，心肌严重持久缺血1 h以上即致心肌坏死。

【临床表现】

（一）稳定型心绞痛

以发作性胸痛为主要临床表现。典型疼痛的特点以体力劳动、情绪激动、劳累、负重行走、饱食、寒冷、焦急、吸烟、心动过速、休克等原因诱发，多发生于劳累或情绪激动时，主要为胸骨体中、上段之后紧缩样或烧灼样疼痛，常放射至左肩、左臂尺侧达小指和无名指，疼痛持续 3～5 min。老年人可在休息或睡眠中发生或不明原因地出现左肩背部放射性疼痛、上腹不适、牙痛、各种心律失常、呼吸困难等。

（二）不稳定型心绞痛

老年人以不稳定型心绞痛多见，表现常不典型。疼痛部位可以在牙与上腹部之间的任何部位，因其痛觉迟钝。疼痛程度往往较轻，其他表现如气促、疲倦、喉部发紧、左上肢酸胀、烧心等较多。

（三）心肌梗死

1. 多无前驱症状 发热和感染是老年人尤其是高龄老人的常见诱因。

2. 胸痛不典型 老年人无痛性心肌梗死的发生率有随年龄增加而增高的趋势，糖尿病发生在高龄老人中可无胸痛，有的老年人表现为牙痛、肩痛、腹部疼痛（可能是因坏死心肌刺激迷走神经）等。

3. 以其他症状为首发表现 如不明原因突发呼吸困难（最常见）、低热、血压下降、心律失常、全身倦怠、表情淡漠、意识障碍、脑卒中等，也可出现胸闷、恶心、腹痛、休克、心力衰竭等为首发表现。

4. 并发症多 老年人心肌梗死并发症发生率明显高于中青年，以心力衰竭和心源性休克最为常见，既可以首发，也可以在病程中发生；心律失常、心室壁瘤、乳头功能不全、猝死等并发症发生率亦高，而且出现早，还可并发右心肌梗死、心脏破裂、栓塞、心肌梗死后综合征、上消化道出血等。

【辅助检查】

（一）心电图检查

心电图是诊断心绞痛和心肌梗死最常用、最及时、最有价值的检查方法之一，但典型图形改变者占 60%，不典型图形改变者占 20%，完全不能诊断者占 20%。

1. 心绞痛 大多数病人表现为 ST 段压低（≥0.1 mV）、T 波倒置或原来倒置的 T 波直立。

2. 心肌梗死 ST 段抬高呈弓背向上型，宽而深的 Q 波（病理性 Q 波），T 波倒置，部分老年人无病理性 Q 波。

（二）血清心肌坏死标志物

1. 肌红蛋白 起病后 2 h 内升高，12 h 内达高峰，24～48 h 内恢复正常。

2. 肌钙蛋白 I(cTnI)或 T(cTnT) 起病 3～4 h 后升高，cTnI 于 11～24 h 达高峰，7～10 天降至正常，cTnT 于 24～48 h 达高峰，10～14 天降至正常。此为诊断心肌梗死的敏感指标。

3. 肌酸激酶同工酶(CK-MB) 在起病后 4 h 内增高，16～24 h 达高峰，3～4 天恢复正常，其增高的程度能较准确地反映梗死的范围，高峰出现时间是否提前有助于判断溶栓治疗是否成功，对诊断心肌梗死有高度特异性和敏感性。

4. 其他 肌酶激酶（CPK）峰值低、出现迟，25～48 h 才出现，持续时间长达 144 h；天冬氨酸氨基转移酶（AST）出现迟，49～72 h 达高峰，持续时间长达 196 h；乳酸脱氢酶（LDH）峰值比中青年人迟 2 天，73～96 h达峰值。

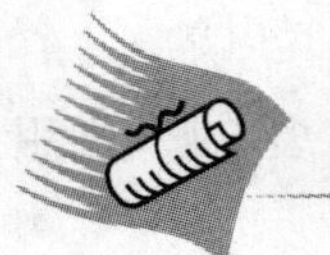

知识链接

CPK、AST、LDH 升高及峰值时间

成人 CPK、AST、LDH 三者在 AMI 发病后 6～10 h 开始升高，按序分别于 12 h、24 h 及 2～3 天内达高峰，分别于 3～4 天、3～6 天及 1～2 周内回降至正常。

(三)影像学检查

1.放射性核素检查 ^{201}TI(铊)心肌显像提示心肌供血不足或血供消失部位和范围,对心肌缺血诊断极有价值。

2.超声心动图 可探测到缺血区心室壁的运动异常;可诊断室壁瘤和乳头肌功能失调。

3.64排冠脉螺旋CT检查 通过螺旋CT造影可以了解冠状动脉粥样硬化发生、发展情况,还可以对比药物治疗前后的效果。

【治疗要点】

(一)心绞痛

老年人心绞痛治疗原则同成年人。主要是纠正影响因素,改善冠状动脉血供和减轻心肌氧耗。必要时行冠状动脉血运重建术。

1.急性发作期

(1)药物治疗 硝酸酯类药物为常用药物。首选硝酸甘油0.3～0.6 mg舌下含化,或硝酸异山梨酯5～10 mg舌下含化。不稳定型心绞痛单次含化往往不能缓解,一般建议每隔5 min重复1次,共用3次,然后持续静脉滴注或微量泵输注硝酸甘油或硝酸异山梨酯,直至症状缓解或出现血压下降。

(2)其他治疗 有呼吸困难、发绀者及时给氧,剧烈疼痛者给予吗啡5～10 mg,皮下注射。

2.缓解期治疗 可单独、交替或联合应用下列作用持久的药物,以防心绞痛发作。

(1)β受体阻滞剂 主要通过减慢心率、降低血压、降低心肌收缩力和耗氧量,从而减少心绞痛的发作。常用药物有美托洛尔、阿替洛尔、比索洛尔、纳多洛尔、康加尔多、塞利洛尔等。

(2)硝酸酯类药物 常用药物有硝酸异山梨酯、5-单硝酸异山梨酯、长效硝酸甘油等,亦可用2%硝酸甘油膏或橡皮膏贴片涂或贴在胸前或上臂皮肤,预防夜间心绞痛发作。

(3)钙通道阻滞剂 常用制剂有维拉帕米、硝苯地平缓释剂、地尔硫䓬等。

(4)抗血小板药 常用药物有阿司匹林、双嘧达莫、氯吡格雷等。

(5)调脂药物 常用药物有阿托伐他汀、辛伐他汀、氯伐他汀、洛伐他汀等。

(6)中医中药治疗 目前以活血化瘀、芳香温通和祛痰通络类药物最为常用。

(二)心肌梗死

1.心电监护 便于及时发现老年人心肌梗死后的心律失常。

2.给氧 提高氧浓度,促进氧向缺血心肌弥散。

3.解除疼痛 吗啡有抑制呼吸、降低血压和心率等副作用,因此不宜作为老年人心肌梗死的首选药,呼吸＜12次/分时禁用吗啡,可选用哌替啶50～100 mg肌内注射。

4.再灌注心肌 起病3～6 h最多12 h内再灌注心肌,此为心肌梗死(AMI)抢救成功的关键措施之一。方法:①经皮冠状动脉介入治疗(PCI);②立即(接诊后30 min内)行溶栓治疗,溶栓越早治疗效果越好,一般在6 h内进行,目前常用溶栓药物有尿激酶、链激酶、重组链激酶、重组组织型纤维蛋白溶酶原激活剂(rtPA)等,可静脉或冠状动脉内给药。

5.消除心律失常 ①一旦发生室颤立即行非同步直流电复律;②室性期前收缩或室性心动过速立即给予利多卡因静脉注射;③缓慢性心律失常选用阿托品肌内注射或静脉注射;④严重的房室传导阻滞应尽早安装临时心脏起搏器;⑤室上性快速心律失常选用维拉帕米、地尔硫䓬、美托洛尔、洋地黄制剂或胺碘酮等药物,药物治疗不能控制时可考虑同步直流电复律治疗。

6.纠正休克 补充血容量(右旋糖酐、5%～10%葡萄糖静脉滴注)、使用血管活性药物(多巴胺、去甲肾上腺素、多巴酚丁胺、硝普钠等)、纠正酸中毒等。

7.治疗心力衰竭 主要治疗急性左心衰竭,以利尿剂治疗为主,也可选择血管扩张剂减轻心脏负荷,24 h内尽量避免使用洋地黄制剂。

8.其他治疗 包括抗凝剂、β受体阻滞剂、钙通道阻滞剂、血管紧张素转换酶抑制剂和血管紧张素受体阻滞剂等治疗。

【主要护理诊断/医护合作性问题】

1. 疼痛:胸痛 与心肌缺血缺氧有关。

2. 活动无耐力 与活动引起心绞痛有关。

3. 恐惧 与剧烈胸痛引起的濒死感有关。

4. 自理缺陷 与心肌坏死、医源性限制有关。

5. 知识缺乏 缺乏控制心绞痛诱发因素及预防性用药知识。

6. 潜在并发症 心律失常、心力衰竭、心源性休克。

【护理措施】

(一)一般护理

1. 休息与活动

(1)心绞痛疼痛发作时应立即停止活动,卧床休息,协助病人采取舒适的体位,解开衣领。避免竞赛活动、屏气用力动作、过度紧张和长时间的工作。

(2)老年人心肌梗死急性期绝对卧床休息 12 h,病人饮食、排便、洗漱、翻身等由护士协助完成。若无并发症,第 24 h 内鼓励病人在床上进行肢体活动。若无低血压,第 3 天就可在病房内走动。梗死后第 4~5 天,逐步增加活动直至每天 3 次步行 100~150 m。活动时以不感到疲劳为宜,如病人在活动中出现不适,应立即停止活动,卧床休息。

2. 心电监测 当拟诊为心肌梗死时,立即送入冠心病监护室(CCU),进行心电图、血压和呼吸的监测,除颤仪随时处于备用状态。

3. 饮食护理 给予低热量、低脂肪、低胆固醇、低盐、高维生素、易消化的食物,进餐规律,少量多餐,避免过饱,尤以晚餐宜少。少食甜食、动物脂肪,尽量以植物油(如豆油、玉米油、菜油等)为食用油,每日胆固醇摄入量不超过 300 mg,每天钠盐摄入量不超过 4 g,多食新鲜蔬菜和水果,保持大便通畅,避免刺激性食物,不饮浓茶和咖啡,禁烟限酒。

4. 排便护理 急性心肌梗死病人由于卧床休息、进食少等多种原因易引起便秘。因此应加强排便护理,保持大便通畅。严禁排便用力,用力排便可增加心肌耗氧量,诱发心绞痛,增加心脏负担导致心肌缺血缺氧加重而猝死。病人应多进食高纤维素饮食,多饮水,依据病情进行适当运动,养成每日定时排便的习惯,每天清晨用蜂蜜 20 mL 加温开水同服,行腹部环形按摩,以促进排便,急性期常规给予缓泻剂,但忌用硫酸镁等较强的泻药。

(二)心理护理

病人往往会产生焦虑或恐惧心理,此心理反应又会成为发病诱因,以此形成恶性循环,因此,护理人员应向病人介绍疾病的相关知识,给予劝慰和引导,教会病人自我放松,必要时遵医嘱给予镇静剂,以稳定病人情绪。

(三)病情观察

严密观察病人疼痛的部位、性质、程度、持续时间、缓解方式、有无放射性疼痛及伴随症状等;严密监测血压、心率、心律、脉搏、体温、心电图变化,查看有无面色改变、皮肤冷或大汗、恶心、呕吐等表现;观察有无心律失常、急性心肌梗死等并发症表现;持续进行心电监测,观察心电图变化;定期抽血监测心肌酶和肌钙蛋白变化。

(四)对症护理

(1)病人疼痛发作时立即停止活动,卧床休息,舌下含服硝酸甘油,必要时给予吸氧,氧流量以 2~4 L/min为宜。不稳定型心绞痛需卧床休息 1~3 天,并行床边 24 h 心电监测。缓解期一般不需卧床休息,宜保持适当的体力活动。

(2)遵医嘱给予哌替啶等药物止痛,注意防止对呼吸功能的抑制;遵医嘱给予硝酸酯类药物,常用硝酸甘油或硝酸异山梨酯舌下含服或静脉滴注,硝酸甘油静脉滴注时,注意严格控制速度,密切观察血压、心率。

(3)心律失常护理 心肌梗死所引起的心律失常必须及时消除,以免演变为严重心律失常甚至猝死。

(4)休克护理 遵医嘱补充血容量,使用血管活性药物,纠正酸中毒。

(5)心力衰竭护理　遵医嘱给予利尿剂、血管扩张剂治疗。

(6)急性心肌梗死康复训练　①使病人尽快适应医院环境，向病人和家属介绍心脏康复程序和恢复过程；②对危险因素评定，进行继发性预防，纠正危险因素；③加强肢体活动，早期下床，预防长期卧床的潜在危害；④保持神经肌肉和精神的松弛；⑤提供医学监督，保持运动时病人心理的适应，观察血流动力学及心电图变化；⑥出院前或急性心肌梗死后2～3周做低水平运动负荷试验（3～4 METs或心率＜120次/分）。

（五）用药护理

1. 硝酸酯类药物　①硝酸甘油舌下含服时，舌下应保留一些唾液使其完全溶解，并且不要急于咽下药液。②长时间连续用药可产生耐药性而使效力降低，但停药10 h以上即可恢复效果。③本药与β受体阻滞剂（如普萘洛尔）合用，可使血压显著下降，故合用时其剂量不宜过大。④严重主动脉瓣狭窄或肥厚型梗阻性心肌病引起的心绞痛，不宜使用硝酸酯类药物，以免导致昏厥。⑤第一次用药时，病人宜平卧片刻。本药常见不良反应有头晕、头胀痛、头部跳动感，一般可自行消失；此外，还会出现面色潮红、烧灼感、心悸、耳鸣、眩晕，偶有血压下降。

2. β受体阻滞剂　①停用本药应逐渐减量，如突然停用有诱发心肌梗死或心律失常的可能。②本药与硝酸酯类药合用时，用量应偏小，以免引起直立性低血压。③低血压、支气管哮喘以及心动过缓、Ⅱ度或以上房室传导阻滞者不宜使用。④静脉滴注过程中必须严密观察血压、心律和心率变化，随时调节滴速，如心率低于60次/分时应立即停药。⑤糖尿病病人、严重肝或肾功能不全及老年病人慎用，妊娠及哺乳期妇女非必要时不用。本药常见不良反应有眩晕、疲乏、嗜睡、哮喘等，严重者出现心动过缓，甚至心脏停搏，用药前后应监测病人的血压、心律和心率。

3. 钙通道阻滞剂　本药用量宜从小剂量开始，以防血压急剧下降；有严重传导阻滞的病人及孕妇禁用地尔硫䓬；低血压病人慎用硝苯地平。硝苯地平缓释制剂的副作用有头痛、头晕、乏力、血压下降、心率增快、水肿等，偶见体位性低血压。地尔硫䓬的不良反应有头痛、头晕、失眠、窦性心动过缓、房室传导阻滞、低血压、肠胃不适等。维拉帕米的副作用有头晕、恶心、呕吐、便秘、心动过缓、PR间期延长、血压下降等。

4. 抗血小板药物　有出血倾向的病人及孕妇禁用，阿司匹林有消化道反应甚至消化道出血，餐后服药可减轻，并注意大便颜色。

5. 调脂药物　副作用很少，偶可发生胃肠道不适和疼痛。应用他汀类药物时，用药前和用药后定期检查肝功能，特别是与贝特类药物合用时，应严密监测转氨酶及肌酸激酶等生化指标，以及时发现药物性肝脏损伤或肌病。

6. 阿片受体激动剂　常用药物有哌替啶、硫酸吗啡等。本药连续使用可成瘾，对呼吸功能有抑制作用，不良反应表现为头痛、眩晕、恶心、呕吐，嗜睡，剂量过大可发生瞳孔缩小、惊厥、心动过速、幻觉、血压下降、呼吸抑制及昏迷。应注意给药剂量，支气管哮喘、颅内压增高、昏迷或心力衰竭病人禁用。

7. 血管紧张素转换酶抑制剂　参见“老年高血压护理”。

8. 抗凝药物　有出血、出血倾向或出血既往史、严重肝肾功能不全、活动性消化溃疡、血压过高病人和孕妇及产妇慎用。用药过多可导致自发性出血，故每次注射前应测定凝血时间，注射后如出现严重出血，可静脉注射硫酸鱼精蛋白急救。

9. 溶栓药物　询问病人是否有活动性出血、近期大手术或外伤史、消化性溃疡、严重肝功能和肾功能不全等溶栓禁忌证；用药后观察病人有无寒战、发热、皮疹等过敏反应；用药后观察病人是否有皮肤、黏膜、内脏出血；注射时针眼按压时间延长，以避免局部出血；定期描记心电图，抽血查心肌酶，并询问病人胸痛情况，以此判断溶栓是否成功。

【健康教育】

1. 饮食指导　低热量、低盐、低脂、低胆固醇饮食，少量多餐，避免过饱；多食粗纤维素食物，保持大便通畅，防止便秘；戒烟限酒，避免饮过量的咖啡、浓茶、可乐等饮料。

2. 诱因预防指导　避免诱发心绞痛的因素，如劳累、激动、用力排便、饱餐等，避免推、拉、抬、举等屏气用力动作；避免劳累；积极控制危险因素，治疗高血压、血脂异常、糖尿病等；保持情绪稳定，避免精神紧张和激动；防止感冒受凉，随身携带药物。

3. 运动指导　保持经常的、适度的体力劳动，进行适宜的体育锻炼，以提高耐力，促进侧支循环建立，减少病情发作。

4. 用药指导 指导病人遵医嘱坚持服用抗心绞痛药物，并学会自我监测脉搏和药物不良反应；嘱咐病人随身携带硝酸甘油，并定期更换以防止过期失效；指导规律性发作的劳力性心绞痛病人外出、就餐、排便等活动前含服硝酸甘油。

5. 就诊指导 告知病人心绞痛发作频繁、程度加重、持续时间延长、服用硝酸甘油后疼痛持续 15 min 仍不缓解，应立即就诊。督促病人定期医院门诊复查，告知病人经药物治疗后症状不能缓解或出现呼吸困难、咳嗽、发绀、烦躁等症状应及时就诊。

6. 自护指导 指导病人胸痛发作时，立即停止活动，就地休息，保持靠坐姿势，心情放松，切忌勉强步行；如有条件应立即吸氧，舌下含吸硝酸甘油、消心痛等药物，争取抢救的时间，同时立即与急救中心或医院联系。

（周立平）

任务四　高血压病人的护理

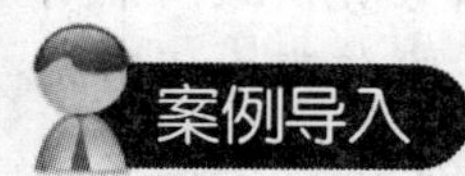

病人，女，66 岁，有高血压病史 9 年。1 h 前因户外体力劳动后突然出现头痛、头晕、恶心、呕吐、视力模糊，由家人急送医院就诊。

体格检查：体温 36.8 ℃，脉搏 102 次/分，呼吸 22 次/分，血压 200/120 mmHg。急性面容、神清、查体合作、两肺呼吸音清、心界轻度扩大，心率 102 次/分，律齐、肝脾未触及，双下肢无水肿，生理反射存在，病理反射未引出。

辅助检查：血液检查，甘油三酯 3.24 mmol/L，血肌酐 81.2 μmol/L，血尿素氮 8.0 μmol/L。眼底检查，视网膜动脉硬化。心电图，窦性心律、左心室肥厚。

临床诊断：

1. 高血压三级，极高危。
2. 高血压急症。

老年高血压是老年人最常见的疾病之一，据统计有 1/3～2/5 病人血压异常。原发性高血压是指病因未明确的以血压升高为主要临床表现伴（或不伴）有多种心血管危险因素的综合征，通常简称为高血压。老年人以原发性高血压为多见，主要以收缩压增高多见。

老年人高血压诊断标准与成年人相同，达到三个条件：①年龄＞60 岁；②在未服抗高血压药物的情况下，血压持续或不同日同一部位三次或三次以上测得收缩压≥140 mmHg 和（或）舒张压≥90 mmHg；③排除继发性高血压。老年人舒张压应以变音（柯氏音第四相）为准，尤其是 70 岁以上的老年人。

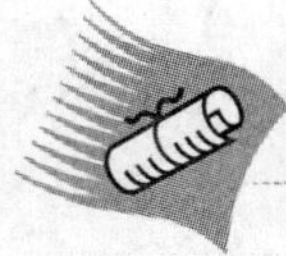

知识链接

高血压分级见表 8-1 所示。

表 8-1　高血压分级

类　别	收缩压/mmHg	舒张压/mmHg
1 级（轻度）	140～159	90～99

续表

类　别	收缩压/mmHg	舒张压/mmHg
2级(中度)	160～179	100～109
3级(高度)	≥180	≥110
单纯收缩期高血压	≥140	＜90

注:收缩压、舒张压分属于不同的分级,以较高的作为标准。

【病因及发病机制】

老年人原发性高血压的原因主要是:①大动脉硬化及粥样硬化:血管内膜胶原蛋白、弹性蛋白、脂质和钙盐增加,中层弹性纤维增加导致动脉中层纤维化,外周血管阻力增加,使血管扩张性下降。②交感神经系统α受体功能亢进:老年人缩血管反应性增加,使心脏射血时主动脉不能充分膨胀,动脉系统血容量得不到缓解,因而使收缩期血压增高。③动脉硬化回缩的作用减弱,心脏舒张时显得舒张压相对变低。④其他:遗传、肥胖、糖尿病、不良生活习惯(如高盐、吸烟)、睡眠呼吸暂停低通气综合征等。

【临床表现】

(一)单纯收缩压升高

老年高血压收缩压≥160 mmHg,舒张压＜90 mmHg,脉压增大,主要为大动脉粥样硬化所致。早期多无症状,仅在体检或发生心、脑、肾等并发症时才被发现,临床上常表现为头晕、头痛。老年高血压病人中收缩压升高达50%,常有不同程度的小动脉痉挛,外周阻力明显增加,临床上常表现为怕冷、手足发凉或麻木等末梢循环不良症状。

(二)血压波动性大

老年人血压随季节、情绪等因素有较大波动。冬季血压较高,夏季较低;收缩压、舒张压、脉压波动明显增大;收缩压1天内波动达40 mmHg,昼夜变化不大;易发生直立性低血压,且恢复时间长。

(三)症状少、并发症多

老年人反应迟钝,对持续性高血压有较长时间适应。常出现症状与体征不一致现象,如在靶器官损害前约半数老年人无症状,常在体格检查时发现血压高。40%的老年人长期高血压可出现并发症,常并发高血压危象、高血压脑病、冠心病、心力衰竭、脑卒中、慢性肾衰竭、眼底损害、主动脉夹层等。

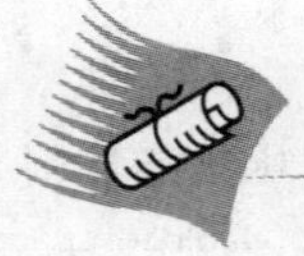

知识链接

高血压分期

高血压按靶器官损害分三期。

Ⅰ期高血压　无心、脑、肾等损害表现。

Ⅱ期高血压　至少有心、脑、肾等一项重要器官的病变。主要表现为心脏X线、心电图或超声检查有左心室肥厚,视网膜动脉普遍或局部狭窄,蛋白尿和血肌酐轻度升高。

Ⅲ期高血压　有心、脑、肾等重要器官病变及功能衰竭。主要表现为脑出血或高血压脑病、心力衰竭、肾功能衰竭、眼底出血或渗出,有时伴有视神经乳头水肿。

(四)高血压危险度分层

根据血压升高水平分级、心血管危险因素、糖尿病、靶器官损害以及并发症情况,将高血压病人分为低危、中危、高危和极高危四组(见表8-2)。

用于分层的心血管疾病危险因素如下:①男性＞55岁、女性＞65岁;②吸烟;③血胆固醇＞5.72

mmol/L,或低密度脂蛋白胆固醇(LDL-C)＞3.3 mmol/L,或高密度脂蛋白胆固醇(HDL-C)＜1.0 mmol/L;④早发心血管疾病家族史,发病年龄女性＜65 岁,男性＜55 岁;⑤腹型肥胖或一般肥胖;⑥缺乏体力活动;⑦高敏 C 反应蛋白(hCRP)≥10 mg/L 等。

用于分层的靶器官损害:①心室肥厚;②血肌酐升高;③颈动脉内膜斑块增厚等。

用于分层的并发症:①心脏疾病(心绞痛、心肌梗死、心衰等);②脑血管疾病(脑出血、脑卒中等);③肾脏疾病;④血管疾病;⑤高血压性视网膜疾病等。

表 8-2 高血压病人心血管危险分层标准

其他危险因素和病史	血压水平/mmHg		
	1 级(收缩压 140～159 或舒张压 90～99)	2 级(收缩压 160～179 或舒张压 100～109)	3 级(收缩压≥80 或舒张压≥110)
无危险因素	低危	中危	高危
1～2 个危险因素	中危	中危	极高危
≥3 个危险因素,或糖尿病,或靶器官损害	高危	高危	极高危
有并发症	极高危	极高危	极高危

【辅助检查】

(一)常规检查

包括尿常规、血常规、血糖、血脂、肾功能、心电图、超声心动图、电解质等。这些检查有助于发现相关危险因素和靶器官损害。

(二)特殊检查

如 24 h 动态血压监测(ABPM)、颈动脉内膜中层厚度等。24 h 动态血压监测有助于判断血压升高严重程度,指导降压治疗以及评价降压药物疗效。

(三)眼底检查

详细的眼底检查对高血压的诊断、严重程度、预后的判断有重要意义。

【治疗要点】

老年高血压治疗目的是将血压控制在适宜水平,最大限度降低心脑血管病的发生率。

(一)不良生活方式干预

不良生活方式干预主要为减轻体重,体重指数控制在 25 以下;适宜活动;减少钠盐摄入;保持心理平衡;戒烟限酒。

(二)降压药物控制血压

对老年高血压病人积极进行非药物治疗 6 个月无效或高血压 2 级或以上者(≥160/100 mmHg),合并糖尿病或已经有心脑肾靶器官损害者,应进行药物治疗。老年高血压病人多有动脉粥样硬化,忌急剧降压,以防发生心肌梗死或脑血管意外等。老年人收缩压控制在 140～150 mmHg,舒张压控制在 70～90 mmHg 为宜,合并糖尿病或肾病的高血压病人,血压应控制在 130/80 mmHg 以内。目前常用降压药(一线)主要为利尿剂、β 受体阻滞剂、钙通道阻滞剂(CCB)、血管紧张素转换酶抑制剂(ACEI)、血管紧张素Ⅱ受体阻滞剂(ARB)和 α 阻滞剂六大类。

【主要护理诊断/医护合作性问题】

1. 疼痛:头痛 与血压升高有关。

2. 潜在并发症 脑卒中、心力衰竭、肾功能衰竭。

【护理措施】

(一)一般护理

1. 环境与休息 保持病室环境清洁、安静、温暖、舒适,减少环境中声光的刺激,限制探视。症状明显的病人卧床休息,有高血压危象时绝对卧床休息。通过治疗血压应稳定在一般水平,无明显脏器功能损害者，除保证足够的睡眠外，可适当参加力所能及的工作。

2. 饮食护理　给予低盐、低脂、低热量、维生素丰富的饮食；限制钠盐摄入，每日钠盐摄入量低于 6 g；多食含钾、钙、镁丰富的食物，多食粗纤维食物；减少脂肪摄入；补充优质蛋白；戒烟限酒，饮酒越少越好，我国建议老年人乙醇每日摄入量男性＜20～30 g，女性＜15～20 g(乙醇量＝毫升数×0.79×乙醇度数)。

（二）心理护理

老年病人负性情绪将使血压升高，加重病情。应指导病人自我放松，同时告诉亲属尽量避免各种可能导致病人精神紧张的因素，尽量使病人保持心态平和，减轻精神压力。

（三）病情观察

观察有无头痛、头晕、心悸、失眠、恶心、呕吐、视力模糊等症状，定期测量血压，发现血压变化应及时通知医生。

（四）用药护理

1. 用药期间防止直立性低血压　特别是联合用药、首剂用药、加大剂量用药时容易出现，表现为乏力、头晕、心悸、出汗、恶心、呕吐等。指导病人服药后卧床休息，避免长时间站立，改变姿势和体位时应动作缓慢，用药期间避免用过热的水洗澡，洗澡时间不宜过长，一旦发生体位性低血压立即平卧并抬高下肢，以促进下肢静脉血液回流。

2. 利尿剂　适用于轻、中度高血压及老年高血压合并心衰病人。利尿剂主要不良反应为电解质紊乱(低血钾症或高血钾)、高尿酸血症、血脂血糖代谢紊乱、乏力、尿量增多等。一般推荐小剂量使用，糖尿病、高脂血症、痛风病人禁用，在用药过程中注意观察尿量，记录出、入水量，监测电解质变化。使用呋塞米等排钾利尿剂时应注意补钾，以防低血钾。使用安体舒通等保钾利尿剂可引起高血钾，不宜与 ACEI 和 ARB 合用，肾功能不全者禁用。

3. β 受体阻滞剂　适用于各种不同严重程度的高血压病人，尤其是心绞痛病人。其对心肌收缩力、房室传导及窦性心律均有抑制作用，并可增加气道阻力，因此急性心衰、支气管哮喘、阻塞性支气管疾病、病窦综合征、房室传导阻滞和外周血管病病人禁用，如普萘洛尔等。主要不良反应为心动过缓、乏力、四肢发冷、支气管收缩。在用药的过程中注意监测心率、脉搏变化，注意有无心动过缓，根据病人心率、心律及血压变化及时调整用药剂量。

4. 钙通道阻滞剂　适用于各种类型的高血压病人，尤其适用于高血压合并稳定性心绞痛病人。主要不良反应为头痛、颜面潮红、心悸，长期服用可出现脚踝水肿，心力衰竭、窦房结功能低下或房室传导阻滞病人不宜使用非二氢吡啶类钙拮抗剂；不稳定心绞痛和急性心梗病人禁用速效二氢吡啶类钙拮抗剂。

5. 血管紧张素转换酶抑制剂(ACEI)　ACEI 具有改善胰岛素抵抗和减少尿蛋白的作用，特别适用于高血压伴有心力衰竭、心肌梗死、糖耐量减退或糖尿病肾病的病人，对肥胖、糖尿病及心脏、肾脏靶器官受损的高血压病人具有相对较好的疗效，高钾、妊娠、肾动脉狭窄者禁用，不良反应主要是刺激性干咳、高血钾、味觉异常、皮疹、血管性水肿。用药过程中注意监测血钾和血压。

6. 血管紧张素Ⅱ受体阻滞剂(ARB)　降压作用起效缓慢，作用持久而平稳，作用持续时间达 24 h 以上，一般 6～8 周才达最大作用。此类药物的治疗对象和禁忌证与 ACEI 相同，最大的特点是直接与药物有关的不良反应很少，不引起刺激性干咳，持续治疗的依从性高，主要不良反应为血钾升高。

7. α 阻滞剂　能逆转左室肥厚，改善胰岛素抵抗，明显改善前列腺增生时的排尿困难。主要用于血脂和糖耐量异常的高血压老年人，尤其适用于良性前列腺增生老年人。哌唑嗪等 α 阻滞剂主要不良反应为体位性低血压，服药后指导病人避免久坐、久站及转身过快。

【健康教育】

广泛宣教高血压的有关病因、临床表现、治疗方法等知识，合理饮食，适当运动，注意劳逸结合，维持心理平衡，教会病人在家中定期自测血压，如有不适立即就医。指导病人遵医嘱长期坚持药物治疗，不可自行更改服药时间和增减药物，注意观察药物的不良反应。

（周立平）

任务五　糖尿病病人的护理

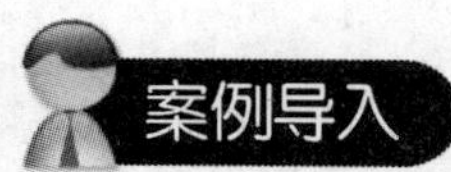

病人，男，63 岁，因 6 个月前无明显诱因出现口渴多饮、多食、多尿、消瘦乏力而入院。发病以来睡眠欠佳，食欲一般，小便如前。既往高血压病史 5 年。其父患糖尿病。

体格检查：体温 36.8 ℃，脉搏 98 次/分，呼吸 24 次/分，血压 150/84 mmHg。神志清，体型肥胖，皮肤黏膜正常。无眼底视网膜出血、白内障，视力正常，两肺无异常，神经系统检查无异常发现。

辅助检查：血 Hb 123 g/L，WBC 6.5×10^9/L，N 65%，L 35%，PLT 235×10^9/L；尿蛋白（+），尿糖（+++），WBC 0～3 个/高倍镜，尿素氮 7.0 mmol/L；血糖 13 mmol/L。

临床诊断：

1. 糖尿病。

2. 高血压　2 级　极高危。

糖尿病（diabetes mellitus，DM）是由于胰岛素分泌不足和（或）作用缺陷（胰岛素抵抗）引起的一组以慢性高血糖、三大物质代谢紊乱共存，多器官、多系统损害和内环境紊乱为特征的代谢性疾病。

老年糖尿病包括 60 岁后发生的糖尿病和 60 岁前发生的糖尿病延续到 60 岁以后者。我国老年人糖尿病患病率约为 16%，患病率随年龄的增加而上升。

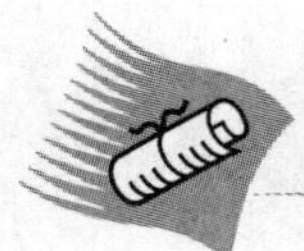

知识链接

糖尿病分型

WHO 糖尿病专家委员会将糖尿病分为四型。

(1) 1 型糖尿病（T1DM）：<30 岁，多见于青少年，起病急，症状明显，病情重。

(2) 2 型糖尿病（T2DM）：>40 岁，多见于腹型肥胖中老年人，起病缓慢，病情较轻。

(3) 特殊类型糖尿病。

(4) 妊娠糖尿病（GDM）。

【病因】

老年糖尿病的病因与生理性老化、遗传、环境、多种药物联合应用有关。

（一）胰岛 β 细胞功能衰竭

此为机体老化表现，是老年糖尿病发病的明显特点，其标志是胰岛素原的分泌增加、胰岛素分泌水平下降使胰岛素比值升高。

（二）胰岛素抵抗

胰岛素抵抗主要指机体对一定量的胰岛素生物效应降低，是老年腹型肥胖糖尿病主要致病因素。

（三）遗传因素

约 10% 的 1 型糖尿病与人类白细胞相容抗原（HLA）有关，具有遗传易感性。普遍认为 2 型糖尿病是多基因遗传疾病。

（四）环境因素

环境因素包括现代生活方式、营养过剩、体力活动不足等。

(五)多种药物联合应用影响

多种疾病共存的老年人,需要使用多种药物,药物相互影响或直接影响代谢诱发糖尿病。这些药物有糖皮质激素、三环类抗抑郁药、阿司匹林、异烟肼、噻嗪类利尿剂等。

【临床表现】

(一)起病隐匿且症状不典型

"三多一少"(多尿、多饮、多食、体重减轻)表现不典型。只有1/5～1/4病人有此组表现。以非特异表现为主,即疲乏无力、多尿、轻度口渴、多饮、皮肤瘙痒等。老年人若出现上述两项表现应考虑有患糖尿病可能。

(二)并发症多

1. 急性并发症特点　其特点为病死率高。其中以感染、乳酸性酸中毒(心肺功能下降,机体无氧代谢增强)和高渗性非酮症昏迷多见,老年糖尿病多以感染或高渗性非酮症昏迷为首发症状。

2. 慢性并发症特点　其特点为并发症多且严重,是老年人致残、致死的主要原因。常见并发症有各种大血管(心脑血管和外周血管)及微血管(肾血管、视网膜血管)病变、神经病变(外周神经和自主神经)、糖尿病足(图8-4)等。

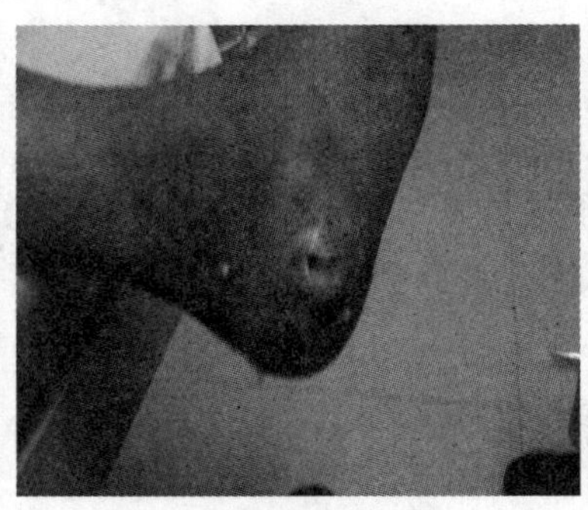

图8-4　糖尿病足

(三)低血糖

老年糖尿病低血糖可见于疾病早期(血糖高峰和胰岛素分泌高峰不一致),口服降糖药或注射胰岛素过量,用药后未能及时进餐或摄入不足。老年糖尿病病人低血糖症状不明显,有时可以直接出现昏迷,长期低血糖可出现痴呆等症状。

(四)特殊表现

主要表现包括:①肩关节疼痛,伴有中重度关节活动受限;②糖尿病性肌病,不对称肌无力、疼痛和骨盆肌及下腹肌萎缩;③足部皮肤大疱,类似于Ⅱ°烧伤的水疱,常在一周内逐渐消失;④糖尿病神经病性恶病质,抑郁、明显消瘦、外周神经病变伴剧痛,可持续1～2年后缓解,是老年糖尿病较为特殊的并发症;⑤恶性外耳炎,假单孢菌感染的坏死性感染,老年糖尿病病人几乎均有发生;⑥肾乳头坏死,可有血尿,但少有发热和腰痛;⑦神经精神症状,表现为精神萎靡、焦虑、悲观、记忆力下降等。

【辅助检查】

(一)尿糖

尿糖试纸(图8-5)检测阳性是诊断糖尿病的重要线索。尿糖为无创性检测方法,简单且易于接受。

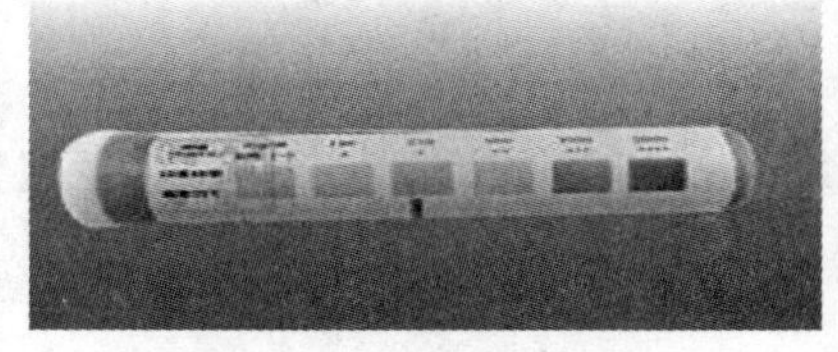

图8-5　尿糖试纸及比色

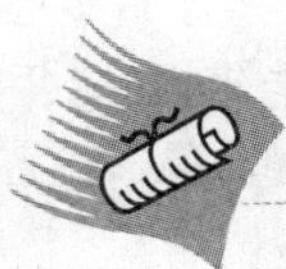

知识链接

尿糖试纸比色的意义如表 8-3 所示。

表 8-3 尿糖试纸比色意义

颜色	结果	意义
蓝色	(－)	尿中无糖
绿色	(＋)	尿中含糖 0.3%～0.5%
黄绿色	(＋＋)	尿中含糖 0.5%～1.0%
橘黄色	(＋＋＋)	尿中含糖 1%～2%
砖红色	(＋＋＋＋)	尿中含糖＞2%

(二)血糖

血糖升高是诊断糖尿病的主要依据，静脉血浆测定血糖比外周静脉血测血糖要准确。餐后血糖或随机血糖是早期发现老年糖尿病的有效途径。

(三)口服葡萄糖耐量试验(OGTT)

适用于血糖值高于正常范围而又未达到诊断糖尿病标准或疑有糖尿病倾向者。服糖后 2 h 血糖小于 7.8 mmol/L 为正常。

(四)糖化血红蛋白(GHbA$_1$或 AIC)测定

糖化血红蛋白测定可反映取血前 8～12 周血糖的总水平，为糖尿病控制情况的监测指标之一。

(五)血浆胰岛素和 C-肽测定

其有助于了解胰岛 β 细胞功能(包括储备功能)。C-肽和胰岛素以等分子数从胰岛细胞生成和释放，由于 C-肽清除率慢，且不受外源性胰岛素影响，所以能更准确反映胰岛 β 细胞功能。

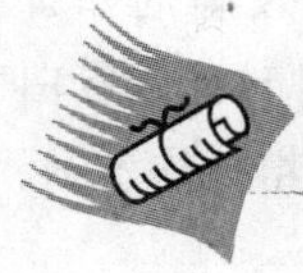

知识链接

糖尿病诊断标准

1999 年世界卫生组织糖尿病诊断标准(沿用至今)如下。

(1)糖尿病症状＋任意时间血浆葡萄糖水平≥11.1 mmol/L(200 mg/dL)。

(2)空腹血浆葡萄糖(FPG)水平≥7.0 mmol/L(126 mg/dL)。

(3)OGTT 2 h 血浆葡萄糖(2 h PG)≥11.1 mmol/L(200 mg/dL)。

【治疗要点】

国际糖尿病联盟(IDF)提出的糖尿病现代治疗包括医学营养治疗、运动疗法、血糖监测、药物治疗和糖尿病健康教育。老年糖尿病治疗同中青年人，又称糖尿病治疗“五驾马车”。

(一)饮食控制

饮食控制是糖尿病最基本的治疗方法之一。饮食控制适当不但有助于糖尿病病人减轻体重，控制高血糖、避免低血糖的发生，还可以降低血脂和血压。因此需长期严格坚持，详见前述“饮食护理”。

（二）运动锻炼

运动疗法在老年糖尿病病人治疗中也是基础治疗方法之一，尤其适用于运动量少的肥胖老年人，老年人运动应选择合适项目，循序渐进、长期坚持。

（三）病情监测

老年糖尿病病人运动和饮食治疗或早期使用药物治疗时均应进行血糖监测，血糖监测包括便携式血糖自我监测和静脉血糖测定，老年糖尿病还需要定期监测糖化血红蛋白，及时调整饮食方案、运动计划等。每3～6个月复查糖化血红蛋白，了解血糖总体控制情况，及时调整治疗方案；每年进行1～2次全面检查，了解血脂及心、脑、神经、眼底变化，以便尽早发现并发症，给予相应治疗。

（四）健康教育

糖尿病健康教育是重要的基础治疗措施之一。老年糖尿病病人需要进行糖尿病疾病知识教育，充分调动病人的主观能动性，积极配合治疗，有利于疾病控制达标，防止各种并发症的发生发展。

（五）药物治疗

1. 口服药物治疗　主要有促胰岛素分泌剂（磺脲类和非磺脲类）、双胍类、胰岛素增敏剂和α葡萄糖苷酶抑制剂。

（1）促胰岛素分泌剂　适用于无急性并发症的2型糖尿病，包括磺脲类和非磺脲类。第一代药物甲苯磺丁脲等已很少应用，第二代药物有格列本脲、格列吡嗪、格列齐特等，为目前主要用药。非磺脲类（格列奈类）药物主要用于控制餐后高血糖，常用药物有瑞格列奈和那格列奈。

（2）双胍类　此类药物可增加外周组织对葡萄糖的摄取和利用，伴有体重减轻、血脂改善等作用，是肥胖或超重的2型糖尿病病人一线用药，临床常用药物为二甲双胍（甲福明或格华止）。

（3）胰岛素增敏剂（噻唑烷二酮类，TZDs）　主要增强靶组织对胰岛素的敏感性，刺激外周组织的葡萄糖代谢，减轻胰岛素抵抗，现有罗格列酮（文迪雅）、吡格列酮两种制剂。

（4）α葡萄糖苷酶抑制剂（AGI）　主要抑制小肠黏膜α葡萄糖苷酶延缓碳水化合物的吸收，降低餐后高血糖是2型糖尿病病人的一线用药，尤其适用于空腹血糖正常或稍高而餐后血糖明显升高的人，临床有阿卡波糖和伏格列波糖两种制剂。

2. 胰岛素治疗

（1）适应证　对于老年人主要用于饮食、运动、口服降糖药治疗而血糖不能满意控制者。

（2）胰岛素制剂　胰岛素按起效作用快慢和作用时间长短分为速效、中效、长效三类。速效制剂如普通胰岛素、速效胰岛素锌混悬液；中效胰岛素有低精蛋白锌胰岛素、慢胰岛素锌混悬液；长效制剂有精蛋白锌胰岛素、特慢胰岛素锌混悬液。近年有速效与中效胰岛素按各种比例混合的预混制剂，如诺和灵30R、优泌林70/30等。

【主要护理诊断/医护合作性问题】

1. 营养失调：低于或高于机体需要量　与胰岛素分泌或作用缺陷有关。

2. 有感染的危险　与糖类、蛋白质、脂代谢紊乱所致机体抵抗力降低有关。

3. 知识缺乏　缺乏糖尿病的预防、饮食、用药和自我护理知识。

4. 潜在并发症　糖尿病足、低血糖反应、高渗性高血糖昏迷。

【护理措施】

（一）一般护理

1. 环境与休息　室内环境清洁干净、温湿度适宜。病人应防止受凉，适当活动，生活规律，戒烟酒。

2. 饮食护理　无论药物治疗进行与否均须严格和长期进行饮食治疗。老年糖尿病病人尤其是超重和肥胖者，饮食治疗有利于减轻体重，改善糖脂代谢紊乱，降低高血压，减少降糖药物的用量。

（1）计算总热量　首先根据老年人性别、年龄和身高利用简易公式计算理想体重，简易计算公式为：标准体重（kg）＝身高（cm）－100，然后根据理想体重和活动强度计算每日所需总热量。老年人基础代谢率下降，且日常活动减少，休息状态下每日每千克理想体重给予热量105～125.5 kJ（25～30 kcal），活动量较大老年人为125.5～146 kJ(30～35 kcal)，肥胖者酌减21 kcal，使体重逐渐恢复至理想体重±5%的范围。

(2)三大营养物质分配　糖类占饮食总热量的50%～60%，提倡用粗制米、面和一定量杂粮。蛋白质含量一般不超过总热量的15%，每日每千克理想体重为0.8～1.2 g；伴有糖尿病肾病而肾功能正常者应限制至0.8 g，血尿素氮升高者应限制在0.6 g，蛋白质约1/3来源于动物蛋白，脂肪约占总热量的30%。

(3)计算营养物质　按每克糖类、蛋白质产热16.7 kJ(4 kcal)，每克脂肪产热37.7 kJ(9 kcal)，将每日需要热量换算为碳水化合物、蛋白质、脂肪等食品数量。

(4)每餐热量分配　根据病人的生活习惯安排餐次、分配热量，每日三餐者按1/5、2/5、2/5或1/3、1/3、1/3分配，每日四餐者按1/7、2/7、2/7、2/7分配，三餐(四餐)饮食搭配均匀，每餐均有糖类、蛋白质、脂肪。

(5)制定食谱　根据病人生活习惯、病情和配合药物治疗的需要制定食谱，并在治疗过程中根据病人情况做相应调整。

(6)老年糖尿病病人饮食护理需特别注意　①因老年糖尿病病人患有多种慢性病，应结合全身情况调整食物成分，以免加重病情，如冠心病者应减少脂肪的摄入。②根据老年人咀嚼和味觉变化，注意食物的烹饪方式和营养素的摄入。③家属及照顾者迁就往往是病人未能执行饮食治疗方案的主要原因，必须加强照顾者健康教育与指导，取得其配合，以提高病人的依从性。④严格限制各种甜食，如葡萄糖、蔗糖、蜜糖及其制品(如各种糖果、甜糕点饼干、冰淇淋、含糖饮料等)。⑤每日饮食中膳食纤维素含量不宜少于40 g，提倡食用绿叶蔬菜、豆类、粗谷物、含糖分低的水果等。⑥少食胆固醇高的食物(动物内脏、蛋黄、鱼子等)，每日摄入量30 g以下，尽量使用植物油，限制动物脂肪摄入，忌油炸、油煎食物。⑦每周测量体重1次，如果体重变化超过2 kg，应报告医师。⑧若病人生活不规律，应随身携带一些方便食品，如饼干、糖果、奶粉等，以预防低血糖发生。

3. 运动锻炼　根据病人的年龄、性别、体力、病情等不同情况，遵循循序渐进和长期坚持的原则，指导病人进行运动锻炼。

(1)运动方式　糖尿病病人以有氧运动为主，如散步、慢跑、快走、做广播操、打太极拳、游泳、骑自行车、跳舞等。

(2)运动时间　一般以饭后1 h进行为宜，避免空腹运动引起低血糖；一般每日1次，每周不少于3次；每次运动持续20～30 min。

(3)运动强度　运动强度以活动时心率达到个体最大耗氧量的60%为宜，最大耗氧量达60%时心率的简易计算法为：心率＝170－年龄。

(4)注意事项　①运动前应对病人进行全面评估，根据病人的具体情况选择运动方式、持续时间及运动强度。②避免参加剧烈运动或竞争性运动。③运动时间以餐后30 min至1 h为宜。避免注射胰岛素2 h前后运动，空腹时不宜运动，清晨未注射胰岛素前避免运动。运动时随身携带糖果，注意补充水分，当出现饥饿感、心慌、冷汗、头晕及四肢无力或颤抖等低血糖症状时及时食用。④并发急性感染、活动性肺结核、严重并发症尤其是心血管并发症时不宜运动；当血糖＞14 mmol/L时应减少运动。⑤运动中出现胸闷、胸痛、视物模糊等应立即停止运动，并及时就医处理。

(二)心理护理

评估病人的心理状态，了解病人能否积极配合治疗与护理。关心体贴病人，耐心向病人介绍糖尿病的基本知识，及时对家属进行健康教育，以取得家属支持，使病人能坚持治疗。

(三)病情观察

1. 病情监测　观察"三多一少"症状变化，定期监测血糖、尿糖、血压、血脂、糖化血红蛋白等，定期进行眼底检查，以判断病人病情变化和治疗效果。老年人糖尿病病人空腹血糖＜9 mmol/L，餐后2 h血糖＜12.2 mmol/L即可。

2. 皮肤观察　老年糖尿病病人应注意观察病人皮肤有无感染现象，双足部皮肤有无红肿、水疱、坏死等，检查双足有无鸡眼、甲癣等。

(四)对症护理

1. 皮肤护理　告知病人保持皮肤清洁，避免使用松紧带等；护理操作及注射胰岛素时严格消毒，以防感染；老年女性糖尿病病人常有会阴部瘙痒，小便后最好用温水清洗会阴并擦干。

2. 眼部护理 预防眼部病变的理想方法是长期有效地控制血糖。如果出现视物模糊，应避免用力而导致视网膜剥离。

3. 足部护理 勤换鞋袜，不穿过紧的袜子；每晚用温水洗足；禁烟；按摩足部、用热水泡脚等。

4. 尿潴留护理 如果病人因自主神经紊乱出现尿潴留，可采用人工诱导、膀胱区按摩或热敷等方法促进排尿，如果无效则在严格无菌操作下导尿。

5. 并发症急救护理 高渗性昏迷、酮症、乳酸性酸中毒护理。

(1)病情监测 观察病人有无急性并发症相应临床表现，如感染、各种应激、特殊用药等诱因。

(2)抢救配合 ①绝对卧床休息、给氧；②密切观察生命体征、神志，记录 24 h 出入量；③及时取得标本检测血糖、血酮、尿糖、尿酮、血钾、血钠、二氧化碳结合力、pH 值等变化；④迅速建立静脉通道，遵医嘱用药；⑤ 注意皮肤、口腔的护理，预防感染。

6. 低血糖护理 老年糖尿病病人血糖$<$3 mmol/L 时表现为饥饿感、心慌、手抖、出汗、头晕、乏力、可迅速出现昏迷等。一旦出现上述症状，神志清醒者口服糖水、方糖、饼干、含糖饮料等，15 min 后可缓解；神志不清者立即静脉推注 50%葡萄糖 40～60 mL。

(五)用药护理

1. 口服降糖药护理 护士应了解各类降糖药的作用、剂量、用法、不良反应和注意事项，指导病人遵医嘱定时、定量用药，不可随意加减剂量，观察并及时纠正不良反应。①磺脲类：老年糖尿病病人最常见不良反应为低血糖，建议小剂量开始，早餐前半小时一次服用，根据血糖情况逐渐增加剂量，剂量较大时改为早、晚两餐前服用。②格列奈类：低血糖发生率低。③双胍类：主要不良反应为胃肠道反应(口中金属味、恶心、厌食、腹泻等)，宜餐中或餐后服药或从小剂量开始。④噻唑烷二酮类：主要不良反应为水肿、体重增加，有心脏病、心力衰竭倾向；联合用药可发生低血糖。⑤α 葡萄糖苷酶抑制剂：常见不良反应为胃肠道反应，如腹胀、排气增多或腹泻等；联合用药可发生低血糖，宜直接给葡萄糖口服或静脉注射，进食双糖或淀粉类食物无效；此药应在进食第一口食物后服用(食物中有糖类)，否则 AGI 不能发挥作用。

2. 胰岛素用药护理 熟悉各种胰岛素的名称、剂型、起效时间与持续时间等作用特点，准确执行医嘱，剂量准确，按时注射。

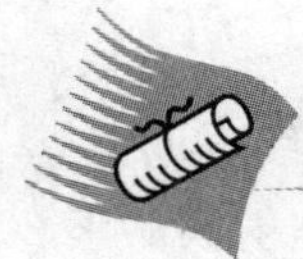

知识链接

胰岛素使用注意事项

①保存：将未开封的胰岛素放于冰箱 4～8 ℃冷藏保存，已经开封的胰岛素在 2～28 ℃环境中可保存 28 天。使用前 1 h 取出升温后使用，药物过冷可致吸收不良、脂肪萎缩。②抽取：采用 1 mL 胰岛素专用注射器抽药，速效与长效胰岛素混合注射时，先抽吸速效胰岛素，再抽吸长效胰岛素，然后轻轻摇匀。以免速效胰岛素混合长效胰岛素而失去速效作用。③注射部位：上臂三角肌、臀大肌、大腿前侧、腹部等处皮下注射，相邻注射部位间距 3 cm 以上，避开硬结部位。④注射时间：普通胰岛素餐前半小时皮下注射，鱼精蛋白锌胰岛素早餐前 1 h 皮下注射。⑤不良反应：全身最常见不良反应为低血糖，过敏反应；局部反应主要为硬结形成和皮下脂肪萎缩或增生。

【健康教育】

(一)饮食指导

向病人强调饮食治疗的重要性，指导病人掌握饮食治疗的具体要求和措施，长期坚持进行饮食治疗。

(二)治疗指导

告知病人药物的名称、剂量、作用机制、不良反应等，指导病人观察和处理药物不良反应，教会病人胰岛素抽吸与注射技术等。

（三）运动指导

指导病人进行规律运动，以减轻体重，提高胰岛素敏感性。据病人年龄、性别、体力、病情、有无并发症等条件再选择合适的运动，循序渐进、长期坚持，并指导病人在运动中注意防止低血糖。

（四）病情监测指导

教会病人及家属便携式血糖仪、尿糖试纸的使用，指导病人定期监测血糖、体重、血脂、糖化血红蛋白。每年进行1～2次全面检查，尽早发现并发症。

（周立平）

任务六　老年性骨质疏松症病人的护理

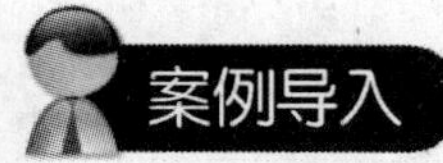

病人，女，72岁，因反复腰背疼痛20年，加重2年，腰部扭伤1周就诊。病人诉于20前年开始出现反复的腰背部钝痛，多在活动时或久坐时发作，变换体位或卧床后可缓解；近2年来，上述症状明显加重，发作次数增多，严重时无法下地行走或坐立，需卧床休息数天后才可缓解，1周前活动时不慎扭伤腰部，经在家卧床休息无明显好转而来院就诊。

体格检查：体温37.1 ℃，脉搏76次/分，呼吸20次/分，血压130/88 mmHg，脊柱胸腰段明显右侧弯畸形，局部双侧椎旁轻度触痛，以腰1椎体突出，双下肢无感觉或运动障碍，余未见明显异常。

辅助检查：X线片示胸腰段右侧弯畸形，腰1椎体轻度压缩畸形，各椎体周围退行性增生变化明显。

临床诊断：

1. 脊柱右侧弯畸形。

2. 老年性骨质疏松症。

骨质疏松症（osteoporosis，OP）是一种多因素所致的慢性系统性骨病，其特征是骨量下降和骨的微细结构破坏，表现为骨的脆性增加，骨折的风险增大，常因轻微的创伤而骨折或自发性骨折。

骨质疏松症的临床表现以慢性疼痛为主，常见于绝经后妇女和老年人，女性多于男性。分原发性和继发性两类，原发性骨质疏松症又分为Ⅰ型和Ⅱ型。Ⅰ型骨质疏松症又称为绝经后骨质疏松症，主要原因是雌激素缺乏，发生于女性病人，年龄在50～70岁，表现出骨量迅速流失，骨松质丢失更明显（图8-6），其骨代谢特点为高转换率型骨质疏松症。骨折部位多发生在以骨松质为主的椎体，如股骨上端及桡骨远端。

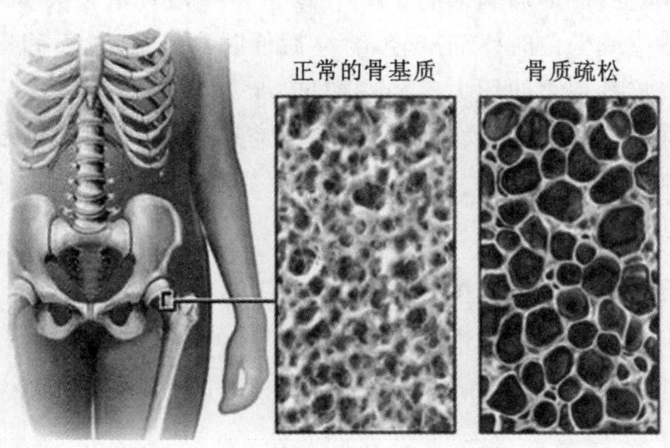

图8-6　骨质疏松

Ⅱ型骨质疏松症又称老年性骨质疏松症(senile osteoporosis disease),表现为骨量缓慢丢失,骨松质与骨密质丢失速度大致相同,其骨代谢特点为低转换率型骨质疏松症,发病年龄多在70岁以上。与Ⅰ型比较,男性病人增加,但男女之比仍为1∶2,关键原因是老化、脏器功能衰退。骨折好发部位除与Ⅰ型相同外,髋部骨折的发生率有所增加。

继发性骨质疏松症是由其他病因引起的,如甲状旁腺功能亢进症、多发性骨髓瘤、骨质软化症、肾性骨营养不良、儿童成骨不全、转移瘤、白血病及淋巴瘤等。

随着我国老年人口的增加,骨质疏松症发病率呈上升趋势,在中国乃至全球都是一个值得关注的健康问题。

【病因】

(一)激素水平代谢紊乱

性激素在骨质生成和维持骨量方面起着重要的作用,可间接合成蛋白,促使骨内胶原形成,使钙、磷等矿物质更好地沉积在骨内。其中,睾酮在骨内转化为二氢睾酮,对成骨细胞有增殖作用。雌激素还能抑制甲状旁腺素活性,刺激降钙素分泌,加快胃肠道吸收钙,促进维生素D向活性方式转化等作用。机体随着年龄增长,性功能减退,性激素(雌激素和睾酮)水平下降,雌激素缺乏,降钙素分泌减少,甲状旁腺素增多,使骨代谢活跃,骨形成减少,骨吸收增加,因而骨量下降。

(二)营养不足

机体随着年龄增长,咀嚼、消化及吸收功能降低,致使蛋白质、钙、磷、维生素及微量元素摄入不足,特别是维生素D缺乏。维生素D的活性形式为D_3(1,25-二羟维生素),具有两方面功能:一是促进肠道吸收钙磷;二是在骨中增加骨骼更新部位破骨细胞的活性,并能刺激成骨细胞合成蛋白质,同时参与骨基质的矿化。缺乏维生素D将导致类骨质矿化障碍,此外,钙、磷及蛋白质的摄入不足使钙、磷比例失调,导致骨的形成减少。

(三)遗传因素

峰骨量的高低与种族和家族史有关。资料显示,亚洲人的峰骨量较低,因而患老年骨质疏松症的危险性更大;年轻女性的骨密度与其父母的骨密度具有显著相关性,同卵双胎的骨密度具有更大的相似性。此外,维生素D先天性缺乏也常伴随骨密度减少。

(四)运动

随着年龄的增长,户外运动减少也是老年人易患骨质疏松症的重要原因。适度的运动能够刺激骨改进循环。

【临床表现】

(一)症状

1. 慢性疼痛　疼痛是骨质疏松症最主要、最常见的症状,可表现为全身各骨骼部位的疼痛。腰背痛是老年骨质疏松症最常见的部位,占疼痛病人的70%~80%。一般骨量丢失12%以上时即可出现骨痛。疼痛沿脊柱向两侧扩散,仰卧位或坐位时疼痛减轻,直立后伸时疼痛加剧,日间疼痛减轻,夜间和清晨醒来时疼痛加重,弯腰、肌肉运动、咳嗽和大便用力疼痛亦加重。

2. 呼吸功能下降　脊柱压缩性骨折、脊柱后弯、胸廓畸形,可使肺活量和最大换气量显著减少。病人往往可出现胸闷、气短、呼吸困难等。

(二)体征

身长缩短、驼背为骨质疏松症最典型体征,多在疼痛后出现。脊椎椎体前部几乎为骨松质组成。此部分是身体的支柱,负重量大,尤其是胸11椎体至腰3椎体负荷量更大,容易压缩变形,使脊椎前倾,背曲加剧形成驼背。

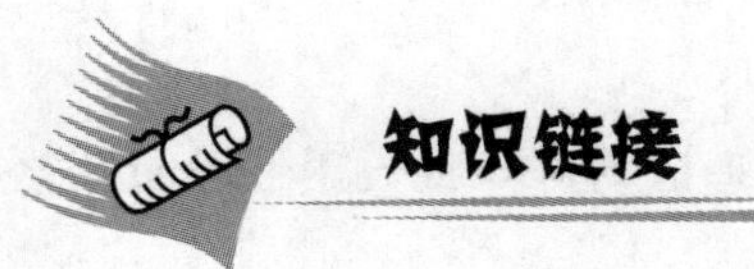

知识链接

老年人骨质疏松时椎体的变化

正常人有 24 节椎体，每一个椎体高度约 2 cm，老年人骨质疏松时椎体压缩，每个椎体缩短 2 mm 左右，身长平均缩短 3～6 cm。

(三)并发症

骨折是老年人骨质疏松症最常见和最严重的并发症。据统计老年人骨折发生率为 6.3%～24.4%，尤以高龄老年女性为显著。骨折部位在老年前期以桡骨远端多见，老年后期以胸腰椎和股骨端多见。

【辅助检查】

(一)X 线检查

X 线检查是一种较易普及的检查骨质疏松症的方法。一般在骨量丢失 30%以上时，X 线显影明显。

(二)骨矿密度测定

骨矿密度检测是确定诊断的重要客观依据。我国骨质疏松症诊断标准为骨密度值低于正常值 2.0SD(标准差)，同时结合病史、性别、年龄及生化检查综合判断。常用方法有单光子(SPA)吸收测定法、双能 X 线(DEXA)吸收测定法、定量 CT 检查、超声波测定。

(三)生化检查

测定血、尿的矿物质及某些生化指标有助于判断骨代谢状态及骨更新率的快慢，对骨质疏松症的鉴别诊断有重要意义。

1. 骨钙素(BGP)　这是骨骼中含量最高的非胶原蛋白，是骨更新的敏感指标。老年性骨质疏松症可有轻度升高。女性老年人绝经后骨质疏松症 BGP 升高明显。

2. 尿羟赖氨酸糖甙(HOLG)　这是反映骨吸收的指标，老年性骨质疏松症病人的 HOLG 可升高。

3. 血清镁　镁是体内重要的矿物质，人体 50%的镁存在于骨组织，低镁可影响维生素 D 的活性，老年性骨质疏松症使血清镁下降。

4. 尿钙、磷、镁测定　该项检查受饮食、季节、日照、药物、疾病等影响因素较多，须在严格限定条件下进行测定。老年性骨质疏松表现为无尿钙，磷在正常范围，尿镁略低于正常。

【治疗要点】

(一)药物治疗

一般遵循的治疗原则如下：①低骨量或有轻微损伤致骨折史者给予补钙治疗；②低骨量的绝经后骨质疏松女性及在无禁忌情况下，首选激素替代治疗；③有骨折史的绝经骨质疏松女性，首选阿仑磷酸钠，其次为其他二磷酸盐制剂，维生素 D；④性腺功能低下的男性骨质疏松症病人，应给予雄激素替代治疗；⑤长期居住在室内的老年人，补充维生素 D。

1. 钙制剂类

(1)无机钙类：以碳酸钙片 D_3(钙尔奇 D)、碳酸钙 D_3 咀嚼片(凯思立 D)、氢氧化钙和氯化钙(活性钙)效果明显。

(2)有机钙类：葡萄糖酸钙和枸橼酸钙，此类药物胃肠道反应小，但骨软化、严重肾衰、高血钙及高尿钙者禁用。

(3)生物钙制剂：牡蛎碳酸钙咀嚼片(盖天力)、龙牡丹壮骨冲剂，均可用于预防老年骨质疏松症。

2. 钙调节剂　钙调节剂主要包括降钙素、维生素 D、雌激素。

3. 二磷酸盐　如阿仑磷酸钠、依替磷酸钠能抑制骨转化，对骨矿密度有明确的增加作用。

此外，氟化物、中医药治疗法也有一定疗效。

（二）非药物治疗

非药物治疗可采用光疗、高频电疗、运动疗法及营养疗法等。缺乏生理活动可导致失用性骨质疏松症，剧烈的锻炼可刺激骨量增加。

【主要护理诊断/医护合作性问题】

1. 慢性疼痛 与骨质疏松、骨折及肌肉疲劳、痉挛有关。

2. 躯体活动障碍 与骨痛、骨折引起的活动受限有关。

3. 潜在并发症：骨折 与骨质疏松有关。

4. 情境性自尊低下 与椎体骨折引起的身长缩短或驼背有关。

【护理措施】

（一）一般护理

1. 环境要求 居住环境清洁，空气流通，阳光照射充足；地面平整、防滑。室内活动空间无障碍物，走廊、洗手间墙壁有扶手，床单位周围安全无隐患，以防止病人发生外伤或摔伤。

2. 休息与活动 骨质疏松症病人应早期进行功能锻炼，增加户外活动，适度接受日照，促进皮肤维生素D合成，增加钙质在骨骼中的沉积。护理人员要评估病人身体状况，帮助其制订不同的活动计划。可以运动的老年人，每天进行适当的体育活动以增加和保持骨量；对于活动受限的老年人，应指导老年人维持关节的功能位，每天进行关节的活动训练，同时进行肌肉的等长、等张收缩训练，以保持肌肉的张力；对于因骨折而固定或牵引的老年人，要求每小时尽可能活动身体数分钟。

3. 饮食护理 饮食是否合理直接影响着病人的康复。嘱病人多食富含钙、维生素C、维生素D的食物。富含钙食品有牛奶（酸奶）、豆制品、虾皮、海带等；富含维生素D的食物有蘑菇、鱼、肝脏等；富含维生素C的食物有新鲜水果、蔬菜以及黑木耳、松仁、板栗、香菇等。另外，建议食富含硫的食品，如蒜、葱头等，因为硫能使骨骼发育得更健康。饮食荤素搭配，减少糖、盐摄入，保证营养均衡。脾胃功能衰弱的人，可以选用中药补脾健胃，保证脾胃功能正常。

（二）心理护理

骨质疏松症最常见的症状是长期慢性疼痛，最严重的并发症是骨折，此类病人的运动、自理能力及外观形象均会受到影响。因此会产生焦虑、失落、急躁的心理，护理人员要与其倾心交谈，认同并鼓励其表达内心感受；对其疾病做客观解释，告知如果积极治疗的话，预后一般良好。鼓励病人树立乐观积极的生活态度，增强战胜疾病的信心。

（三）病情观察

观察病人腰背疼痛程度，及时发现有无自发性骨折，关注病人心理及生理变化，观察用药的不良反应，定期监测骨密度，评估各种并发症危险因素并及时采取护理措施。

（四）对症护理

骨质疏松疼痛是由于腰背部肌肉紧张及椎体压缩性骨折引起，给病人安置硬板床，会使腰部软组织和脊柱肌群得到松弛，可显著减轻疼痛。另外，病人仰卧时头不可过高，在腰下垫一薄枕，可使用背架、紧身衣等限制脊柱的活动度。热水浴、按摩、擦背能促进肌肉松弛，或采用音乐、暗示等疏导疗法，可缓解疼痛。疼痛严重者遵医嘱给予消炎止痛药并配合中药热敷及理疗。骨折病人可通过牵引或手术方法最终缓解疼痛。病人平时应增加钙片、维生素D、雌激素的补充。骨折活动受限的老年人应每2 h翻身一次，保护和按摩受压部位。

（五）用药护理

服用钙剂时应避免与绿叶蔬菜同用，防止钙螯合物形成影响钙吸收；另外，要增加饮水量，减少泌尿系统结石形成，并防止便秘；服用降钙素时要观察有无低血钙和甲状腺功能亢进症的表现；服用维生素D要监测血清钙和肌酐的变化；对使用雌激素的女性老年病人，应详细了解家族中有关肿瘤和心血管方面的病史，严密监测子宫内膜的变化，注意阴道出血情况，定期做乳房检查，防止肿瘤和心血管疾病的发生。口服二磷酸盐类药物的消化道反应较多见，故应晨起服用，同时饮清水 200～300 mL，至少半小时内不能进食或喝饮料，也不能平卧，以减轻对消化道的刺激。静脉注射二磷酸盐类药物要注意血栓性疾病的发生，同时检测血钙、磷和骨吸收生化标志物。指导老年人服用可咀嚼的片状钙剂，且应在饭前 1 h 及睡前服用，钙剂应与维生素 D 同时服用。老年人常常缺乏胃酸，乳酸钙是最佳的食品，钙之缘片内涵碳酸钙及维生素 D，更有利于人体对钙质的吸收。

（六）健康教育

1. 疾病知识指导 骨质疏松症病人以老年女性居多，重在预防。指导病人注重早期锻炼，进行必要的药物治疗，减少骨质的流失，防止症状恶化。另外，要加强营养，养成良好的生活习惯，尽量少摄入含镁、磷、咖啡因高的饮料及烟、酒等，这些食物易造成钙流失。妇女绝经后要定期检查骨密度，摄入足够的钙、维生素 D，增加户外运动。

2. 预防并发症 此病最严重的并发症是骨折，故要重点教会病人自行评估骨折危险性因素，主动采取相应的防护措施，建立防摔、防碰等理念。必要时选用背架保护胸、腰椎或使用拐杖等。

3. 健康指导 指导老年人选择舒适、防滑的平底鞋，不要穿短裤和短裙，防止摔倒；日常用品放在容易拿到的位置。指导老年人进行呼吸和咳嗽训练，做被动和主动的关节活动训练，定期检查防止并发症的发生。指导老年人积极治疗一些能引起骨质疏松的内科疾病，50 岁以上者慎用糖皮质激素、肝素等以免导致骨质疏松。长期慢性过量饮酒将导致肾上腺皮质功能亢进而引起骨质疏松，所以老年人应进行适当户外锻炼，加强日照，采取富含钙、蛋白质饮食，并戒酒。教会老年人观察各种药物引起的不良反应，明确各种不同药物的使用方法。

（冷育清）

任务七 良性前列腺增生病人的护理

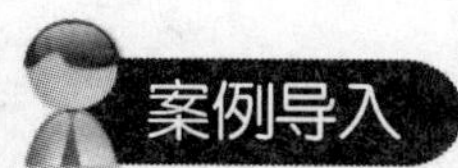

病人，男，70 岁，因尿频、夜尿增多 10 余年，加重伴排尿费力 3 个月就诊。

体格检查：体温 36.1 ℃，脉搏 76 次/分，呼吸 20 次/分，血压 120/80 mmHg，心肺未见明显异常。双肾区无叩痛，下腹膨隆，膀胱区叩浊音，尿道外口无畸形，无异常分泌物。直肠指检：前列腺Ⅱ度增大，中央沟变浅，表面光滑，无结节，质韧，无压痛，肛门括约肌肌力正常。

辅助检查：B 超检查示前列腺大小约 4.5 cm×4.8 cm×6.2 cm，形态正常，包膜完整，内部回声均匀，膀胱残余尿约 150 mL。

临床诊断：良性前列腺增生。

良性前列腺增生（benign prostatic hyperplasia，BPH）是由于老年人性激素代谢障碍导致的不同程度腺体和（或）纤维、肌肉组织增生而造成前列腺体积增大（图 8-7），正常结构破坏并引起一系列功能障碍的疾病。

【病因】

目前，前列腺增生症的病因尚不清楚，可能与以下因素有关。

（一）性激素的作用

睾酮是男性体内的性激素，在前列腺内睾酮通过 5α-还原酶作用，转化成具有更强作用能力的双氢睾酮，双氢睾酮能促进前列腺细胞的增多，使得前列腺体积逐渐增加。所以功能性睾丸的存在是前列腺增生的必要条件，其发病率随年龄增长而增高。也有人认为，前列腺增生与雌激素、雄激素的平衡改变有关。

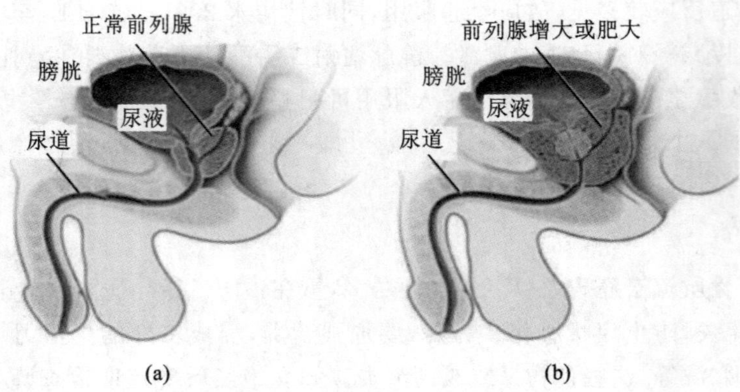

图 8-7 良性前列腺增生示意图

(二)前列腺细胞为胚胎再唤醒

有研究发现，前列腺增生结节的最初改变是腺组织的增生，即以原有腺管形成新的分支，生长进入附近间质内，经过复杂的再分支后形成新的构架结构(结节)，McNeal 根据胚胎发育的基本特征形成新的结构，提出了前列腺增生的胚胎再唤醒学说，认为前列腺增生结节的形成是某个前列腺间质细胞在生长过程中自发地转为胚胎发育状态的结果。

(三)多肽类生长因子

多肽类生长因子是一类调节细胞分化、生长的多肽类物质，有研究表明多肽类生长因子可直接调节前列腺细胞的生长，而性激素只起间接的作用。目前，该种理论日益受到重视。

(四)生活方式

肥胖与前列腺体积呈正相关，即脂肪越多，前列腺体积越大。现有的一些研究表明，总能量(蛋白质、脂肪、淀粉类)摄入增加，如牛奶及奶制品、肉制品、谷物、禽类等均可增加前列腺增生的潜在风险，而蔬菜，水果、多不饱和脂肪酸、亚油酸和维生素 D 则有减少前列腺增生的作用。

【临床表现】

(一)症状

1. 尿频、夜尿增多 尿频是最早出现的症状。正常男性每 3～5 h 排尿 1 次，膀胱容量为 300～500 mL。前列腺增生老年人最初夜尿次数增加，每次尿量不多，继之白天也出现尿频、排尿次数增多的情况。

2. 排尿困难 排尿困难是前列腺增生主要的症状。轻度梗阻时，排尿迟缓、尿线变细，梗阻加重后出现排尿困难、射程缩短、尿线细而无力、呈滴沥状。

3. 其他症状 前列腺增生合并感染时，亦可出现尿频、尿痛、尿急，有结石时症状更为明显，并可伴有血尿，前列腺增生因局部充血可以发生无痛性血尿。

(二)体征

体格检查：急性尿潴留时，下腹部膨隆，耻骨上区触及充盈的膀胱。直肠指检：前列腺增大，表面光滑，富于弹性，中央沟变浅或消失。

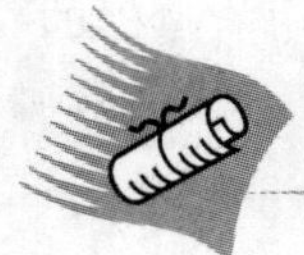

知识链接

前列腺增生分度

可按照腺体增大的程度把前列腺增生分成 3 度。Ⅰ度肿大：前列腺较正常增大 1.5～2 倍，中央沟变浅，突入直肠的距离为 1～2 cm。Ⅱ度肿大：腺体呈中度肿大，大于正常 2～3 倍，中央沟消失或略突出，突入直肠 2～3 cm。Ⅲ度肿大：腺体肿大严重，突入直肠超过 3 cm，中央沟明显突出，检查时手指不能触及上缘。

（三）并发症

常见并发症为急性尿潴留、尿失禁、泌尿道感染、膀胱憩室、膀胱结石、肾积、血尿和肾功能不全等，亦可出现疝、痔、脱肛等并发症。

【辅助检查】

（一）实验室检查

1. 肾功能 长期尿潴留影响肾功能，肌酐、尿素氮升高，合并尿路感染时，尿常规出现红细胞、脓细胞。

2. 前列腺特异性抗原(PSA)测定 BPH 时 PSA 可轻度增高。再结合直肠指检、B 超检查可发现大多数前列腺增生。

（二）其他检查

1. 影像学检查

(1)X 线检查 尿路造影(IVU)或膀胱尿道造影时前后位及排尿状态下摄片，可见膀胱底部抬高，有弧形密度减低阴影，后尿道长度增加，如合并憩室、肿瘤、结石可显示充盈缺损。晚期 IVU 可显示膀胱输尿管反流、肾积水或肾显影不佳甚至不显影。

(2)B 超检查 有经直肠和经腹部超声检查两种方法，以经直肠 B 超检查为佳。可测定腺体大小、膀胱残余尿，为前列腺疾病的常规检查。

2. 膀胱镜检查 可见膀胱颈部突出隆起，尿道内口变形，膀胱壁形成小梁、小室甚至憩室。如合并膀胱结石、膀胱肿瘤也可一并诊断。该方法仅在有指征时进行(图 8-8)。

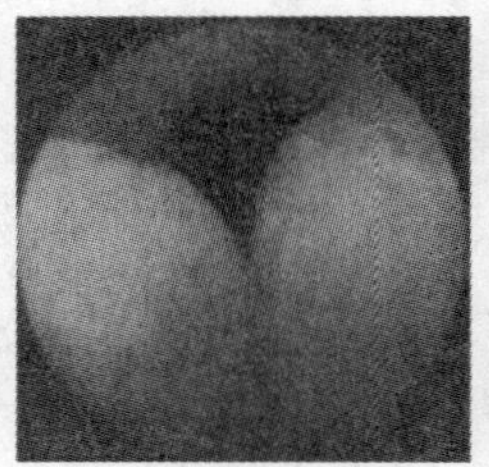
(a)正常膀胱镜图像

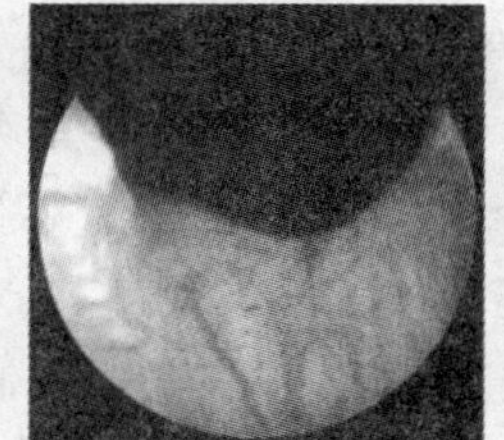
(b)中叶和右侧叶增生为主

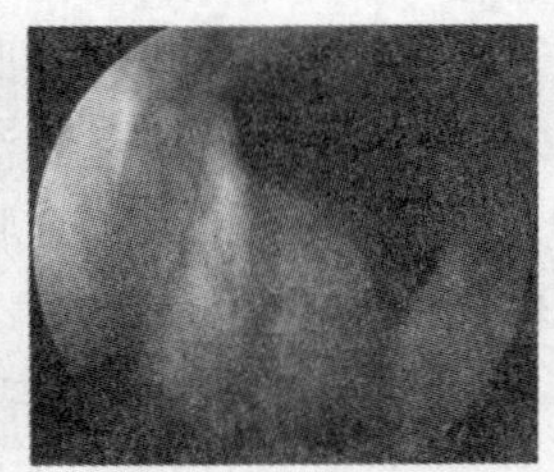
(c)两侧叶增生为主

图 8-8 膀胱镜图

3. 尿动力学检查 测定时膀胱容量应多于 150 mL，主要指标有最大尿流率(Q_{max}，正常值≥15 mL/s)、膀胱容量(bladder capacity，正常男性为 350～750 mL，女性为 250～550 mL)、逼尿肌收缩力等，对前列腺增生症的治疗选择及预后判断有重要意义。

【治疗要点】

（一）观察和随访

轻度前列腺增生症，临床症状对日常生活和工作影响不大，可不予治疗，但应定期复查。

（二）药物治疗

1. α 肾上腺受体阻滞剂 α 肾上腺受体阻滞剂可以分为以下几种类型：低选择性 α 肾上腺受体阻滞剂，如特拉唑嗪，但易发生体位性低血压等；高选择性 α 肾上腺受体阻滞剂，如坦索罗欣等。

2. 5α-还原酶抑制剂 目前应用最广的是非那雄胺，可在前列腺内阻止睾酮转化为双氢睾酮，在一定程度上缩小前列腺体积。

3. 植物制剂 其包括国内外的植物制剂，目前有舍尼通(普适泰片)等口服液。

4. 中医治疗方法 前列康(普乐安片)、前列通等中成药制剂和中草药煎剂。

（三）手术治疗

1. 经尿道前列腺电切除术(TURP) 此为前列腺增生治疗的首选方法。TURP 对人体创伤小，术后恢复较快，可明显缩短住院时间。

2.开放手术 包括在耻骨上经膀胱前列腺切除、耻骨后前列腺切除、经尿道前列腺切除三种术式。此外，还有经尿道前列腺汽化术（TVP）、经尿道激光前列腺汽化术等。

（四）其他微创治疗

主要用于药物治疗效果不明显，但病人情况不适宜手术治疗或不愿接受手术治疗者。

1.尿道内支架 利用各种生物相溶性材料制成的管状支架，支撑被增生前列腺组织压迫的尿道，解除梗阻。对于不能耐受 TURP 或开放手术的高危病人，已成为首选治疗方法之一。

2.热疗 利用微波的热效应和非热效应治疗前列腺增生。根据治疗途径分为经尿道微波热疗（TUMT）和经直肠微波热疗（TRMT）。

3.高能聚焦超声（HIFU） 使用具有 B 超定位及 HIFU 治疗功能的双功能的直肠超声探头，破坏增生的前列腺组织，使之随尿液排出。HIFU 具有创伤痛苦小、安全易耐受、并发症少等特点。

4.其他 如冷冻、激光、射频消融治疗等。

【主要护理诊断/医护合作性问题】

1.排尿异常 与膀胱出口梗阻、逼尿肌损害有关。

2.恐惧/焦虑 与角色变化、担心手术及预后有关。

3.有感染的危险 与尿路梗阻有关。

4.潜在并发症：出血 与尿潴留有关。

【护理措施】

（一）一般护理

1.环境要求 居住环境忌潮湿、阴冷，尤其冬季注意下肢保暖，尽量不进行冷水作业。

2.休息与活动 适度进行体育锻炼，既有助于增强机体抵抗力，又可改善前列腺局部的血液循环，如散步、打太极拳，但不可过度劳累，不宜游泳、骑自行车，防止对前列腺产生冷水刺激和机械性压迫。

3.饮食护理 宜选择清淡、易消化食物。适宜吃的食物有鸡蛋、牛肉、坚果类和谷物类，如尿道涩痛，可饮用绿豆汤或食绿豆粥，亦可吃黑木耳。多饮绿茶，多食蔬菜、水果、大豆制品及粗粮。不建议吃过甜、过酸及辛辣食品。过量饮酒可至前列腺部位充血，建议戒酒或限酒。

（二）心理护理

前列腺增生病人多为老年人，尿频、尿痛、排尿困难等症状使他们身心痛苦，产生悲观、羞涩、焦虑的情绪，渴望得到他人的理解和关怀。护理人员要有同情心和高尚的职业道德，真诚与病人沟通、耐心倾听他们的感受。告知病人良性前列腺增生是泌尿外科常见的疾病之一，轻度前列腺增生病人可以通过自行调理或药物治疗控制病情发展，重度前列腺增生病人可通过手术治疗，预后较好。如需接受手术，要做好术前宣教，消除其恐惧心理，使其保持良好的心态，积极配合。

（三）病情观察

观察病人意识、生命体征和心理的变化。对病人临床症状进行评估（可采用国际前列腺增生症（I-PSS）评分标准评估病人病情），早期发现急性尿潴留、肾功能不全等各种并发症，对药物治疗的病人要观察药物疗效及用药不良反应，对于手术治疗的病人，观察其伤口有无渗、出血及感染现象；对接受各种特殊有创检查的病人观察当日生命体征及其他变化。

（四）对症护理

1.急性尿潴留 应及时行保留导尿术。留置尿液引流管能控制膀胱排尿次数，恢复膀胱功能，预防肾功能损害。插尿管时，若普通导尿管不容易插入，可选择尖端细而稍弯的前列腺导尿管，如仍无法插入尿管，可行耻骨上膀胱穿刺或造瘘术，同时做好留置导尿管或膀胱造瘘管的护理，防止尿路和造瘘伤口的感染。在导尿管护理过程中要注意以下方面：妥善固定导尿管、保持尿管引流通畅、防止尿管受压、保持会阴部清洁、掌握拔管指征和时间。

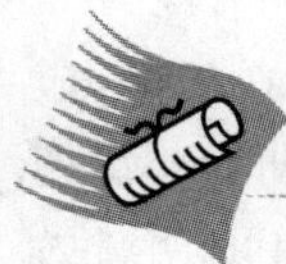

知识链接

前列腺增生症国际前列腺症状(IPSS)评分表如表8-4所示。

表8-4 前列腺增生症国际前列腺症状(IPSS)评分表

在最近一个月内,您是否有以下症状?	无	在五次中					症状评分
		少于一次	少于半数	大约半数	多于半数	几乎每次	
1.是否经常有尿不尽感?	0	1	2	3	4	5	
2.两次排尿间隔是否经常小于2 h?	0	1	2	3	4	5	
3.是否曾经有间断性排尿?	0	1	2	3	4	5	
4.是否有排尿不能等待现象(憋尿困难)?	0	1	2	3	4	5	
5.是否有尿线变细现象?	0	1	2	3	4	5	
6.是否需要用力及使劲才能开始排尿?	0	1	2	3	4	5	
7.从入睡到早起一般需要起来排尿几次?	没有 0	1次 1	2次 2	3次 3	4次 4	5次 5	
症状总评分=	(增生严重程度判断:0~7分为轻度;8~19分为中度;20~35分为重度)						

2.会阴部皮肤护理 病人由于长期尿失禁、尿溢或携带导尿管,会阴部皮肤长期被尿液刺激,严重时会出现破损、溃烂。做好局部皮肤护理,保持会阴皮肤清洁干燥,内裤、被褥、床单也应保持清洁干燥无异味,尿湿后及时更换衣裤。如有皮肤破损按外科换药处理。

3.手术后护理 对需接受手术病人,做好术后护理。

1)体位指导 手术后去枕平卧6~8 h,避免过度变换体位而引起血压降低。手术后5~7天内避免下床活动,可适当在床上活动翻身,或进行全身双下肢按摩,预防深部静脉血栓。

2)手术后前列腺窝的修复需3~6个月,因此手术后可能仍会有排尿异常现象,嘱多饮水并定期复查。

3)营养与饮食指导 手术后待肠蠕动恢复后,可进食高蛋白质、高维生素、高纤维、易消化的饮食,保持大便通畅,以免因腹压增高而引起伤口继发性出血。

4)手术后并发症

(1)出血的观察及护理:手术后6 h内严密观察生命体征,每30~60 min测血压、脉搏和呼吸。观察伤口有无渗血、渗液,冲洗管引流是否通畅,有无折叠扭曲,引流液的性质和量;指导病人手术后活动严格遵照医嘱执行;嘱病人保持大便通畅,防止用力排便时腹内压增高引起伤口出血;手术后早期禁止灌肠或肛管排气,以免造成前列腺出血。

(2)经尿道前列腺电切除术(TURP)综合征:行TURP的病人因手术中大量冲洗液被吸收,血容量急剧增加,出现稀释性低钠血症,病人可在几小时内出现烦躁、恶心、呕吐、抽搐、昏迷,严重者出现肺水肿、脑水肿、心力衰竭等,称为TURP综合征。手术后应加强病人的病情观察,注意监测电解质的变化,一旦出现TURP综合征,立即给予氧气吸入,遵医嘱给予利尿剂、脱水剂,减慢输液速度,静脉滴注3%氯化钠纠正低血钠等。

(3)膀胱痉挛的护理:手术前向病人讲解手术后有可能出现强烈尿意、肛门坠胀、冲洗液滴速减慢甚至逆流、颜色加深、尿道及膀胱区疼痛难忍等症状,此种现象的发生是因为手术中各种导管、冲洗液体对膀胱的刺激而引发膀胱痉挛。让病人做好心理准备,不必恐慌。护理人员要及时安慰,缓解其紧张情绪,遵医嘱对症处理。

（五）用药护理

观察用药后排尿改善情况及药物的副作用。α受体阻滞剂的副作用主要有头晕、直立性低血压等，应在睡前服用，用药后卧床休息，以防跌倒。用药期间定时测量血压，并观察药物的不良反应，服药后如出现头晕、头痛、恶心等症状须及时告知医师。5α还原酶抑制剂起效缓慢，需在服药4～6个月后才有明显效果，告知病人应坚持长期服药。

（六）健康教育

1. 生活指导 医护人员应指导病人保持乐观积极态度。非手术治疗者应避免受凉、劳累、饮酒、便秘等使疾病加重的诱因；手术治疗者手术后要加强营养，进食富含纤维素、易消化的食物，预防便秘，1～2个月内注意观察是否有继发性出血。

2. 康复指导 指导病人有意识地经常锻炼提肛肌，以尽快恢复尿道括约肌功能，防止溢尿。方法如下：吸气时缩肛，呼气时放松肛门括约肌。病人应避免剧烈活动，手术后3个月内不骑自行车、不走远路、不提重物、不用力排便、避免性生活，防止前列腺过度充血，避免长期坐硬椅子；忌长时间憋尿，以免损害逼尿肌功能；急性炎症发作时不易做前列腺按摩、下腹及会阴部热敷或热水坐浴，以促进会阴部的血液循环，定期复查。

（冷育清）

任务八　退行性骨关节病病人的护理

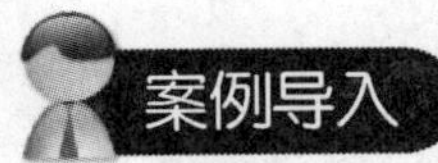
案例导入

病人，男，62岁，因行走时双膝关节疼痛6年余，局部肿胀6天就诊。病人主诉于6年前开始出现双膝关节疼痛不适，呈钝痛，在上下楼梯或由坐位站起时发作，休息后可缓解，6天前出现双膝关节肿胀，疼痛较前加重。

体格检查：体温37.5℃，脉搏76次/分，呼吸20次/分，血压130/88 mmHg，脊柱四肢无明显畸形，双膝关节明显肿胀，关节周围触痛阳性，浮髌试验阳性，髌骨研磨试验阳性，抽屉试验、侧方应力试验、麦氏征均为阴性。

辅助检查：血常规白细胞总数9×10^9/L，N 70%；双膝关节X线片示双膝组成各骨关节部均可见骨赘增生明显，膝关节内外间室明显变窄。

临床诊断：膝关节炎。

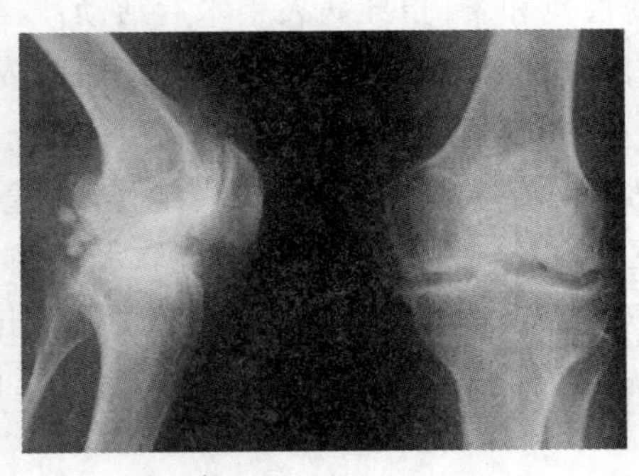
图8-9　退行性骨关节病

退行性骨关节病（degenerative osteoarthropathy，OA），又称增生性关节炎、老年性关节炎等，是一种由于关节软骨退行性变，引起关节软骨完整性破坏及关节边缘软骨下骨板病变，继而导致一系列症状和体征的一组慢性关节性疾病。

OA分为原发性和继发性两类：原发性OA多发生于中老年，无明确诱因；继发性OA可见于任何年龄段，多继发于创伤、炎症、关节不稳、慢性劳损或先天性疾病等。此类疾病包括骨刺、骨质增生、罗圈腿、颈椎病、髌骨软化、腰椎病等（图8-9），多见于50岁以上的人群，女性高于男性。据WHO统计，50岁以上的人群中，骨关节炎的发病率为50%，55岁以上人群中发病率为80%。

【病因】

原发性骨关节炎病因不清，目前考虑与下列因素有关。

（一）年龄

正常人的关节软骨随年龄老化会发生纤维化改变。退行性骨病的发生率与年龄成正比。约85% 50岁以上人群X线检查可发现骨关节的改变。

（二）肥胖

美国医生Felson及其同事采用Framingham方法研究发现，肥胖与膝关节OA有关系，与髋关节OA仅有很小关系，与手关节OA关系不确定，主要累及持重关节。

（三）创伤或机械性磨损

随着年龄的增长及关节超负荷使用和磨损，黏多糖不断从关节中流失，合成黏多糖的能力不断减弱；外伤性的损伤，如关节内骨折后对位不良、膝关节半月板破裂、负重工作等引起关节长期劳损等，均能加重病变。

（四）遗传性

流行病研究显示，骨性关节炎是一种由遗传性代谢异常引起的一种全身性改变的关节表现。在女性为显性遗传，在男性为隐性遗传。

（五）性别

有资料报道，54岁之前，男女患病率相等。其后女性退变进程比男性更严重，可能与雌性激素代谢水平下降有关。

（六）气候因素

据报道长期居住在潮湿寒冷环境的人发病率高。

（七）其他

其他与免疫、骨质疏松、饮食、职业及诱发因素有关，如炎症过程、代谢疾病、生物力学因素、激素作用、化学损伤、关节内出血等有关。

【临床表现】

（一）症状

1. 关节疼痛及压痛 早期为轻度或中度间断性隐痛，后期可出现持续性疼痛或夜间痛，休息后会减轻，气候、环境变冷时会加重。关节表现为肿胀、疼痛，活动无力；关节内卡压现象，多见于膝关节。

2. 晨僵 部分病人伴有晨僵现象。晨僵是指静止或晨起时感到疼痛，稍微活动后减轻，大部分病人表现为关节的紧束感和运动缓慢。

3. 功能受限 多数中度和重度骨关节炎病人，经常出现活动时关节屈伸不利及活动范围被动减小等，如由坐位起立、上下楼梯或攀高时功能受限。

（二）体征

1. 关节压痛 多见于关节滑囊受累部位及关节被侵及的部位。

2. 关节肿胀、畸形 部分膝关节由于滑膜增厚，滑液渗出，关节肿胀明显，晚期也可能由于肌萎缩和肌挛缩或骨赘形成，关节发生畸形。

3. 关节摩擦音 由于关节软骨破坏、关节面不平或关节内碎片，关节活动时出现骨摩擦音，多见于膝关节。

4. 浮髌试验阳性 关节内积液较多时呈阳性；髋关节病变时，Thomas征常见阳性。

【辅助检查】

（一）实验室检查

血常规、尿常规、血沉、生化检查均正常，抗“O”及类风湿因子阴性，关节液为非炎性。关节液与正常滑液相同，清亮、透明、微黄、具黏性，不形成凝块。细胞计数正常，为1000～3000个/mm^3，主要由单核细胞构成，糖浓度与血糖相同，蛋白含量不超过5～10 g/100 mL。关节滑液与类风湿性关节炎、感染性关节炎明显不同。

(二)X 线检查

早期显示周围软组织肿大、关节积液、骨质疏松,晚期显示关节间隙不等宽或狭窄,关节处的骨质疏松、骨质增生、关节膨大,甚至关节变形、软骨下骨板硬化和骨赘形成。

(三)CT 检查

CT 检查可以清晰显示不同程度的膝关节骨质增生、关节内钙化和游离体,有时也可以显示半月板的情况。

(四)关节镜检查

关节镜检查是用器械直视关节内结构的一种检查方法,常用于膝关节检查,也用于肩、肘、踝、髋关节等检查。

【治疗要点】

目前无特效药,采用综合治疗措施,注重缓解疼痛、改善关节功能、延缓病情发展。

(一)一般治疗

1. 休息 症状严重时应卧床休息,减少受累关节压力和剪切力,使滑膜炎症减轻或消失。

2. 关节运动 为了防止关节囊挛缩,每天应进行适度关节运动,但需在专科医生指导下进行。

3. 手杖 单手杖患侧使用,可减轻患侧关节持重。使用左右上肢双手杖,可以消除患侧臀肌疲劳,并增加稳定性。

4. 牵引 急性发作期,尤其对持重关节使用牵引,以防止关节面粘连和关节囊挛缩,一直用到症状减轻。

(二)药物治疗

1. 口服用药 水杨酸盐类等非类固醇类抗炎药是最常用的抗炎止痛药,如阿司匹林、布洛芬、盐酸氨基葡萄糖、吲哚美辛等。

2. 关节腔注射 最常用透明质酸进行关节腔内注射,严重骨关节炎时给予糖皮质激素。

3. 中药制剂 常用具有活血化瘀、舒经活络、驱寒等中药制剂,如腰痛宁、追风透骨丸等。

(三)手术治疗

症状严重、活动受限、明显关节畸形者可行手术矫形治疗,也可考虑关节置换术。

(四)综合治疗

中西医结合治疗,西医疗法联合理疗、按摩、推拿、针灸、局部中药治疗等方法,效果更为明显。

【主要护理诊断】

1. 慢性疼痛 与关节软骨破坏及骨板病变有关。

2. 躯体活动障碍 与关节疼痛、关节畸形或脊髓压迫有关。

3. 自理能力下降 与躯体活动障碍、关节协调能力差有关。

4. 自我形象紊乱 与活动功能受限、关节畸形有关。

【护理措施】

(一)一般护理

1. 环境要求 居住环境应清洁,避免阴冷潮湿,地面无障碍防滑,床单元、走廊、洗漱间等墙壁设有扶手。

2. 休息与活动 休息与活动宜动静结合,急性期应限制关节活动,关节腔积液时绝对卧床休息。肥胖老年人应控制体重,坚持活动锻炼。

3. 饮食护理 饮食选择含钙和维生素 C 丰富、低脂肪的食品,如动物瘦肉、动物肝、禽蛋、牛奶、豆制品、芹菜、水果、虾皮等。补充钙剂可给予钙片或高钙食物,如骨头汤等,尽量减少高脂、高糖的摄入。

(二)心理护理

此病最明显的症状是关节疼痛、功能受限,严重时关节变形,伴随自理能力减退或长期卧床,病人内心焦虑、自卑。病人也会因晨僵产生畏惧心理，护理人员要理解病人的心理，认同并耐心倾听其表达内心感受，给予安慰和鼓励，对其所患疾病进行客观讲解，消除顾虑，增强战胜疾病信心。

（三）病情观察

护理人员观察病人疼痛及晨僵部位、生命体征、心理及行为的变化，定期做好相关辅助检查。长期卧床的老年病人应重点观察压疮及其他并发症发生，如有特殊变化及时反馈医师。

（四）对症护理

1. 减轻疼痛 患髋关节炎的老年病人，采取适当休息、减轻关节负重是缓解疼痛的重要措施。对疼痛严重者，可采用牵引手段限制关节活动。膝关节炎疼痛的病人，除适当休息外，在活动过程中可借助外力来减轻关节承受的压力，如上下楼梯、站起时扶扶手；膝关节积液严重时卧床休息，进行局部理疗和按摩。

2. 功能锻炼 为防止关节粘连和功能活动障碍，根据病人自身条件及受限的程度，制订活动计划，进行功能锻炼（必要时也可利用辅助器），防止病变关节功能减退，以保持或提高病人自理能力。

（五）用药护理

病人接受药物治疗时，护理人员指导病人定量、定时、准确服药，注意观察药物疗效和不良反应；对胃黏膜刺激性较大的药物注意饭后服用；对接受封闭注射治疗和各种外贴膏药病人局部皮肤保持干燥清洁。

（六）健康教育

1. 疾病知识指导 向病人介绍本病的相关知识，提高其对疾病的认知和自身防护意识，避免膝关节外伤。病人应避免从事加重病情的工作和活动，控制体重，女性不要穿高跟鞋。根据病人不同阶段或症状轻重调节活动量，症状较重时或急性发作期限制活动。

2. 正确活动指导

(1)减轻关节负重 症状严重时可用拐杖以减轻关节负重。在运动中注意关节局部的保护，不要刻意去爬楼梯、练下蹲或做膝关节左右大幅度摇晃动作，因为人在爬楼梯时关节负重是正常的4～5倍。

(2)保持正确姿势 不良姿势如长时间站立、跪地、登高、剧烈的竞技运动以及关节外伤等，均可成为骨关节病的病因。因此，应避免这些因素机械性损伤关节。

3. 康复指导 告知病人形成保健意识，进行日常锻炼，做到动静结合、合理运动。及时补充足够的钙与维生素D并加强日照。留意关节疼痛的信号，及时检查。工作中避免长时间保持一个姿势，及时更换姿势和体位，避免局部关节受压过久；膝关节不要过分屈曲，双足平放在地上。如果接受人工关节置换术的病人，定期到医院接受指导。长期服用激素类的病人，严格按医生指导服用，防止并发症和不良反应发生。

（冷育清）

任务九　颈椎病病人的护理

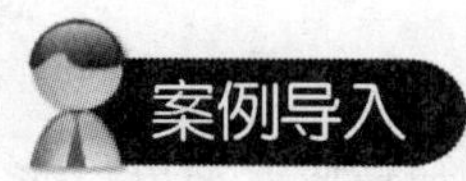

病人，男，61岁，双下肢行走步态不稳10余天就诊。病人诉于10天前无明显诱因，出现双下肢行走时步态不稳，足底有踩棉花感，伴有轻度排尿障碍。

体格检查：体温36.1 ℃，脉搏72次/分，呼吸20次/分，血压130/90 mmHg，颈部双侧对称，生理曲度轻度变直，颈双侧椎旁肌明显痉挛，触痛阳性，以第5～7颈椎旁明显，颈椎活动轻度受限，双侧胸2椎以下轻度感觉减退，双膝腱反射亢进，双侧Hoffmann征、Babinski征均阳性。

辅助检查：颈椎X线片示颈椎正常生理曲度消失，第5～7颈椎间隙狭窄，椎管狭窄，椎体侧缘、后缘骨赘形成；颈椎MRI示第5～7颈椎间盘后突，以第5、6颈椎为主，局部脊髓前缘明显受压。

临床诊断：考虑颈椎病。

颈椎病（cervical spondylosis）又称颈椎综合征，主要是由于颈椎长期劳损、骨质增生、椎间盘破裂脱出、韧带增厚等原因导致颈椎脊髓、神经根或椎动脉受压及颈椎动脉血流受阻，引发头、颈、肩、背、手臂酸痛、僵硬，严重时可出现活动受限、功能障碍等症状，是一种以退行性颈椎间盘病理改变为基础的颈椎疾病。包括颈椎骨关节炎、增生性颈椎炎、颈神经根综合征、颈椎间盘突出症等。

从生物力学角度来看，第5～7颈椎受力最大，故此段受损最常见。有统计表明，50岁左右的人群中颈椎病发病率大约为25%，60岁左右则达到50%，70岁左右几乎为100%，此病是中老年人的常见病和多发病。现在，颈椎病已出现低龄化现象，临床发现病人中从事微机操作、司机和职业人员为多，发病率男性高于女性。

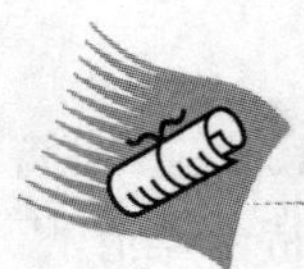

知识链接

颈椎构成及特点

颈椎共有7块颈椎骨组成，颈椎又是脊柱椎骨中体积最小、灵活性最大、活动频率最高、负重较大的节段。第1颈椎称为寰椎，第2颈椎称为枢椎，第7颈椎称为隆椎。除第1颈椎、第2颈椎外，其他颈椎之间都夹有一个椎间盘，加上第7颈椎和第1胸椎之间的椎间盘，颈椎共有6个椎间盘。每个椎间盘由纤维环、髓核和椎体的透明软骨板组成（图8-10）。

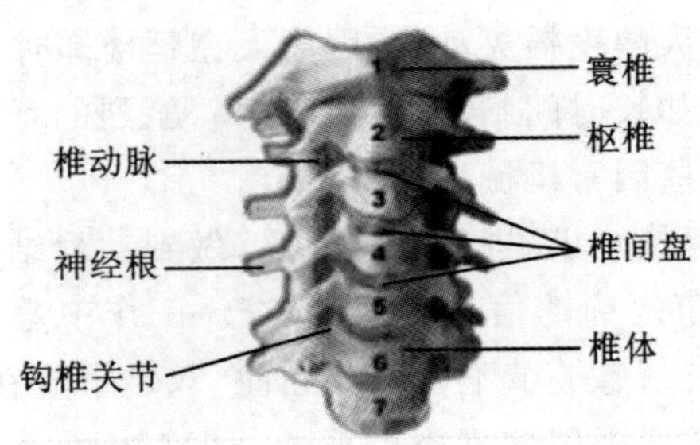

图8-10　颈椎构成示意图

【病因】

（一）颈椎间盘退行性变

颈椎间盘退行性变是颈椎病的最基本原因。早期为颈椎间盘变性，髓核含水量减少，纤维环肿胀、变粗，继而发生玻璃样变性，甚至破裂。颈椎间盘变性后，其耐压性及耐牵拉性降低。当头颅的重力和头胸间肌肉牵拉力的作用于变性的椎间盘时，椎间盘向四周隆起突出，椎间盘间隙变窄、关节突重叠、错位，椎间孔纵径变小，相邻脊神经、血管受压。

（二）外伤

头颈部较易引起外伤，常见于交通及矿工事故中。颈椎突然发生不协调的活动，会加重原有颈椎病变的程度，重症外伤更易造成颈椎骨折脱位，据统计，2/3的颈椎病病人曾有多次头颈部外伤史。

（三）发育异常

颈部发育不良，如椎管先天性狭窄、先天性颈椎管小于正常值（14～16 mm）、颈椎生理曲度先天性畸形、先天性颈部肌肉疾病等是颈椎病原因之一。

(四)长期肌肉劳损

日常生活和工作中长期不良姿势、习惯均为加重因素。如长期不良睡眠姿势、从事文案工作、长期使用电脑、长期扭头看电视、长期驾驶汽车等。

【临床表现】

(一)一般症状

主要表现为颈肩痛、头晕、头痛、上肢麻木、肌肉萎缩,严重者双下肢痉挛、行走困难、大小便障碍,甚至出现瘫痪。

(二)临床分型

根据受损组织和结构的不同,颈椎病分为如下四种类型。

1. 神经根型颈椎病 此型最常见,占颈椎病的50%～60%,是椎间盘向后外侧突出致椎钩关节或椎间关节增生、肥大,进而刺激或压迫神经根所致。主要表现为头、颈、肩及上肢疼痛,麻木不能持物,上肢灼热感或针刺样疼痛,也可出现肌萎缩。

2. 脊髓型颈椎病 占10%～15%,由后突的髓核、椎体后缘的骨赘、增生肥厚的黄韧带及钙化后纵韧带压迫或刺激脊髓所致。主要表现为上肢麻木无力、肌肉萎缩、下肢跛行无力或瘫痪。

3. 椎动脉型颈椎病 由颈椎横突孔增生狭窄、颈椎稳定性下降、椎间关节活动移位等直接压迫或刺激椎动脉,使椎动脉狭窄或痉挛,造成椎底动脉供血不足所致。主要表现为头痛、眩晕、记忆力减退,头转一侧头晕加重,重时出现恶心、呕吐等。

4. 交感神经型颈椎病 由颈椎各种结构病变刺激或压迫颈椎旁的交感神经节后纤维所致。主要表现为烦躁、口干、失眠、多梦、头痛、眩晕、多汗潮红、心律失常、血压不稳。

单纯的颈椎病类型少,一般以一个类型为主,几个类型混合在一起,称为复合型颈椎病。

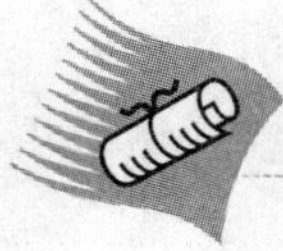

知识链接

颈椎病的分型特点如表8-5所示。

表8-5 颈椎病的分型特点

分型	神经根型	脊髓型	椎动脉型	交感神经型
比重	30%	8%～10%	8%～10%	8%
年龄	中青年开始	中老年	多见于中年	中年
病因	骨质增生 软组织变性 外伤	椎间盘突出 脊髓受压 多见急性损伤	椎动脉受压 椎基动脉系统供血紊乱	颈交感神经受压
病变	椎间孔变窄	椎管狭窄	椎-基动脉	颈交感神经
部位	颈脊神经受压 多见于第4～7颈椎	脊髓受压 炎症水肿 供血障碍	椎动脉	颈交感神经

【辅助检查】

(一)颈椎X线检查

X线片常表现为颈椎正常生理曲度消失或反张、椎间隙狭窄、椎管狭窄、椎体后缘骨赘形成,颈椎过伸过屈位片上还可以观察到颈椎节段性不稳定。

(二)颈椎CT检查

CT检查可更清晰地观察到颈椎的增生钙化情况,对椎管狭窄、椎体后缘骨赘形成有明确的诊断价值。

(三)颈椎MRI检查

MRI检查可以清晰地观察到椎间盘突出压迫脊髓,常规作为手术前诊断的依据,用以明确手术切除部位。

(四)椎-基底动脉多普勒

椎-基底动脉多普勒用于检测椎动脉血流的情况,也可以观察椎动脉的走行,对于以眩晕为主要症状的病人来说鉴别价值较高。

(五)肌电图

肌电图适用于以肌无力为主要表现的病人,主要用途为明确病变神经的定位,与侧索硬化、神经变性等神经内科疾病相鉴别。但对检查条件要求较高,检查结果假阳性率高。

【治疗要点】

(一)非手术治疗

1. 药物治疗 目前尚无治疗颈椎病的特效药,早期常进行对症治疗,如非甾体抗炎药、肌松弛剂、镇静剂及神经营养药等。

2. 中西医结合综合疗法 按摩、推拿、颈椎牵引(图8-11)、理疗、口服药物、外用、温热敷等。

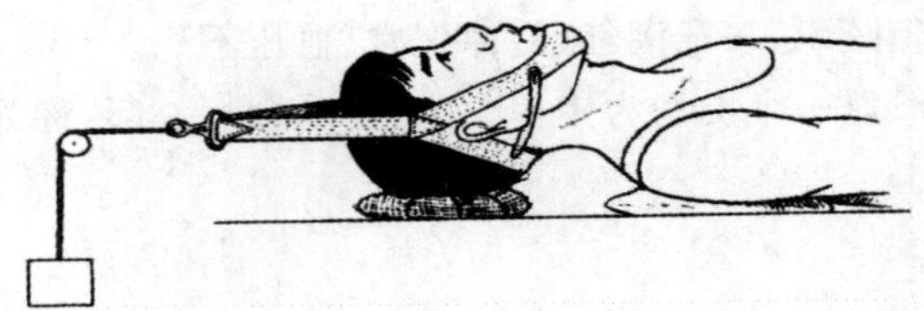

图8-11 颈椎牵引图

(二)手术治疗

已诊断明确的颈椎病,经非手术治疗无效、反复发作或脊髓型症状进行性加重者,适于手术治疗,手术方式可分为前路手术和后路手术。

【主要护理诊断】

1. 疼痛 与神经、血管受压或刺激有关。

2. 有受伤的危险 与肢体活动受限及眩晕有关。

3. 潜在并发症 吞咽障碍、颈心综合征。

4. 感知改变 与脊髓、神经根受压有关。

【护理措施】

(一)一般护理

1. 环境要求 居住环境要清洁、空气流通、温度适宜、防寒冷和潮湿;病人夜间睡眠时,头部避开门、窗、空调等;选择利于保持脊柱平衡的硬板床。

2. 休息与活动 ①轻者可以进行适度功能锻炼,重者采用颈部支具制动。②合理睡眠,避免过度疲劳,以利于颈椎充分休息。③长时间一个姿势工作时,应经常起身活动,做颈部操,眼睛眺望远方。④避免头颈负重物,避免突然转头动作。

3. 饮食护理 饮食调理应遵循的原则:①合理搭配,不可单一偏食,多吃富含钙、蛋白质、B族维生素、维生素C和维生素E的食物;②饮食有度,不吃生冷和过热的食物,戒烟限酒。

(二)心理护理

颈部长时间疼痛、活动功能受限会影响工作、学习,严重时自理能力下降,病人情绪焦躁、身心痛苦、对疾病治愈信心不足。护理人员应理解病人心理变化，认同并给予其心理疏导和安慰，鼓励其树立乐观的态度，增强战胜疾病的信心，对接受手术的病人做好术前指导工作，降低其恐惧心理。

（三）病情观察

观察病人生命体征、症状、心理及行为的变化，关注相关检查结果的变化。对手术病人做好术前及术后的观察，如有变化及时反馈医师。

（四）对症护理

1. 减轻颈椎疼痛 颈椎疼痛较强的病人，睡眠体位应保持自然仰伸位，采用质地柔软的元宝形枕头，维持颈椎的生理弧度，适当结合理疗和专业按摩。对有骨质疏松、体质消瘦的老年病人按摩时，应用力谨慎，必要时遵医嘱采用头颈牵引治疗。

2. 颈部制动 对采用头颈牵引病人，增高床头，维持有效牵引，牵引重量不可随意增减或移动，并保持悬空。护理人员应防止病人皮肤擦伤，吊带不可压迫两耳及头面部两侧，保护颌下皮肤。保持吊带清洁、干燥，且注意饮食不宜过多。呼吸肌不全、年迈及身体虚弱者，睡眠时不能牵引，以防止呼吸道梗阻或颈动脉窦受刺激致心跳停止。

3. 术前护理

(1)颈椎前路手术前 7～10 天，在医护人员的指导下进行手术体位和推拉气管的练习。为了保证手术后颈部的稳定，术前一般给病人准备合适的颈托。

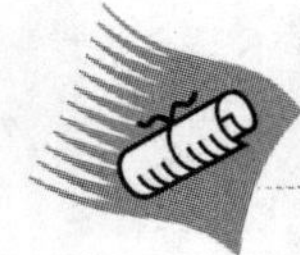

知识链接

手术体位推拉气管的练习方法

病人取仰卧位，将枕头放置在肩背部，头后仰，颈部呈过伸位，30～60 分/次，2～3 次/天，逐渐延长达到每次 2 h。

推拉气管的方法：并拢四指，用手将气管向手术切口的对侧推 2～3 次/天，30～45 分/次，逐渐延长达到每次 1 h。

(2)颈椎后路的病人因手术时采用俯卧位，应练习在俯卧位下深呼吸，每日 2 次，30～60 分/次，为手术做好准备。

(3)吸烟者要戒烟，目的是降低术中气管对插管的敏感性和减少气管黏液的分泌量。

4. 术后护理

(1)固定颈部 搬运病人回病房时注意颈部固定。回房后取平卧位，颈部取稍前屈位置，两侧颈肩部放置沙袋限制颈部偏斜。

(2)病情观察 呼吸困难是前路手术后最危急的并发症，因前路手术中要反复牵拉气管，可使气管黏膜受损而发生水肿，所以要密切观察病人呼吸状况及生命体征，床边要常规备气管切开包。

(3)伤口护理 观察伤口敷料、引流状况，防止伤口渗血、出血。

(4)并发症的预防和护理 遵医嘱合理应用抗生素预防切口感染，勤翻身、拍背，协助病人有效排痰，防止压疮。

(5)术后卧床 3～5 天后，佩戴颈托可下床活动。下床的方法如下：先侧身坐起，逐渐将身体移至床旁，双足下垂适应片刻，无头晕时再站立行走，以免发生体位性(直立性)低血压而摔倒。

(6)尽早进行四肢功能锻炼，病人颈部制动时每日数次进行上肢、下肢和小关节活动。

（五）用药护理

指导病人定时、定量、准确服药，注意观察药物用后疗效和不良反应；非甾体抗炎药如阿司匹林、布洛芬等对胃黏膜刺激性较大的药物应饭后服用；对外敷用药者，如有皮肤过敏性损伤者进行局部外科换药处理。

（六）健康教育

1. 疾病知识指导 向病人介绍本病的相关知识，提高其对疾病的认识和自身防护意识。伏案或持续使用计算机不宜过久。应坚持做颈肩部肌肉的锻炼，既可缓解疲劳，又能锻炼肌肉韧度，从而有利于颈段脊柱的稳定性。注意端正头、颈、肩、背的姿势，不要偏头耸肩，谈话、看书时要正面注视，保持脊柱的力学稳定性。

2. 功能锻炼指导 此为康复的重要方法，通过肩、臂的整体运动，可以改善血液、淋巴循环，舒缓痉挛组织，松解粘连。康复锻炼要持之以恒，一般每天锻炼 2～3 次，每次 30 min。

3. 康复指导 指导病人劳逸结合，加强功能锻炼；选择合适的枕头；坐姿、睡姿要正确，自然放松，以利于保持颈部软组织的平衡，避免外力损伤。

（冷育清）

任务十 腰椎病病人的护理

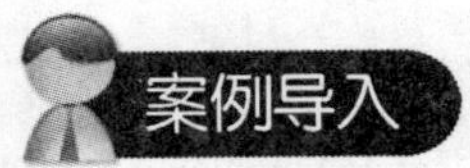

病人，男，66 岁，因腰部疼痛间断性发作 2 年，加重 2 天就诊。病人 2 年前出现下腰部疼痛不适，多于久坐后或干活时发作，能忍受；2 天前在家中干活后再次出现腰部疼痛不适，经卧床休息无明显好转。

体格检查：脊柱双侧对称，无明显畸形或侧弯，第 3～5 腰椎左侧椎旁触痛阳性，左侧椎旁肌明显痉挛，未引出向双下肢的放射性疼痛，双下肢直腿抬高试验阴性，余未见明显异常。

辅助检查：腰椎 X 线示腰段脊柱曲度变直，第 3～5 腰椎周围骨赘形成明显，第 4、5 腰椎间隙轻度变窄。

临床诊断：腰椎间盘突出。

腰椎病（lumbar spondylosis）是指因腰椎及腰椎周围软组织急慢性损伤或腰椎间盘退变、腰椎骨质增生等原因引起，在临床上表现为以腰腿痛、腰部活动受限为主要症状的一组疾病。

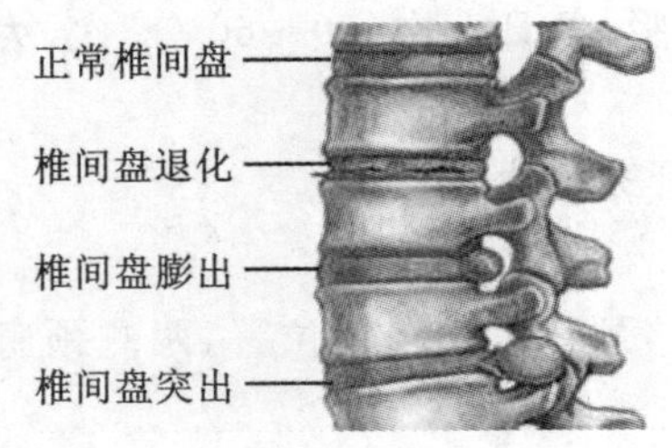

图 8-12 腰椎间盘突出症

腰椎病包括急慢性腰部损伤，如腰肌劳损、腰椎骨折、腰椎间盘损伤等；腰椎退行性病变，如腰椎间盘突出、腰椎管狭窄、腰椎骨质增生等；先天性脊椎疾病，如先天性脊椎裂、脊柱侧凸畸形、椎体先天性发育异常或融合等；原发性和继发性腰椎肿瘤及其他脊椎疾病等，如姿势性脊柱侧弯、炎症性病变（脊柱结核、化脓性脊柱炎、类风湿及风湿性脊柱炎、强直性脊柱炎）。老年腰椎病主要因为腰椎退行性病变所致，其中腰椎间盘突出症是引起老年人腰腿痛最常见的原因之一。现以腰椎间盘突出症做论述。

老年腰椎间盘突出症是指由于年龄增长，椎间盘变形退化、纤维环破裂、髓核组织突出刺激和压迫马尾神经或神经根所引起的一种综合征（图 8-12）。

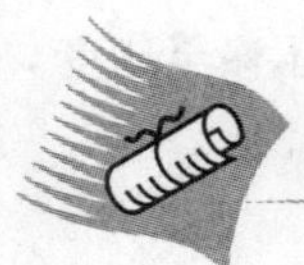
知识链接

腰椎的解剖结构

人体腰椎由五个椎体构成，每一个腰椎由前方的椎体和后方的附件组成。椎板内缘成弓形，椎弓与椎体后缘围成椎孔，上下椎孔相连，形成椎管，内有脊髓和神经通过，两个椎体之间的联合部分就是椎间盘，它是由纤维环和髓核两部分组成。髓核位于椎间盘的中央，它是一种富含水分，呈胶冻状的弹性蛋白。髓核的周围是纤维环。纤维环由胶原纤维束形成的纤维软骨构成，环绕髓核，能承受较大的弯曲和扭转负荷，纤维环的前部有强大的前纵韧带，后侧的后纵韧带较窄、较薄。因此，髓核容易向后方突出，压迫神经根或脊髓引起相应的症状和体征。

【病因】

（一）腰椎间盘退变

腰椎间盘退变是腰椎间盘突出的基本病因，随着年龄增长，纤维环和髓核的含水量逐渐减少，使髓核张力下降、弹性降低、椎间盘变薄，常出现向心性小裂隙。MRI 证实，15 岁青少年也可发生椎间盘退行性变，无退变的椎间盘可承受 6865 kPa（70 kgf/cm²）压力，但已退变的椎间盘仅需 294 kPa（70 kgf/cm²）压力即可破裂。本病多发于第 4、5 腰椎及第 5 腰椎、第 1 骶椎之间。

（二）外伤

积累伤力是椎间盘变性的主要原因，也是椎间盘突出的诱因。积累伤力中，反复弯腰、扭转动作或姿势最易引起椎间盘损伤，故本症与某些职业、工种有密切关系；另一种情况是用力不当或者用力过度，当突然负重或闪腰，尤其是腰部前屈加旋转动作时，容易导致纤维环破裂，髓核突出。

（三）环境因素

长期处于寒冷、潮湿环境及某些特殊职业等增加了椎间盘损害的机会。

（四）遗传因素

有色人种本症发病率较低，约 32％老年病人有青年病史及家族史。

【临床表现】

（一）症状

1. 腰痛　95％以上的腰椎病病人有此症状。病人自觉腰部持续性钝痛，平卧位减轻，站立则加剧。

2. 坐骨神经痛　多数病人出现此症，常在腰痛减轻或消失后出现，表现为由腰部至大腿及小腿后侧的放射性疼痛或麻木感，部分直达足底部。重者可为由腰至足部的电击样剧痛，且多伴有麻木感。疼痛轻者不影响行走，重者呈跛行状态。

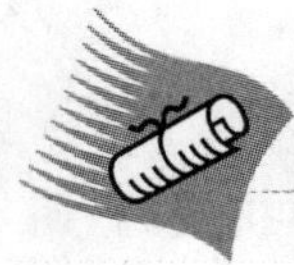

知识链接

腰椎间盘突出症临床病理分型

从病理变化及 CT、MRI 表现，结合治疗方法可作以下分型。

1. 膨隆型　纤维环部分破裂，而表层尚完整，此时髓核因压力而向椎管内局限性隆起，但表面光滑。这一类型经保守治疗大多可缓解或治愈。

2. 突出型　纤维环完全破裂，髓核突向椎管，仅有后纵韧带或一层纤维膜覆盖，表面高低不平或呈菜花状，常需手术治疗。

3. 脱垂游离型　破裂突出的椎间盘组织或碎块脱入椎管内或完全游离。此型不但可引起神经根症状，还容易导致马尾神经症状，非手术治疗往往无效。

4. Schmorl 结节　髓核经上下终板软骨的裂隙进入椎体松质骨内，一般仅有腰痛，无神经根症状，多不需要手术治疗。

3. 下肢麻木、冷感及间歇性跛行　病人自觉患肢发凉、麻木与感觉异常，行走数百米后常出现腰腿痛、麻木感加重，需要蹲位或坐位数分钟后症状缓解，再次行走，症状再次出现，称为休息间歇性跛行。常见于严重椎间盘突出症病人，原因同行走时椎管内受压静脉丛扩张加重神经根压迫有关。

4. 马尾神经症状 主要见于中央型髓核脱出症，临床上较少见。可出现会阴部麻木、刺痛，大小便功能障碍。女性可出现尿失禁，男性可出现阳痿，严重者可出现大小便失控及双下肢不全性瘫痪。

（二）体征

1. 脊柱运动受限 当椎间盘突出后，常有脊柱单侧或双侧腰肌痉挛和继发性脊柱畸形出现，限制了脊柱的活动。

2. 叩压痛 腰椎棘突旁 1～2 cm 处常有深压痛、叩击痛，并常可引出向下肢的放射痛。

3. 直腿抬高试验及加强试验阳性 略。

4. 其他 个别病人可能出现感觉、运动减弱，自主神经功能障碍，膝、跟腱反射减弱或消失等。

【辅助检查】

（一）腰椎 X 线检查

腰椎 X 线检查是腰椎病人的常规检查。一般需摄正位、侧位和左右斜位片，必要时加摄颈腰部前屈和后伸时的侧位片。

（二）腰椎 CT 检查

可清晰显示椎体前后缘的骨赘，硬脊膜囊、脊髓、神经根的受压部位和程度，测得椎管前后径和横径，还能了解椎间孔和横突孔有无狭小、椎板有无肥厚。

（三）腰椎 MRI 检查

可清晰显示间盘组织后突、压迫硬脊膜囊和脊髓的情况，以及有无静脉回流受阻、受压局部脊髓内有无囊性变等情况。

（四）其他

1. 电生理检查(肌电图、神经传导速度及体感诱发电位) 可协助确定神经损害的范围及程度，或观察治疗效果。

2. B 超检查 具有无创性和操作简单的优点，但操作难度大，定位困难，需进一步研究总结。

【治疗要点】

早期腰椎病症状轻微，不需要特殊的治疗。注意卧床休息和锻炼腰部肌肉力量，纠正不良姿势。症状明显或加重时，可采取以下治疗方法。

（一）非手术治疗

1. 绝对卧床休息 卧床及床上大小便大约三周。

2. 药物治疗 目前尚无治疗腰椎病的特效药物，所用药物属于对症治疗，常常加用非甾体抗炎药、肌松弛剂、镇静剂及神经营养药等。

3. 封闭疗法 常采用皮质类固醇激素及局麻药硬膜外注射治疗。

4. 腰椎牵引 可增大椎间间隙，解除对椎间盘和神经根的压迫。

5. 物理疗法 常用按摩、推拿、针灸、电疗、拔罐、激光、超声波、石蜡疗法等，此类疗法也主要以消炎止痛、活血化瘀为主，有很好的治疗效果，但不能从根本原因上治疗。

6. 中医正骨疗法 矫正腰椎排列异常或畸形，增强腰部的肌力，使腰椎稳定，改善椎间各关节功能，减少神经刺激，消除疼痛等不适。

（二）手术治疗

经常发作、症状较严重者，经保守治疗无效可以手术，但要严格掌握手术指征，慎重选择术式。

【主要护理诊断】

1. 疼痛 与椎间盘突出压迫神经、肌肉痉挛有关。

2. 躯体活动障碍 与疼痛、肌肉痉挛及术后活动受限有关。

3. 潜在并发症 肌肉萎缩、神经根粘连。

4. 焦虑 与疾病知识缺乏及担心疾病预后有关。

【护理措施】

（一）一般护理

1. 环境要求 居住环境要清洁、空气流通，温度适宜、防寒冷和潮湿。选择有利于保持脊柱平衡的硬板床。冬季被褥要厚实干燥，避免腰骶部受寒凉。

2. 休息与活动 急性期病人要绝对卧床休息，睡眠姿势自然放松、舒展；恢复期病人应进行适度腰部功能锻炼，站姿或坐姿工作持续时间长时，需经常起身活动；禁忌搬重物或做过度弯腰等活动。

3. 饮食护理 由于油腻食物不利于血液以及神经组织的代谢，所以日常饮食要以清淡为主，忌烟酒、忌油腻、忌生冷食品等。多吃富含钙、蛋白质、B族维生素、维生素C、纤维素E、补肝肾的食物，可预防骨质疏松，修复受压神经。

（二）心理护理

老年腰椎病病人腰部疼痛和功能受限，影响了生活自理能力。病人因卧床养病，情绪焦急，身心痛苦，护理人员要理解病人的心理，认同并鼓励其表达内心的感受并给予疏导和安慰，建议病人在床上听音乐、看电视等。宣教疾病知识，对接受手术的病人做好术前指导，消除或降低其恐惧心理，鼓励其树立乐观的生活态度，增强战胜疾病的自信心。

（三）病情观察

对病情较轻的病人观察其活动（饮食、坐姿、站姿等习惯）和症状的变化；对牵引治疗病人重点观察病人体位、牵引线及重量是否正确有效；对手术病人术后密切观察其意识、血压、脉搏、心率和体温的变化，观察伤口有无渗血和出血情况，观察病人下肢温度及大小便，如有异常及时反馈医生。

（四）对症护理

1. 腰腿疼痛的护理 急性期病人绝对卧床休息3～5天，饮食、大小便均在床上进行，翻身由人协助，避免坐起动作。恢复期病人可在床上适度进行腰背肌功能锻炼（健康指导），增强腰肌及韧带的柔韧性及耐受性；自行起、卧床时要侧身，以手臂协助支撑起立；严重时戴钢板围腰，以促进受损组织修复。日常生活中，要注意腰间保暖，加强腰背部的保护，可以限制腰部肌肉及软组织活动，不要做弯腰用力的动作（如拖地板）；注意劳动姿势，避免长久弯腰、过度负重、长时间地坐着和站立；要睡硬板床，可以减少椎间盘承受的压力；对于牵引的病人要防止压疮发生。

2. 手术后伤口护理 观察伤口有无渗血和出血情况，有出血者先遵医嘱止血，无出血者进行外科常规换药护理。避免大小便污染伤口敷料，有异常及时反馈。

（五）用药护理

病人接受药物治疗时，指导其定量、定时、准确服药，注意观察药物服用后的疗效和不良反应；对胃黏膜刺激性较大的非甾体抗炎药注意饭后服用；防止接受封闭注射和各种贴膏药的局部皮肤感染。

（六）健康教育

1. 疾病知识指导 指导病人保持良好的站姿和坐姿，胸部挺起，腰部平直；同一姿势不应保持太久，适当进行腰背部活动；睡硬板床，不可过度弯腰；不提及重物、不穿高跟鞋；防止腰腿受凉，休息与活动一定要遵从医嘱。

2. 腰背肌锻炼方法

（1）五点式 仰卧，两下肢伸直，两脚后跟、两肘和头后部着地，尽力挺胸3～5 s，重复10次。

（2）半桥式 仰卧，两腿弯曲90°，两上肢自然放松伸直，然后将髋、背抬起5～10 s，重复10次。

（3）飞燕式 俯卧，两下肢及上肢伸直并连头部同时抬起3～5 s，重复5次。

（4）下蹲式 站立，两上肢自然放松或两手抱住头后部，然后下蹲3～5 s，再站立，重复5次。

（5）弯腰式 站立，双手叉腰，向下弯腰，最大程度为90°，重复20次。

（6）后伸式 站立，双手叉腰，做腰背后伸，重复10次。

3. 康复指导 首先加强腰背肌功能锻炼，这是腰椎病病人恢复最基本的方法。日常注意要少坐、少

站、多平卧，平卧时腰椎所受压力最小。在病情允许情况下，进行直腿抬高训练，防止神经根粘连。腰椎病病人最适合的体育锻炼是游泳，但是不可过久。

（冷育清）

任务十一　老年性白内障病人的护理

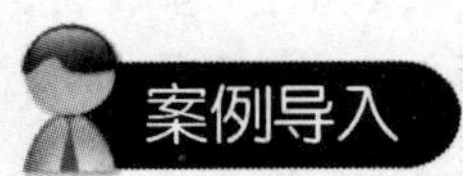

病人，女，68 岁，因 5 年前左眼视力逐渐下降，手指分辨不清，3 年前右眼视力也感觉视物不清。有糖尿病史 10 年。

体格检查：视力，左眼手动/10 cm，右眼 0.3，左眼晶状体呈乳白色混浊，右眼晶状体轻度混浊，其他无异常。

临床诊断：考虑老年性白内障。

老年性白内障(senile cataract)又称年龄相关性白内障，是后天性白内障中最常见的一种，多发生于 50 岁以上的老人。主要症状为眼前阴影，渐进性、无痛性视力减退，原因是晶状体逐渐混浊。而全身和局部未查出明显病因，常为双侧发病，可先后或同时发生，从发病到成熟可历时数月至数年。

【病因】

目前，病因尚不完全清楚。据研究认为与下列多种因素有关。

（一）长期紫外线照射

在紫外线长期影响下，磷离子可能与衰老的晶状体中的钙离子结合，形成不可溶解的磷酸钙，从而导致晶体的硬化与钙化；同时，紫外线还影响晶状体的氧化还原过程，促使晶状体蛋白变性，引起白内障。

（二）衰老

机体年龄增长，晶状体核增大，代谢功能减退，导致晶状体混浊。

（三）内分泌

内分泌紊乱，如糖尿病病人发生白内障较一般人高。

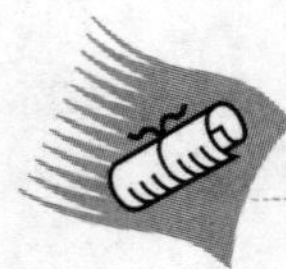

知识链接

白内障发生的代谢机制

一般认为白内障是一种代谢性疾病。由于晶状体本身没有血液供应，仅依赖于房水及玻璃体渗透；同时由于人类老化过程中，人体的营养、消化吸收功能与机体的代谢机能均逐渐减退，从而导致晶状体营养不佳，引起晶状体组织变性；也有不少人认为是由于晶状体纤维硬化和脱水造成的。

（四）缺氧

在缺氧的情况下，可使晶体内钠、钙增加，钾、维生素 C 相应减少，而乳酸增多，促使白内障的形成。

（五）其他

维生素和微量元素缺乏、遗传、酗酒、吸烟、妇女生育多、心血管疾病、精神病、机体外伤、高温工作环境等都是相关因素。

【临床表现】

根据混浊发生的部位，白内障分为三种类型，即皮质性、核性和后囊膜下混浊性白内障。皮质性白内障在年龄相关性白内障中最为常见（图 8-13），占 65%～70%；其次为核性白内障，占 25%～35%；后囊膜下混浊性白内障相对比较少见，仅占 5%。晶状体的混浊多开始于皮质浅层，一部分可先围绕着核发生，晶状体完全混浊需要数月或数年，也可停止于任何时期。

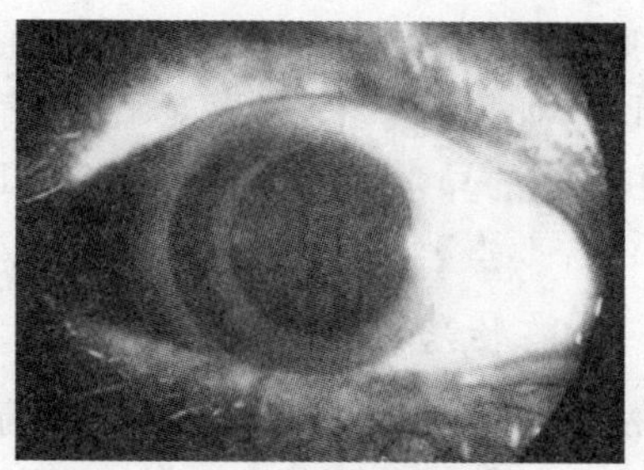

图 8-13 晶状体皮质层混浊

（一）症状

呈渐进性、无痛性视力下降，早期视物模糊、色调改变、眼前有固定不动的黑点，亦可单眼复视（看物体时有双影）或多视和屈光改变等。

（二）体征

早期无异常，晚期症状则为视力下降，最后仅存光感，晶状体检查呈不同程度混浊，严重时呈灰白色或棕色。

（三）发展过程

核性和后囊膜下混浊性白内障无明显分期，而老年皮质性白内障按其发展过程分为如下四期。

1. 初发期 晶状体周边皮质部变混浊，散瞳后，用电光斜照，可见灰白色的车轮状混浊，视力略有减退，但眼底可窥见。

2. 未成熟期 晶状体大部分混浊，瞳孔区出现灰白色，手电斜照时，可见虹膜阴影落在晶状体较深的混浊上，呈现出一新月形阴影，此时病人视力明显下降，眼底不能窥清。

3. 成熟期 晶状体完全混浊，斜照无虹膜投影，视力明显下降，只能辨别手动，或仅存光感，以往认为此时为最佳手术期，现在普遍认为应提前采用超声乳化手术治疗效果更佳。

4. 过熟期 晶状体皮质溶解液化，呈乳白色，核下沉，呈棕褐色。由于囊膜脆弱，有时会在剧烈振动下破裂，使核进入前房或玻璃体内，易引起青光眼及虹膜睫状体炎。此期应立即手术，否则有可能永远失明，但手术难度较大。

（四）并发症

可能并发闭角型青光眼的急性发作、晶状体成分过敏性眼内炎、晶状体溶解性青光眼以及晶状体核脱入玻璃体等。

【辅助检查】

（一）焦点照明检查法

用灯光直接照射，看晶体有无混浊及脱位。

（二）虹膜投影法

以细光呈 45°自瞳孔缘斜行投射至晶体，如晶体混浊位于核心部，在混浊区与瞳孔缘之间有一新月状透明区，混浊越重阴影越窄，如晶体全部混浊则新月状阴影完全消失。

（三）检眼镜彻照法

将光线投入瞳孔区内，正常时可见均匀的红影，如晶体或屈光间质混浊，则可见红影中有黑点或黑块，检查时可令病人转动眼球，看黑影移动与否，以了解混浊的部位。

（四）裂隙灯检查法

以裂隙灯做光学切面检查，从前至后，可见许多明暗相间的层次结构，代表着不同时期的晶状体核各层次透明度不完全一致，其中以前囊、成人核前表面及胚胎后表面较为清晰。

（五）B 超检查

B 超检查是一种常规检查方法，可排除玻璃体积血、视网膜脱离和眼内肿瘤等疾病。在晶状体明显混浊、眼底镜检查不能辨明眼底情况时尤为重要。

此外，如果行手术，还要对眼压、房角、角膜内皮细胞、视网膜视力、视野、眼底等进行检查评估，以预测手术中出现的异常情况以及手术后效果。

【治疗要点】

(一)药物治疗

在初发期和未成熟期，可选用眼药水点眼，如吡诺克辛片(白内停)、法可灵、吡诺克辛钠滴眼液(卡他灵)、2%谷胱甘肽溶液等。此外，口服维生素C(100 mg，3次/天)，中药如明目地黄丸、六味地黄丸及石斛夜光丸等，对早期白内障都有一定作用。

(二)手术治疗

对于成熟期和过熟期的白内障，采用超声乳化手术治疗将晶状体摘除，植入适宜度数的人工晶体。随着近年来新观点发展，对处于白内障未成熟期，但严重影响生活的病人，也可考虑超声乳化手术治疗。

【主要护理诊断】

1. 感知改变 与晶体混浊所致视力障碍有关。

2. 自理缺陷 与视力障碍、复视有关。

3. 焦虑 与害怕手术、担心失明有关。

4. 潜在并发症 继发性闭角型青光眼、晶体蛋白过敏性葡萄膜炎。

5. 社交障碍 与视力下降导致情绪压抑、性格变化有关。

【护理措施】

(一)一般护理

1. 环境要求 居住环境清洁、空气流通，客厅、卧室的光线不宜太暗。避免高温作业，或在强光、紫外线照射下持续工作，物品放置在熟悉、固定、易触到的位置。

2. 休息与活动 睡眠不足、失眠、光线过暗都会引起眼压升高，因此要保持良好的睡眠，必须生活规律、劳逸适度。经常进行舒缓动作的锻炼和做眼保健操，能加速血液循环，避免眼部瘀血，防止眼压增高。

3. 饮食护理 以清淡、维生素丰富且富有营养的食品为宜。应多吃以下类型的食物：富含类叶红素的食物，如菠菜、胡萝卜、辣椒等深色的瓜果蔬菜；富含维生素C的食物，如番茄、洋葱、四季豆以及草莓、橘子等；富含维生素E的食物，花生油、谷类、肝、乳制品等；富含硒的食物，如鱼、虾等；富含锌的食物，如粗粮、坚果、豆类等。

(二)心理护理

病人因担忧疾病愈后自理能力下降，以及对手术恐惧等产生异常心理。护理人员要有同理心，真诚倾听病人表述，对疾病知识客观讲解，并给予疏导和安慰。应特别强调病人要控制好情绪，防止发生因激动而引起眼压升高，加重病情。鼓励病人与医护合作，保持乐观情绪，增强战胜疾病的自信心。

(三)病情观察

观察病人心理变化，监测晶状体浑浊程度、视力及视野的变化；观察各种用药疗效及特殊药物不良反应，如有特殊变化及时反馈医师。

(四)对症护理

对轻度白内障伴有视力下降的病人，重点做好安全护理和用药护理，防止外伤，保证眼药水点眼方法的正确性；对视力严重下降或失明、生活不能自理者，协助做好生活和安全护理；对接受手术病人做好手术前宣教、物品准备及手术后护理。

(五)用药护理

目前，白内障病人的药物治疗通过点眼给药。除及时准确给药，还须教会病人掌握正确点眼方法，保证用药的最大吸收率。

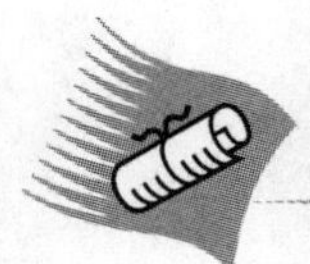

正确的滴眼液方法

1. 仰卧位，头放平，眼睛直视向上方看。

2. 眼药水瓶距离眼睛 4～5 cm，避免碰到眼睫毛污染滴眼液瓶口，垂直向下对准眼睛。

3. 轻轻按住下眼睑向下方拉开，要求患侧眼球向上方转动。

4. 轻轻挤压滴眼液瓶身，把眼药滴在下眼睑与眼球形成的窝里(也称下穹隆部)。

5. 闭眼 3～5 min，让眼药充分吸收。

(六)健康教育

1. 疾病知识指导 指导病人控制情绪，防止眼外伤，避免强烈日光的照射，外出时佩戴太阳镜；保证充足的睡眠，用眼适度，不在光线过强或过暗的环境下阅读；加强用眼卫生；积极防治慢性病，包括眼部的疾病和全身性疾病，尤其是糖尿病；采取营养平衡的饮食，戒烟、忌酒；避免使用诱发白内障的药物，如糖皮质激素、缩瞳剂、氯丙嗪等。

2. 视觉减退的自我护理 65 岁以上老年人，定期接受眼科检查，每年至少一次；光源应充足，避免视力过度疲劳，用眼 1 h 左右休息，并注意正确的用眼姿势、距离等。

3. 康复指导 告知病人注意保持稳定的情绪，定期复查，做好眼部护理：适度用眼，避免光线太暗；积极治疗慢性病；吃含维生素丰富的食物；可做眼保健操进行眼部穴位按摩，术后病人一定遵医嘱按时用药，定期复查。

(冷育清)

任务十二　青光眼病人的护理

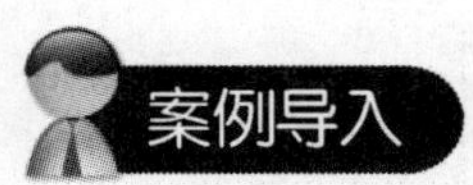

黄某，女，73 岁，主诉 6 天前无明显诱因出现右眼胀痛、视物模糊、伴右侧头痛、无恶心呕吐。病人食欲减退，大小便正常，生活自理。

体格检查：裸眼视力右眼 0.2，左眼 1.0；眼压右眼 40 mmHg，左眼 16 mmHg；双外眼检查无异常；右角膜轻度混浊，前房浅，房角窄，瞳孔大小约 6 mm，眼底检查未见明显异常；左眼前节及眼底未见异常。

辅助检查：血常规 、血糖、大小便常规示未见明显异常。

临床诊断：初步诊断为青光眼。

青光眼(senile glaucoma)是一组以视神经凹陷和视野缺损为共同特征的疾病，由于机体年龄增长，房水流出障碍，眼压会持续升高，进而导致视乳头血流灌注不良，最终发生视神经萎缩、视功能障碍。

青光眼分原发性青光眼、继发性青光眼、先天性青光眼、混合性青光眼四大类。本章节重点阐述原发性青光眼，原发性青光眼以老年人多见。原发性青光眼又分开角型青光眼和闭角型青光眼两种类型。该病主要特点是眼压高、视野受损、视神经损害。病理性的眼压增高是其主要危险因素，其发病迅速，严重急性发作 24～48 h 即可完全失明。如果双眼同时发病，或一眼起病，最终导致双眼失明。此病是人类三大致盲眼病之一。

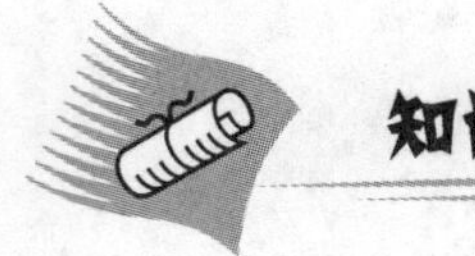

知识链接

原发性青光眼的分型介绍

原发性开角型青光眼也称慢性单纯性青光眼，此类青光眼较常见，多见于中老年人，常为双侧性，起病慢，眼压逐渐升高，房角始终保持开放，多无明显自觉症状，往往被发现时已到晚期，视力视野显著损害，因此早期诊治甚为重要(图 8-14)。

原发性闭角型青光眼是指无眼部继发因素的情况下，周边部虹膜机械性堵塞前房角，房水外流受阻而引起眼压升高的一类青光眼。闭角型青光眼主要是由于瞳孔阻滞所致，其次是因某些因素将虹膜拉向房角或推向房角所致(图 8-15)。

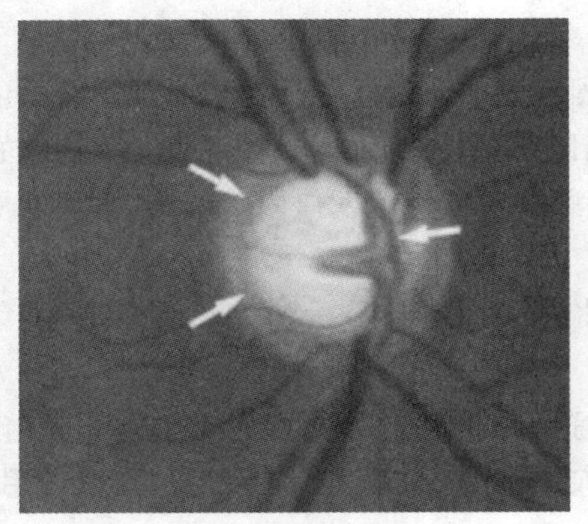

图 8-14　原发性开角型青光眼

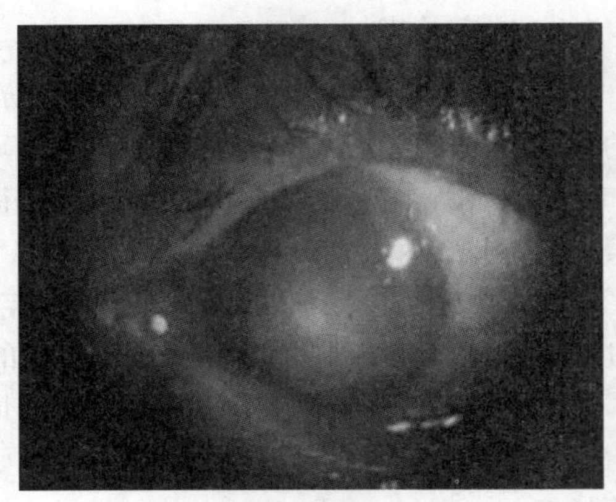

图 8-15　原发性闭角型青光眼

【病因】

目前，青光眼病因尚未十分明确，可能与下列因素有关。

(一)遗传

资料显示，如父母患有青光眼，则子女的患病率为 20%；如果是兄弟姐妹患有青光眼，则本身患病率为 50%。

(二)缺血因素(视盘微循环障碍)

高血压、糖尿病和高度近视病人的患病率高于正常人，可能与视神经的供血不足有关。

(三)其他因素

除了上述主要原因外，可能还与情绪、年龄、眼部受伤、不良生活习惯、不合理用药等有关。据统计，介于 65～79 岁的人群，青光眼的患病率为 3%；如果年龄高于 80 岁，患病率为 14%。

【临床表现】

(一)原发性开角型青光眼

1. 症状　早期一般无任何症状；后期可出现轻度眼胀、视力疲劳和头痛，视力正常而视野逐渐缩小；晚期视野缩小呈管状时，出现行动不便和夜盲，有些晚期病例可有视物模糊和虹视，因此原发性开角型青光眼的早期诊断非常重要。

2. 体征　眼压增高、视野边缘出现微小盲点(视野缺损)、视乳头杯/盘大于 0.6。

(二)原发性闭角型青光眼

1. 症状　表现为患侧眼胀、头痛，疼痛沿三叉神经分布区域的眼眶周围、鼻窦、耳根、牙齿等处放射，常引起恶心、呕吐、出汗等；出现虹视现象(病人看到白炽灯周围出现彩色晕轮或像雨后彩虹)。

2. 体征 表现为眼球充血、坚硬，眼压迅速升高，视力骤降；晚期视力明显下降，视野严重缺损。

（三）常见并发症

常见并发症有视神经萎缩、血管神经性头痛、高血压、白内障、视网膜脱离、炎症感染、恶性青光眼等。

【辅助检查】

定期做眼科检查，能有效避免严重及永久性的视觉损伤，目前有以下检测手段。

（一）暗室试验

暗室试验是协助诊断闭角型青光眼的常用方法。试验前病人需停用各种抗青光眼药 48 h，测眼压后，让病人在绝对暗室内（或包盖双眼）待 2 h，必须保持清醒状态，如果睡眠将出现瞳孔缩小，影响试验效果。试验后在暗室（或红光）下迅速测量眼压，一般认为眼压升高 8 mmHg 者为阳性。

（二）前房角检查

观察和评价前房角的结构，对明确诊断、用药以及手术方式的选择有重要意义。

（三）视野检查

视野包括中心视野和周边视野。中心视野是指中央 30°范围，早期最常见的是旁中心暗点，鼻侧阶梯也较常见，随着病情的进展，可出现弓状暗点及环状暗点。30°以外的视野为周边视野，中心视野出现暗点损害时，周边视野可开始出现变化，通常先是鼻上方，然后是鼻下方，最后是颞侧。视野缺损反映病变的严重程度，晚期仅存管状视野或颞侧视岛。

（四）24 h 眼压描记

正常眼压具有双眼对称、昼夜压力相对稳定的特点，反之则为病理现象。病理性眼压升高：双眼眼压差≥ 5 mmHg；单眼 24 h 眼压波动范围≥ 8 mmHg。

【治疗要点】

青光眼目前很难根治，但是可以得到控制。原发性急性闭角型青光处理原则：迅速降低眼压，减少组织损害，积极挽救视力。首先用药物降低眼压，待眼压恢复正常后可考虑手术治疗。对于原发性开角型青光眼，当最大剂量药物无法控制眼压或病人无法忍受控制眼压药物的副作用时，方可考虑手术治疗。

（一）药物治疗

降眼压药包括缩瞳类，如毛果芸香碱，能够将虹膜根部拉离房角，促进房角开放和房水外流，保护了房角免于粘连损害；高渗脱水剂类（如甘露醇）、房水生成抑制剂的药物（如乙酰唑胺、0.25％噻吗洛尔滴眼液等）能有效控制眼压。

（二）手术治疗

手术治疗包括激光治疗或行周边虹膜切除术，对于临床前期的闭角型青光眼能解除瞳孔阻滞，预防急性发作。如果房角失去正常房水引流功能，可行眼外引流手术，如小梁切除术。

（三）辅助治疗

辅助治疗主要指视神经保护治疗药物，包括维生素类（维生素 B_1、维生素 B_{12}（弥可保））、叶黄素类（乐盯）、ATP 和辅酶类（辅酶 Q10）、营养修复神经类（欣可来、甲钴胺）、改善微循环类（羟苯磺酸钙（可元））。

【护理诊断】

1. 疼痛 与眼压增高有关。

2. 视力障碍 与眼压升高致角膜水肿、视网膜及视神经损害有关。

3. 自理能力缺陷 与视力及视野改变有关。

4. 焦虑 与担心本病预后不良有关。

5. 睡眠形态紊乱 与眼压升高致眼痛有关。

6. 潜在并发症 视神经萎缩、血管神经性头痛、高血压、白内障。

【护理措施】

(一)一般护理

1. 环境要求 居住环境清洁、空气流通、温度适宜;防止过冷引起感冒,诱发眼压升高;睡眠时,室内光线不宜太暗。

2. 休息与活动 作息时间规律,睡眠充足;睡觉时枕头可稍高一些;坚持体育锻炼,但不宜做过分弯腰、低头、屏气、负重的活动,以免使腹压增加而引起眼压升高,加重病情;避免长时间看书、电视及电脑。

3. 饮食护理 饮食宜清淡,多食蔬菜水果,保持大便通畅。忌辛辣、油腻、酒、浓茶、咖啡等,并适当控制饮水量,避免过多引起眼压升高。食物治疗青光眼的效果以蜂蜜最为明显,甘油也有同样疗效。蜂蜜与甘油同属于高渗剂,服后能使血液渗透压增高,以吸收眼内水分,降低眼压。

(二)心理护理

病人眼压增高,眼部疼痛不适、视力下降、视野缩小,严重时自理能力下降,影响身心状况。有些病人担心疾病的愈后情况,出现焦虑不安。护理人员应以同理心接纳病人,耐心倾听病人表述,并对其进行疾病相关知识的讲解,特别要强调自我情绪控制,因情绪激动时,会导致眼压升高,加重疾病。医护人员对手术病人做好术前沟通和安慰,消除或降低其恐惧心理,鼓励病人合作,保持乐观情绪,增强战胜疾病信心。

(三)病情观察

观察病人病情变化,监测眼压、视力及视野,特别是做好手术病人术后的观察。观察各种用药疗效及特殊药物的不良反应,如有特殊变化及时反馈医师。对各种症状、并发症及药物不良反应遵嘱给予及时处理。

(四)对症护理

1. 眼压升高的护理 应定期测量眼压,急性发作期每 2 h 测 1 次眼压,待眼压下降后,改为每天测 2 次眼压。避免活动及用眼。如持续 2 天眼压不降者及早行手术治疗,并做好术前准备。

2. 术前护理 耐心细致地对病人进行疾病相关知识宣教,让其了解手术前后应注意的事项,消除其恐惧感,避免情绪激动,还要指导病人提前戒烟戒酒。

3. 术后护理 观察眼部疼痛、肿胀与出血情况,青光眼术后一般疼痛不明显;避免头部过多活动,防止饮水过多加重眼部水肿;避免术后出血,术后包扎双眼,卧床休息 1～2 天,如果有咳嗽、咳痰要对症处理,防止因咳嗽剧烈导致手术部位渗血。

(五)用药护理

治疗青光眼的药物主要是缩瞳眼药水滴剂,医护人员应教会病人自我滴眼药的正确方法,并告知病人,每天按时点药;熟知各种药物的副作用,如发现用药后异常及时反馈医生,调整用药;手术前禁用阿托品,托品卡胺等散瞳药;对使用甘露醇、甘油等高渗脱水剂的病人,要观察其有无脱水,低钾现象;使用β受体阻滞剂时,对原有心血管和呼吸系统疾病的病人,要特别注意观察对心血管和呼吸系统的影响;使用缩瞳剂时注意有无晶体前移、房水流向异常、虹膜炎、视网膜脱离等现象发生。

(六)健康教育

1. 疾病知识指导 闭角型青光眼发病多见于天气转冷的时候,如傍晚、阴天及寒冷季节。医护人员应指导青光眼病人或有家族史的人群对天气变化多加注意,如尽量避免冬季突然由热环境到冷环境中去。不宜在黑暗处停留时间过长,因为在黑暗的环境中,瞳孔的变化会引起房水流出通道受阻从而使眼压升高;还应嘱病人遵医嘱准确用药,定期检查视力、眼压、眼底及视野情况等。

2. 预防青光眼急性发作 青光眼急性发病多见于情绪波动,如过分的忧虑、抑郁、惊恐、暴怒等,失眠也是青光眼的诱发因素之一。因此,指导病人学会自我调适,做好情绪管理,避免过度生气或兴奋,心态要平稳。起居饮食要规律,保持睡眠充足。

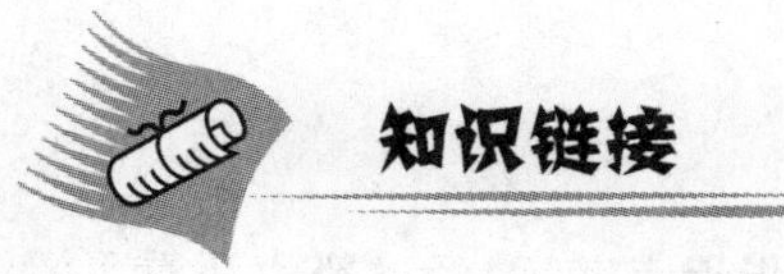

情绪激动易诱发青光眼急性发作

情绪激动时，交感神经兴奋，瞳孔开大肌收缩，瞳孔扩大，使前房角变得更加狭窄，后房的房水不能顺利地通过前房角流入前房，导致眼压升高，因此，保持乐观情绪能有效地预防青光眼急性发作。

3. 康复指导 医护人员告知病人遵医嘱用药；点眼药前注意清洁双手，避免眼药污染，点药后轻闭眼睛 3～5 min；如出现看灯光有彩虹圈、眼胀痛、视物模糊或视力减退，应及时来就诊。

（冷育清）

任务十三 老视病人的护理

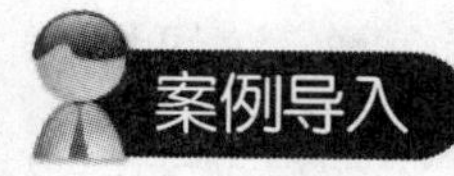

病人，男，60 岁，退休会计。病人自诉近 1 年近距离看书模糊不清，适当远移才能看清，过近距离视物，有头晕、恶心感。

体格检查：视力示右眼为 1.2、左眼为 1.5，外眼及眼底检查均正常，屈光检查无异常，全身查体无异常。

临床诊断：老视症。

老视(old sight)又称老花眼，随着机体年龄增长，晶状体逐渐硬化，弹性减弱，睫状肌功能减退，致使眼的调节功能降低，出现视近困难，这种因年龄所致的生理性调节减弱称为老视。老视不属于屈光不正，是一种生理现象。原有的屈光状态会影响老视出现的早晚，原有远视眼者老视出现早，近视眼者出现较晚或不出现，一般从 45 岁左右开始。

【病因】

（一）年龄与调节

调节力即指眼的屈光力，是通过晶体的塑形、变凸来实现的。

（二）屈光不正

屈光不正是指眼在不使用调节时，平行光线通过眼的屈光作用后，不能在视网膜上形成清晰的物像，而在视网膜前方或后方成像，它包括远视、近视及散光。而原有的屈光状态会影响老视出现的早晚。

（三）药物的影响

病人服用胰岛素、精神病药和利尿剂等药物时，由于药物对睫状肌的作用，使其老视出现比较早。

（四）其他

体质差异、不同职业、不良阅读习惯、不良阅读环境及不同生活地理位置等都有可能是老视的影响因素。

【临床表现】

随着年龄增长，近视力逐渐减退，近点逐渐远移，但远视力不受影响。

(一)视近困难

近距离阅读、视物感到模糊,而远距离清晰。

(二)调节功能异常

调节功能异常可能会表现为调节不足或调节反应迟钝。调节不足是指近点变远,经过努力还看不清近处物体。调节反应迟钝又称调节延迟现象,就是指在视远物和近物之间变换时,需要较长的调节和放松时间才能看清。

(三)视疲劳

当睫状肌调节力达到极限,阅读看近时感到眼疲劳、胀感、头痛、视物模糊。

【辅助检查】

(一)常规检查

使用国际视力检测表检测,检测注意事项:距离视力表 5 米,视力表的 1.0 行与受检者的眼睛位于同一高度;两眼分别检查,一般是先右后左;遮眼板将另一眼完全遮住时勿压迫眼球。

(二)屈光度数检查

屈光度数检查是指验光,要根据验光测得的原有屈光度数,佩戴矫正花镜。

【治疗要点】

(一)配镜矫正

可通过凸透镜予以矫正,其粗略计算者视度数的方法是,45 岁大约为+1.00D,以后每增 5 岁可增加+0.5D;若原有屈光不正,需小瞳孔验光后,以确定屈光不正的性质及度数,然后再加上老视度数。

(二)手术治疗

常见治疗远视的手术方法有调节性人工晶体植入术、非调节性人工晶体植入术等。

【主要护理诊断】

1. 有受伤的危险 与近距离视物不清有关。

2. 社交孤立 与视功能减退有关。

3. 焦虑 与视近物不清有关。

【护理措施】

(一)心理护理

医护人员对病人认真讲解疾病的相关知识,告知病人这是多数人都会面临的生理自然老化现象,无需太多的紧张或焦虑;近距离视物不清严重影响工作、生活时,宜佩戴老花镜,但一定要经过医院专业验光检测,佩戴度数适合的眼镜。

(二)保健指导

为延缓老视的早龄化或降低老化速度,医护人员要指导病人做眼部卫生保健活动,如时常眨眼、转眼球;调节室内光线,提高照明度;阅读时佩戴老花镜,但不可时间过长;定期接受眼科检查;外出时加强个人防护意识,过马路时多加小心;多吃富含维生素的食品。

(冷育清)

任务十四　老年性耳聋病人的护理

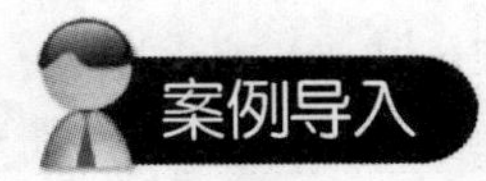

病人,男,76 岁,因进行性听力下降伴双侧耳鸣 12 年就诊,病人主诉 12 年前开始出现双侧听力下降,

对低声的言语常用手挡在耳后倾听，但仍不易听清，如对其提高嗓门，又觉得太吵，发展到与人交流时答非所问，似懂非懂，且伴有高调持续性耳鸣，无眩晕发作。

体格检查：体温 37.2 ℃，脉搏 76 次/分，呼吸 20 次/分，血压 130/80 mmHg，耳郭无畸形，双外耳道通畅，鼓膜完整，标志清晰。音叉试验：双耳感应神经性聋。纯音侧听：双耳 PTA60dB。声导抗：A 型曲线，声反射部分引出，言语识别率 55%。

临床诊断：考虑老年性耳聋。

老年性耳聋(presbycusis)是指随着年龄增加，逐渐发生的进行性听力减弱，由高频向低频缓慢进行的双侧对称性耳聋，部分伴高调持续耳鸣，重者可致全聋多有重振现象及言语识别率与纯音测听结果不成比例等。通常情况下 65～75 岁的老年人中，发病率可高达 60%左右。

据美国卫生中心统计，65 岁以上的人口中，听力减退者占 72%。我国专家认为，随着年龄的增长，耳聋的发病率逐渐增高，60 岁以上的老年人中，耳聋发病率为 30%左右，70 岁增加到 40%～50%，80 岁以上超过 60%老年性耳聋影响老年人语言交流，更是妨碍了低文化程度老年人对外界信息的接收。

【病因】

老年性耳聋发病机理较为复杂，主要原因是听觉器官呈进行性退化。其退化速度、程度可能与下列因素有关。

(一)疾病影响

高血压、冠心病、高脂血症、糖尿病以及中耳炎等均可导致耳聋。

(二)饮食与血脂代谢状况

长期高脂饮食和体内脂肪的代谢异常促进老年性耳聋的发生及进展。除因脂质沉积使毛细胞和血管壁变性、血小板聚集及红细胞淤滞、微循环障碍外，还可能与过氧化脂质对听觉感受器中生物膜和毛细胞的直接损害有关。

(三)用药情况

耳毒性药物，如链霉素、卡那霉素、多黏菌素、庆大霉素、新霉素、万古霉素、奎宁、氯喹、阿司匹林等药物，对听神经均有毒性作用。同时肝脏的解毒和肾脏的排泄功能因老化而下降，使之更易受到药物蓄积影响。

(四)不良嗜好及习惯

长期吸烟可引起或加重心脑血管疾病，使内耳供血不足；不正确的挖耳习惯可能损伤鼓膜，从而影响听力。

(五)接触噪声史

工作和生活环境长期受到噪声刺激，长期使用耳塞听音乐或广播的习惯可以导致耳聋。因为长期接触噪声的刺激不仅会使听觉器官经常处于兴奋状态，产生疲劳感，而且还可使脑血管处于痉挛状态，导致听觉器官供血不足。此外长期的噪声刺激使人情绪烦躁，进而导致血压升高及神经衰弱等，也会影响听力。

【临床表现】

老年性耳聋的听力变异很大，常见以下症状。

(一)耳聋

60 岁以上老年人出现双侧对称性、进行性高频听力下降。也可先起于一侧，继而发展为双侧耳聋。

(二)耳鸣

约有 60%的老年性耳聋病人伴有持续性高音调耳鸣，早期为间歇性，后为持续性。耳鸣随着年龄增加逐渐明显。

(三)重振现象

重振现象表现为：常听到说话的声音，但听不清内容；低声时听不到、大声时又觉得太吵；出现言语辨别率与纯音听力不成比例的音素衰退，特别是在嘈杂的环境中，对语言的理解更差。

【辅助检查】

（一）听力学检查

主要依赖于听力学测试，判断听力下降的程度可为佩戴助听器提供参考。

1. 纯音听力测试 纯音听力测试均有不同程度的听阈提高，以高频听阈提高为主，双耳听力损失的程度常相等，阈上功能测试半数以上的老年性耳聋病人重振阳性。

2. 耳蜗电图 听觉系统老化的转折点在50岁左右，耳蜗电图表现为动作电位阈值提高，潜伏期延长，波幅有所下降，微音器电位波幅也下降。

3. 脑干听觉诱发电位测试 这是用电生理方法检测中枢听觉通路的退化性改变。老年性耳聋各波潜伏期均随年龄增加而延长，其V波潜伏期随年龄每增加10岁大约延长0.2 MS，与正常人相比，当刺激强度降低时，V波的潜伏期变长，波间潜伏期及波形分化均随年龄的增加而变化。

4. 言语识别率 在隔音室内，通过加入噪声、房间混响等情况下，检测言语识别率的变化，老年性耳聋病人言语识别率下降明显。

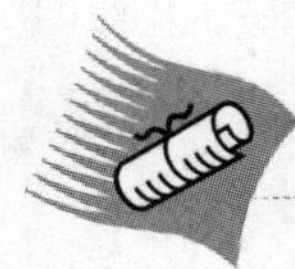

知识链接

耳聋程度评估

目前，临床耳聋程度多按Fletcher法直接计算500 Hz、1000 Hz和2000 Hz言语频率的听阀平均程度分贝数进行分度，根据国际标准化组织（ISO）规定：正常＜25 dB；轻度耳聋为26～40 dB；中度耳聋为41～55 dB；重度耳聋为56～70 dB；严重聋为71～90 dB；全聋＞90 dB。

（二）一般检查

耳道常规检查，排除因耵聍阻塞耳道或鼓膜受损引起的耳聋。

【治疗要点】

（一）对因治疗

老年性耳聋属听觉系统的不可逆的老年退行性变，目前尚无特效的治疗方法。老年性耳聋以预防为主，合理饮食，积极治疗心血管系统疾病，控制高脂血症和糖尿病，给予充足的维生素A类、E类、D类及能量合剂等，可能会减少或减慢老年性耳聋的发生。对于患有中耳炎并发迷路炎的病人应用抗生素、外科手术治疗；脑桥小脑角肿瘤导致耳聋的病人应进行外科手术治疗；由于药物导致的耳聋病人应立即停药。还要尽量避免鞘内、脑室、脑池内注射庆大霉素、链霉素等药物。

（二）药物治疗

应根据临床表现适当给予B族维生素，常用药物有血管扩张药（如烟酸、倍他司汀、复方丹参、氟桂利嗪等）、脂蛋白溶解剂（如氯贝丁酯（安妥敏））和微量元素等。

（三）高压氧治疗

高压氧治疗对突发性耳聋病人的听力恢复和伴随症状的改善有显著作用。

（四）正确选配适宜的助听器

佩戴适宜参数的助听器对多数老年性耳聋病人的听力有明显改善。

（五）耳蜗植入

对于耳蜗性耳聋可以考虑植入电子耳蜗。

【主要护理诊断】

1. 感知紊乱 与血供减少、听神经退行性改变有关。

2. 语言沟通障碍 与听不清对方说话内容有关。

3. 知识缺乏 缺乏助听器使用知识。

【护理措施】

(一)一般护理

1. 环境要求 居住环境清洁、空气流通、相对安静;根据老年人状况配备电视和其他多媒体或书籍,不仅丰富老人生活,也有利于其接受文字信息的刺激;室内备纸、笔,便于书面交流。

2. 休息与活动 避免老年人过度劳累和紧张,鼓励其进行适当户外运动,适当运动能够促进全身血液循环,使内耳的血液供应得到改善。锻炼项目可以根据自己的身体状况和条件来选择,如散步、慢跑、打太极拳、做八段锦等。

3. 饮食护理 建立规律的生活方式,选择清淡饮食,多吃新鲜蔬菜和水果,减少脂肪的摄入,戒烟限酒,不喝浓茶、咖啡等。吃富含铁的食物,如瘦肉、动物肝脏、黑木耳等。另外,山药、核桃仁、芝麻、黑豆、葛根对于延缓耳聋的发生也有一定作用。避免过度劳累和紧张情绪。

(二)心理护理

由于听力下降,接受外界信息刺激减少,因此病人会逐渐出现反应迟钝、沟通能力下降、性格孤僻,听力严重障碍时可能会产生自卑、烦躁等负性情绪,护理人员要有足够耐心去尝试与病人有效沟通,倾听他们内心的感受,及时疏导和安慰,帮助他们建立乐观的生活态度。

(三)病情观察

单纯性老年性耳聋,轻度的无须住院,但对于重度或突发性的耳聋病人要监测老年人听力障碍程度和听力下降的速度,观察其生命体征等变化,观察用药后的不良反应,有异常及时反馈医生。

(四)对症护理

1. 改善沟通方式 对听力极度下降、存在沟通障碍的老年人可借助书写方式、图片或手势等肢体动作来沟通;对老年人说话要耐心,注意语速、语调,多使用短句表达意思;注意交通安全,尽量不让老年人单独外出;若需要与老年人交流,则保持安静环境,正面对老年人,必要时借助肢体语言或书面形式交流;老年人使用的电话铃声调至最大,给电话听筒加增音装置,门铃应与室内灯相连接;帮助老年人把重要的事情记录下来;护理人员多与老年人交谈。

2. 佩戴合适助听器 老年耳聋病人一般需要经过耳科医生检查听力,语频听力损失 35～80 dB 者均可使用,听力损失 60 dB 左右效果最好,单侧耳聋者一般不需配用助听器,双侧耳聋者,若两耳损失程度大体相同,可用双耳助听器或将单耳助听器轮换戴在左、右耳,若两耳听力损失程度差别较大,但都未超过 50 dB 者,宜给听力较差耳配用,若有一耳听力损失超过 50 dB,则应给听力较好耳佩戴。

经专业人员测试后,根据老年人的要求和经济情况选戴助听器。为病人详细说明各种助听器特点:①盒式助听器,操作方便,开关和音量调节灵活,电池耐用,使用经济,但外露明显,会给佩戴者带来压力,且识别率较低,适合于经济承受能力较低、高龄病人,或居家使用为主。②眼镜式助听器,外观易被接受,无低频干扰,但价格贵,易损坏,鼻梁、耳郭受压明显,不宜长期使用。③耳背式助听器(图 8-16)没有上述两款的缺点,又具备上述助听器的优良性能,价格适中,但也有影响外耳道固有共振频率的缺点。④耳内式助听器更加隐蔽,并保留了人耳的一些固有功能。⑤最新型的动态语言编码助听器主要以高频下降型耳聋为主的老年人,用残存听力最大限度听清和理解语言信息,带来了较为理想的听觉效果,但费用较为昂贵。⑥从听力康复的原则上要求,双侧助听可发挥双耳定向作用,若经济承受能力有限则单侧佩戴。

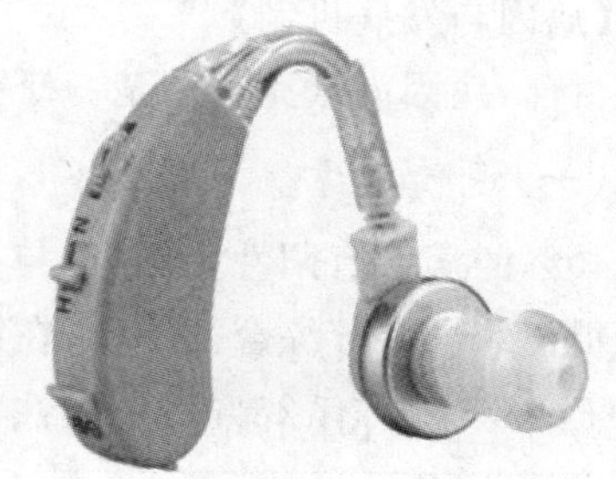

图 8-16 耳背式助听器

（五）用药护理

指导老年病人及其家属遵照医嘱用药，避免服用有耳毒性的药物，用药剂量不可过大，时间不可太长。观察耳聋相关用药或其他代谢疾病的用药效果及副作用，有异常及时反馈医生。

（六）健康教育

1. 疾病知识指导 告知病人要定期监测听力变化；避免用对听力有损害的氨基苷类药物；减少与强噪声及化学物质接触；忌烟、限酒；外出要佩戴助听器以加强应急能力；积极预防和治疗高血压、动脉硬化、糖尿病及耳科疾病等疾病，可延缓老年性聋的发生和进展速度。

2. 康复指导 经常按摩耳朵可促进内耳的血液循环，比如按摩耳郭、提捏耳垂或按摩风池穴等穴位。也可闭目静坐，将两手食指分别置入两耳孔中，然后迅速离开两耳孔，如此连续做 10 次，可有醒脑健智、聪耳明目的作用。

（冷育清）

任务十五　老年痴呆症病人的护理

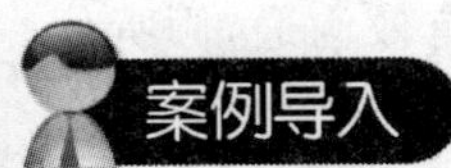

病人，男，82 岁，退休教师，有吸烟饮酒的习惯。2003 年年初，家人注意到老人出现记忆力下降，如拿过的东西转眼就不记得了，去市场买菜经常丢菜篮子。老人经常坐立不安，好像很忙碌，一天去三次市场，总要做饭，脾气大、易发火、说话经常重复。2004 年起，老人经常走丢，行动变得迟缓，面部无表情，说话不清楚，看上去呆呆傻傻的。现在，老人已经瘫痪在床，面部无表情、嘴大张、完全丧失语言能力、不能做吞咽动作，有痰但无力咳出。日常生活不能自理。

体格检查：体温 37.1 ℃，脉搏 82 次/分，呼吸 24 次/分，血压 140/100 mmHg，神志不清，四肢不能动，其他未见异常。

临床诊断：阿尔茨海默病。

老年痴呆症又称为阿尔茨海默病（Alzheimer's disease，AD），AD 是发生于老年和老年前期，以进行性认知功能障碍和行为损害为特征的中枢神经系统退行性病变。临床表现为记忆障碍、失语、失用、失认、视空间能力损害、抽象思维和计算力损害、人格和行为改变等。AD 是老年期最常见的痴呆类型，占老年期痴呆的 50%～70%。

【病因与发病机制】

目前，病因尚未完全清楚。研究发现与下列多种因素有关。

（一）遗传因素

40%的病人有阳性家族史，与一级和二级亲属的痴呆史有关。呈常染色体显性遗传及多基因遗传。有人提出和 Down 综合征一样，在第 21 对染色体上均有淀粉样变性基因。AD 一级亲属有 10%危险性，90 岁时一级亲属有 23%的危险性。

（二）环境因素

1. 铝的蓄积 AD 病人颅内某些脑区的铝浓度可达正常人脑铝浓度的 10～30 倍，老年斑（SP）核心中有铝沉积。铝选择性地分布于神经纤维缠结（NFT）的神经之中，铝与核内的染色体结合后影响基因的表达，故有学者提出“铝中毒学说”。

2. 感染 发现许多感染性疾病可发生在形态学上类似于 AD 的神经纤维缠结和老年斑的结构变化。如羊痒症、Creutzfeldt-Jacob 病（C-J 病）等。其临床表现中都有痴呆症状。

（三）免疫系统机能障碍

老年人随着年龄增长，AD 患病率明显增高，免疫系统衰退与年龄增长有关。主要是免疫球蛋白在老年斑中呈淀粉样改变。

（四）神经递质学说

研究证实，AD 病人的大脑皮质和海马部位乙酰胆碱转移酶活性降低，直接影响了乙酰胆碱的合成和胆碱能系统的功能以及 5-羟色胺、P 物质减少。

（五）神经纤维缠结和老年斑

老年人随着年龄增长，神经纤维缠结和老年斑在脑组织中大量出现，此为 AD 特征性病理改变，尤其是 75 岁之后明显。神经纤维缠结出现影响神经递质的传递，老年斑影响脑细胞的正常代谢，导致过氧化物堆积，致脑细胞凋亡。70～74 岁老年人中老年痴呆的患病率为 3%，75～79 岁的老年人患病率为 7%，80～84 岁的老年人患病率为 17%，85 岁以上的老年人患病率为 29%。

（六）雌激素作用

长期服用雌激素的妇女患 AD 危险性低，研究表明雌激素可保护胆碱能神经元。

（七）其他因素

如胆固醇过高、高血压、动脉硬化、糖尿病、中风等疾病因素也可出现老年痴呆症，其还与受教育程度低、不爱动脑、性格内向、不良生活习惯（如吸烟嗜酒）等有关。

【临床表现】

（一）记忆障碍

记忆障碍早期表现为短期内思维迟缓、情感不稳、注意力不集中、做事马虎，进而出现进行性遗忘。以近记忆障碍为最典型特征，随后远期记忆力也丧失，最终发展为遗忘自己熟悉的姓名、年龄、家人，并常伴有计算力下降，同时有定向力障碍（出门不知回家路线，如厕完毕不知卧室）。理解力及判断力差，严重时无法与人交流。联想困难，理解力减退，判断力差。严重时，无法理解他人的言谈，令其脱衣则张口，令其伸手则久站不动等。

（二）行为改变

行为改变表现为常出现幼稚、强迫及无目的行为。例如翻箱倒柜，乱放东西；爱藏废物，视作珍宝；不注意个人卫生习惯，衣脏不洗，晨起不漱。也有动作日渐少，端坐一隅，呆若木鸡。晚期均行动不能，卧床不起，二便失禁，生活不能自理，形似植物状态。

（三）情感障碍

情感障碍表现为早期情绪激动、有欣快感，后期表情呆板、迟钝。缺乏耐心，易生气、哭闹等。

（四）人格改变

老年痴呆症病人人格改变多见。额叶、颞叶受损的老年人常有人格改变。病人不愿意交往、自私、易激惹，无故打骂人，哭闹。随地大小便，与原来的素质和修养不相符合。

（五）神经症状

神经症状多见于晚期痴呆症病人，可出现强握反射、下颌反射，如面部不自主动作如吸吮，噘嘴等；颞叶受损时表现为严重视觉失认，不能命名或描述三种熟悉的物品；出现乱食症，病人将面前的东西往嘴里放，过多口部行为和性欲改变，吞咽困难等；还可有幻觉、幻视、妄想等。

（六）外貌改变

部分老年痴呆症病人体貌老态龙钟，满头白发，齿落嘴瘪，瞳孔反应迟钝，生理反应迟缓，体重减轻，躯体弯曲，步态蹒跚。

（七）思维障碍

思维障碍表现为出现各种失用、失认、失算症及书写困难等症状。最终认识能力可全部丧失。

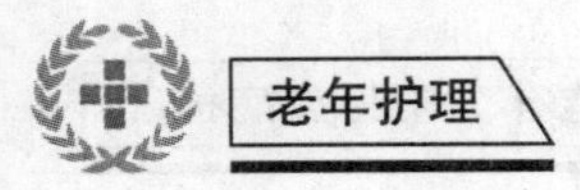

（八）言语障碍

言语障碍表现为口齿含糊，失语，对语言反应迟钝或听不懂语言，熟悉的亲人说不出名字，不能称呼等。

【辅助检查】

（一）实验室检查

血常规、尿常规、血生化检查均正常，脑脊液检查可发现 $A\beta_{42}$ 水平降低，总 Tau 蛋白和磷酸化 Tau 蛋白增高。

（二）脑电图检查

可见非特异性的弥漫性慢波，α 波节律变慢、波幅变低；脑血流图示，大脑皮质的局部脑血流量减少，脑氧代谢率下降。

（三）影像学检查

CT 扫描或 MRI 检查常显示不同程度的脑室扩大和皮质萎缩、脑沟变宽（图 8-17）。

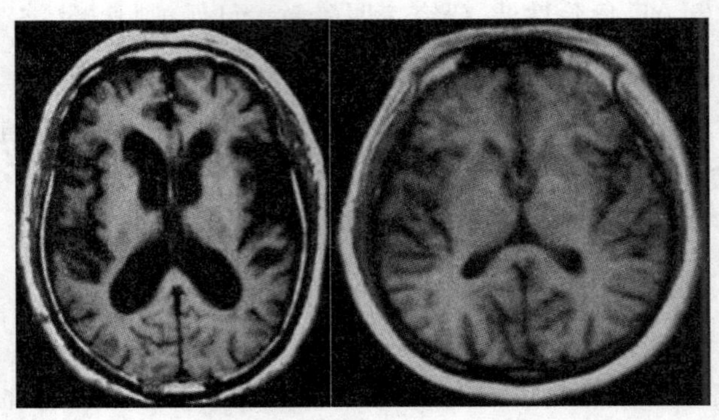

图 8-17　头颅核磁：脑萎缩

（四）心理学检查

简易智力状态检查表（MMSE）（表 4-9）用于痴呆筛查，成人韦氏智力量表可进行智力测量，韦氏记忆量表可测量记忆。

【治疗要点】

老年痴呆症目前没有特效治疗方法，但早期发现非常重要，一般采取以下治疗措施。

（一）促进或改善认知药物

1. 促进脑代谢药　吡拉西坦片（脑复康）促进大脑对葡萄糖和氧的作用，提高大脑神经的代谢功能，对痴呆等有改善作用。

2. 胆碱酯酶抑制剂　盐酸多奈哌齐片（安理申）能改善认知功能，服用 6 个月可见到症状无加重；重酒石酸卡巴拉汀胶囊（艾斯能）选择性作用于脑皮质和海马乙酰胆碱酯酶抑制剂，可以延缓症状；石杉碱甲片（哈伯因）改善认知和日常生活能力等药物对轻度、中度老年痴呆有一定延缓效果。

3. 中药　临床试验有报道，银杏叶提取物对老年痴呆症亦有良好的延缓疗效；中医中药一般多从脑、心、肾等不同脏腑及气、血、痰、瘀、火、郁等病机论治。近年日本对 AD 应用当归芍药散、钩藤散及黄连解毒汤等从郁、风、热、毒等角度进行研究，认为对 AD 有一定改善学习记忆功效。

（二）对症治疗

主要针对痴呆伴发的焦虑，可用苯二氮䓬类药物；有抑郁症状可用 5-羟色胺再摄取剂等；有攻击性行为或幻觉精神症状者可用小剂量奥氮平等。

【主要护理诊断】

1. 有受伤的危险　与神智错乱、走路不稳、记忆遗忘有关。

2. 自尊紊乱　与短时记忆遗忘有关。

3. 思维过程紊乱 与认知能力改变有关。

4. 社交障碍 与病人的理解力下降、记忆力减退有关。

5. 自理能力缺陷 与病人智力减退有关。

【护理措施】

（一）一般日常生活护理

1. 环境要求 居住环境要清洁、空气新鲜、温度适宜；地面平整、无水渍，防止病人滑倒；室内物件摆放、布局有选择性；病室有条件时最好置于监护人的视野内，防止意外发生。

2. 起居护理 合理安排病人作息时间，使之生活规律；陪护其进行适度功能锻炼，白天尽量活动，不要睡得过多；睡前排空大小便，保证其夜间睡眠。协助晨晚间护理，协助病人洗澡。定期更换病人衣服，选择扣子简单、前面开口的宽松衣服，鞋子要求舒适简单、易穿脱的平底鞋。定期修剪病人指甲、头发和刮胡须，保持皮肤清洁，防止皮肤感染。

3. 饮食护理 定时、定量进食，固体食物和液体食物分开进食，对暴饮暴食病人要控制其进食量，对于拒绝进食的病人，应鼓励其与他人一起进餐，以增进食欲；对自理困难者，要协助喂食，一次不要喂食太多，速度不宜太快，防止呛噎；饮食应冷热适宜，保证病人充足的营养，如患有其他疾病，按其他疾病需求进行饮食护理。

（二）安全护理

（1）减少或防止危险因素的发生，如行走步态不稳者给予搀扶，穿防滑鞋，防跌伤、碰伤；避免让病人独处。

（2）洗澡时水温不可过高，热水瓶放在不宜碰到的地方，有毒物品加锁保管，锐器物品放在隐蔽处，远离明火，避免老年人使用电热毯等，防止病人烫伤、误食、割伤、烧伤、触电等。密切观察病人病情、心理和行为变化，及时采取有效应对措施并反馈医生。

（3）严重痴呆症病人需专人陪护，同时要给病人佩戴身份识别卡，以防走失。

（三）病情观察

老年痴呆症病人大都起病隐匿，病情发展缓慢，病程呈进行性发展。所以，护理人员要细心观察病人的病情变化，特别是当病人因人格改变继而出现精神症状的时候，要及时通知医生处理，避免因病人出现幻觉、错觉、妄想等精神症状而发生自伤或其他意外情况。

（四）对症护理

（1）对行为退缩、生活懒散的病人要进行行为训练，同时鼓励病人参加工娱治疗活动，以促进病人记忆和行为的改善。

（2）对记忆障碍的病人，回忆治疗是一项有效的护理措施，当痴呆老人由衷地谈论记忆起的愉快事件时，他们的语言变得较流畅；对健忘老人应多尊重、爱护和鼓励，避免大声训斥；经常用老人敏感且愉快的语言刺激，呼唤记忆力的恢复。

（3）定向力障碍的老年痴呆病人，原则上不允许病人单独外出，但为了防止意外走失，要让其随身携带写有家庭地址、亲属联系方式和回家路线的卡片。

（五）用药护理

注意观察药物疗效和不良反应，石杉碱甲（哈伯因）对认知功能、日常生活能力有改善，主要副作用是消化道症状。多奈哌齐（安理申）虽可改善病人的认知功能，但会出现腹泻、肌肉痉挛、乏力、恶心、失眠等不良反应。病人服药时护理人员应注意看服到口，重症老人不宜吞服时可溶解到水中再服下，管理好药物防止有抑郁症状的老年人藏药自杀。

（六）心理护理

部分老年痴呆症病人内心孤独、压抑、固执、自我、脆弱、敏感，护理人员要有职业道德观和同理心，理解病人的内心感受，耐心倾听病人的主诉，语言应亲切、礼貌，合理运用肢体语言，与病人沟通，并及时给予认同、安慰和鼓励。对存在精神异常、情感障碍较重的病人，给予恰当的心理疏导可明显改善病人的病态情感反应;对反应较迟钝及智力减退的病人,要更加重视,维护老人的自尊。

(七)健康教育

1. 疾病知识指导 给病人及家属介绍该病的特征、临床表现,指导家属为病人做好日常生活照料,正确认识病人的生理和心理变化特征,以及如何帮助病人进一步恢复生活功能和社会功能,延缓痴呆进展速度。

2. 社区及家庭护理指导 病人要住在熟悉的环境,由熟悉的人来照顾,合理安排病人的日常生活,督促病人尽量外出参加简单的劳动和文体活动。指导家属掌握与老年痴呆症病人沟通交流及社交能力训练方法,比如训练进食、如厕、正确使用物品等;对于记忆力减退者训练其使用备忘录等。

3. 预防指导 AD 预防应从中年开始,积极用脑,劳逸结合,保持良好的兴趣和开朗的性格,多吃富含锌、锰、硒等健脑食品,如海产品、乳类、豆类、坚果类等,戒烟戒酒,避免使用铝制厨具,预防脑血管病、糖尿病,避免使用镇静药等。

(冷育清)

任务十六 帕金森病病人的护理

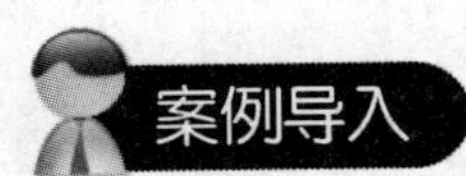

病人,女,62 岁,右上肢震颤 1 年余。病人于 2009 年 1 月出现右上肢震颤,呈静止性,紧张时加重,睡眠时消失,行动迟缓,行走时左侧不摆臂、拖步,在外院拟"原发性震颤"予口服"心得安"1 个月未见好转。

体格检查:体温 36.9 ℃,脉搏 74 次/分,呼吸 18 次/分,血压 130/95 mmHg,神清语利,行动迟缓,面部表情呆滞,颅神经(一)。四肢肌力 5 级,右上肢可见静止性震颤,右手搓丸样震颤,右侧肢体肌张力齿轮样增高,双侧腱反射(++),双侧病理征(一)。深浅感觉检查未见异常。

临床诊断:帕金森病。

帕金森病(Parkinson's disease,PD)又称震颤麻痹,主要是由中脑黑质多巴胺能神经元变性死亡,纹状体多巴胺含量显著减少而致,以静止性震颤、肌强直、运动迟缓和体位不稳为主要临床特征,是老年常见的神经系统变性疾病。

目前,确切病因仍不明确,可能与遗传、环境、年龄老化、氧化应激等因素有关,多见于中老年人,平均发病年龄为 60 岁左右。有资料统计,我国 65 岁以上人群 PD 的患病率大约是 1.7%,大部分帕金森病病人为散发病例。

【病因与发病机制】

(一)年龄老化

PD 的患病率随年龄的增长而增加,多在 60 岁以上发病,随年龄增长纹状体内多巴胺含量显著减少,这提示发病与衰老有关。

(二)遗传因素

遗传因素在 PD 发病机制中的作用越来越受到学者们的重视,帕金森病中仅 5%～10%有家族史。目前至少有 6 个致病基因与家族性帕金森病相关,PD 黑质受到严重破坏,多巴胺生成减少,神经末梢多巴胺不足,纹状体失去抑制,乙酰胆碱兴奋性相对增强,表现为帕金森症状。

(三)环境因素

长期接触杀虫剂、除草剂或某些工业化学品等可能是 PD 发病的危险因素。嗜神经毒 1-甲基-4-苯基-1,2,3,6-四氢吡啶(MPTP)和某些杀虫剂、除草剂可能抑制黑质细胞线粒体呼吸链复合物Ⅰ活性,使 ATP

生成减少，自由基生成增加，导致DA能神经元变性死亡，故环境中与MPTP分子结构类似的工业和农业毒素可能是本病的病因之一。研究中人们也证实了原发性PD病人线粒体呼吸链复合物Ⅰ活性在黑质内有选择性地下降。

【临床表现】

目前，学术界普遍将帕金森病分为四种类型，各型临床表现基本相似，现介绍如下。

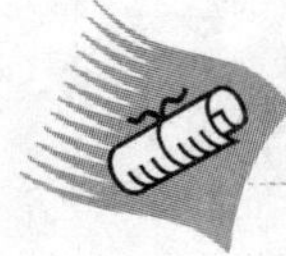

知识链接

帕金森病分型

根据不同发病原因，临床常将PD分为以下四种类型。

(1)原发性帕金森病。

(2)继发性帕金森综合征：指外伤、中毒、药物、脑血管病、肿瘤、脑炎等原因造成的帕金森综合征。

(3)遗传变性型帕金森综合征。

(4)帕金森叠加综合征。

(一)静止性震颤

约70%的病人以震颤为首发症状，多始于一侧上肢远端，静止时出现或明显，随意运动时减轻或停止，精神紧张时加剧，入睡后消失。手部静止性震颤在行走时加重。典型的表现是频率为4～6 Hz的"搓丸样"震颤。部分病人可出现合并姿势性震颤。

(二)肌强直

病人合并有肢体震颤时，可在均匀阻力中出现断续停顿，如转动齿轮，故称"齿轮样强直"，多见于原发性PD。各方向均匀一致的强直，类似弯曲软铅管的感觉，故称为"铅管样强直"，多见于继发性PD。

(三)运动迟缓

运动迟缓是指动作变慢，始动困难，主动运动丧失，尤其是重复运动时，病人的运动幅度减少，如面部表情动作、瞬目等减少，称为面具脸。

(四)姿势步态障碍

临床常见姿势步态表现异常有三种现象，即慌张步态、姿势反射异常及冻结现象(始动困难)。

1. 慌张步态 PD病人在行走时，常常会越走越快，不易止步。

2. 姿势反射异常 在疾病的中晚期，病人不易维持身体的平衡，稍不平整的路面即有可能跌倒。

3. 冻结现象 表现为行走时突然出现短暂的不能迈步，双足似乎粘在地上，须停顿数秒钟后才能再继续前行或无法再次迈步。冻结现象常见于开始行走时(始动困难)、转身、接近目标时或担心不能越过已知的障碍物时，如穿过旋转门。

(五)非运动症状

非运动症状包括情绪低落、焦虑、睡眠障碍、认知障碍等，幻觉、欣快、错觉等精神症状。

【辅助检查】

1. CT检查 头颅CT检查可显示脑部不同程度的脑萎缩表现。

2. 功能显像检测 正电子发射断层显像(PET)或单光子发射计算机化断层显像(SPEC)可发现PD病人脑内的DAT功能显著降低，DA受体活性改变，DA递质合成减少。

【治疗要点】

(一)治疗原则

1. 综合治疗 药物治疗是帕金森病最主要的治疗手段，左旋多巴制剂仍是最有效的药物。手术治疗

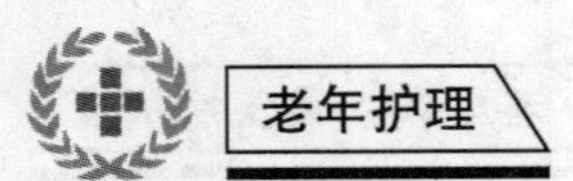

是药物治疗的一种有效补充。康复治疗、心理治疗及良好的护理也能在一定程度上改善症状。

2. 用药原则 用药宜从小剂量开始逐渐加量，以较小剂量达到较满意疗效。用药在遵循一般原则的同时也应强调个体化，根据病人的病情、年龄、职业及经济条件等因素采用最佳的治疗方案。

3. 保护性治疗 帕金森病一旦确诊就应及早予以保护性治疗。目前临床上作为保护性治疗的药物主要是单胺氧化酶 B(MAO-B)抑制剂。

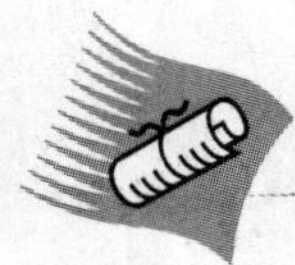

知识链接

帕金森病诊断标准

(一)诊断标准

运动减少，同时至少具有以下一个症状。

(1)肌肉强直。

(2)静止性震颤(4～6 Hz)。

(3)直立不稳。

(二)支持诊断标准

具有下列三个或以上者。

(1)存在静止性震颤。

(2)疾病逐渐进展。

(3)症状持续的不对称，首发侧较重。

(4)对左旋多巴的治疗反应非常好。

(5)应用左旋多巴导致的严重异动症。

(6)左旋多巴的治疗效果持续 5 年以上(含 5 年)。

(7)临床病程在 10 年以上(含 10 年)。

(8)单侧起病。

(二)常用治疗药物

1. 复方左旋多巴 发挥补充多巴胺的作用，应从小剂量开始，逐渐缓慢增加剂量直至获较满意疗效，不求全效。剂量增加不宜过快，用量不宜过大。

2. 单胺氧化酶 B 抑制剂 具有神经保护作用，因此原则上推荐早期使用。

3. 多巴胺受体激动剂 可直接刺激多巴胺受体而发挥作用，应从小剂量开始，逐渐加量。

4. 金刚烷胺 可促进多巴胺在神经末梢的合成和释放，阻止其重吸收，对异动症可能有效。

5. 儿茶酚-氧位-甲基转移酶(COMT)抑制剂 通过抑制儿茶酚-氧位-甲基转移酶减少左旋多巴在外周的代谢，从而增加脑内左旋多巴的含量。COMT 抑制剂包括恩他卡朋和托卡朋。

6. 抗胆碱能药物 主要是通过抑制脑内乙酰胆碱的活性，相应提高多巴胺效应，临床常用的是盐酸苯海索。

(三)非运动症状的治疗

1. 精神障碍的治疗 病人在疾病晚期或药物治疗期间均可产生精神症状，故加用抗精神病药物，如氯氮平、喹硫平等。

2. 自主神经功能障碍的治疗 出现便秘，可减少抗胆碱能药物的剂量或服用通便药物。泌尿障碍时可试用奥昔布宁、莨菪碱等外周抗胆碱能药。出现体位性低血压可加用 α-肾上腺素能激动剂米多君。

3. 睡眠障碍 可在晚睡前加服左旋多巴控释剂。若调整抗 PD 药物后仍无法改善睡眠时可选用镇静安眠药。

(四)手术治疗

适用于症状限于一侧或一侧较重的病人，年龄在60岁以下，药物治疗无效或不能耐受药物治疗者。手术方法主要有两种，即神经核毁损术和脑深部电刺激术(DBS)。脑深部电刺激术因其微创、安全、有效，已作为手术治疗的首选。

【主要护理诊断】

1. 躯体活动障碍 与黑质病变、锥体外系功能障碍所致震颤、肌强直、体位不稳、随意运动异常有关。

2. 自理缺陷 与肌张力明显增强，吞咽动作不协调有关。

3. 知识缺乏 缺乏本病相关知识与药物治疗知识。

4. 营养失调:低于机体需要量 与吞咽困难、饮食减少等有关。

【护理措施】

(一)一般护理

1. 环境要求 居住室内地面平坦、减少障碍、采用防滑地板，夜间照明光线充足，床头灯开关设在顺手的地方，床周围安置以便于起、卧、翻身的扶手等助力设施。洗漱间的设施要防滑、防碰，有条件时安装呼叫铃。

2. 休息与活动 早期采取舒适体位，晚期采取有利于呼吸的体位；活动以不感到疲劳、不加重症状为宜，鼓励病人床上锻炼。

3. 饮食护理 应给予易咀嚼、易消化、营养平衡饮食，食物以碳水化合物为主，多吃含有低蛋白质、低脂肪、维生素、粗纤维素的食物，病情较重的病人可能存在吞咽困难，嘱病人细嚼慢咽，注意进食安全，加强进食护理，需要时帮助进食，防止噎食发生。必要时采用鼻饲，以防误吸引起肺部感染。

(二)心理护理

病人一方面由于疾病导致机体功能障碍，另一方面由于入院环境和生活习惯的改变，可产生恐惧、失落、焦虑、自卑等心理，护理人员要敏锐观察病人的心理、行为变化，建立良好的护患关系，耐心倾听病人的诉求，耐心讲解疾病的相关知识，鼓励病人积极参与适宜的娱乐活动，鼓励其树立乐观的生活态度。

(三)病情观察

密切观察病人临床症状的变化:对治疗用药如多巴胺类药物的疗效及副作用进行观察；对呛咳与吞咽困难病人的进餐过程进行观察，上述情况发现异常及时报告医师并采取有效的护理措施。

(四)对症护理

帕金森病病人存在不同程度的运动障碍，因此特别要注意防止病人摔倒发生意外。床单位加用防护栏，行走时使用拐杖，日常用品忌用易碎物品，选用拉链、自粘胶代替有纽扣的衣物，以避免病人出现精神症状时吞咽自杀或外伤。对于晚期运动严重障碍卧床病人，应加强生活护理，协助洗漱、进食、沐浴、穿脱衣服、处理大小便等。

(五)用药护理

护理人员一方面要指导病人如何正确服药，另一方面要观察药物疗效及不良反应，如长期服用多巴胺类药物的“开关”现象，服多巴胺应安排在饭前30～60 min，饮食上要注意减少脂肪含量，因高脂肪饮食会影响药物吸收。安坦(盐酸苯海索片)易产生幻听、幻觉等精神症状，以及便秘、尿潴留等，应及时发现及时反馈医生。抗抑郁剂，尤其是5-羟色胺再摄取抑制剂，由于起效作用慢，应督促病人坚持按时按量服用。

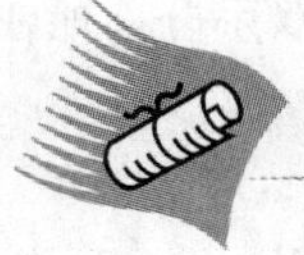

知识链接

多巴胺类药物的“开关”现象

帕金森病病人长期使用左旋多巴类药物后易出现药效波动现象。左旋多巴类药物作为帕金森病治疗领域的基础用药，早期临床运用效果很好。然而，服用左旋多巴类药物3～5年后，药物的局限性会出现，"开关"现象出现在服药后期。就是说一天当中，病人的症状在突然缓解（开期）与加重（关期）之间波动，可反复迅速交替出现多次。这种变化速度非常快，且不可预测，如同电源开关一样。临床上形象地称这种生理现象为开关现象。

（六）健康教育

1. 康复锻炼指导　护理人员为病人及家属讲解疾病知识，帮助并指导病人学会按摩面部、四肢、腹部肌肉及足底、手掌穴位，每日4～6次，每次30 min。锻炼呼吸肌，如每日练习深呼吸4～6次，每次5 min；提肛法锻炼会阴部肌肉等，按摩后肌张力减低，可进行运动锻炼。

2. 保健指导　护理人员告知病人出院后仍需按医生嘱咐坚持服药；病人因震颤和不自主运动，出汗多，易造成皮肤刺激和不舒适感，皮肤抵抗力降低，可导致皮肤破损和继发皮肤感染，应勤洗勤换，保持皮肤卫生；中晚期病人因运动障碍，卧床时间增多，应勤翻身勤擦洗，防止局部皮肤受压和改善全身血液循环，预防压疮；坚持适当的运动和体育锻炼，加强日常生活动作训练，卧床病人协助被动活动关节和按摩肢体，预防关节僵硬和肢体挛缩；定期门诊复查，动态了解血压和肝肾功能、血常规的变化，发现异常现象时，随时就诊。

附：各部位的锻炼方法指导

（1）放松和呼吸锻炼　找一个安静的地点，调暗灯光，将身体尽可能舒服地仰卧。闭上眼睛，开始深而缓慢地呼吸。腹部在吸气时鼓起，想象气向上到达了头顶；在呼气时腹部放松，想象气从头顶顺流而下；经过背部到达脚底，想象放松全身肌肉。如此反复练习5～15 min。还可以取坐位，背靠椅背，全身放松，将两手放于胸前做深呼吸。

（2）面部动作锻炼　帕金森病病人的特殊面容是面具脸，是由于面部肌肉僵硬导致面部表情呆板，因此做一些面部动作的锻炼是必要的。①皱眉动作：尽量皱眉，然后用力展眉，反复数次。②鼓腮锻炼：首先用力将腮鼓起，随之尽量将两腮吸入。露齿和吹哨动作，尽量将牙齿露出，继之做吹口哨的动作。③对着镜子，让面部表现出微笑、大笑、露齿而笑、噘嘴、吹口哨、鼓腮等动作。

（3）头颈部锻炼　帕金森病病人的颈部往往呈前倾姿势，非常僵硬，常误以为是颈椎病。如不注意颈部锻炼，可表现为日益严重的驼背。帕金森病病人多伴有不同程度的颈椎病，因此，在进行下述锻炼时一定要循序渐进，动作要缓慢轻柔。头向后仰，双眼注视天花板约5 s，上下运动，然后头向下，下颌尽量触及胸部。①左右转动：头面部向右转并向右后看大约5 s，然后同样的动作向左转。面部反复缓慢地向左右肩部侧转，并试着用下颌触及肩部。②左右摆动：头部缓慢地向左右肩部侧靠，尽量用耳朵去触到肩膀。③前后运动：下颌前伸保持5 s，然后内收5 s。

（4）躯干锻炼　①侧弯运动：双脚分开与肩同宽，双膝微曲，右上肢向上伸直，掌心向内，躯干向左侧弯，来回数次，然后左侧重复。②转体运动：双脚分开，略宽于肩，双上肢屈肘平端于胸前，向右后转体两次，动作要富有弹性，然后反方向重复。

（5）腹肌锻炼　平躺在地板上或床上，两膝关节分别曲向胸部，持续数秒钟。然后双侧同时做这个动作。平躺在地板上或床上，双手抱住双膝，慢慢地将头部伸向两膝关节。腰背肌的锻炼：俯卧，腹部伸展，腿与骨盆紧贴地板或床，用手臂上撑维持10 s。俯卧，手臂和双腿同时高举离地维持10 s，然后放松。反复多次。

（6）上肢及肩部锻炼　两肩尽量向耳朵方向耸起，然后尽量使两肩下垂。伸直手臂，高举过头并向后保持10 s。双手向下在背后扣住，往后拉5 s。反复多次。手臂置于头顶上，肘关节弯曲，用双手分别抓住对侧的肘部，身体轮换向两侧弯曲。

（冷育清）

任务十七　脑梗死病人的护理

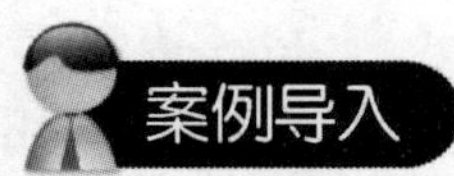

病人，女，81岁，因"突发跌倒、不能言语9 h"急诊，病人倒开水时无明显诱因出现左侧肢体无力、僵硬，语言表达不清，之后跌倒，当时无摔伤，后发现病人言语困难较前加重，问话欠答，头转向右侧，双眼右侧凝视，四肢可见自主活动，但左侧肢体僵硬。既往史：有高血压病史10余年，冠心病史1年。

体格检查：体温36.7 ℃，脉搏80次/分，呼吸23次/分，血压160/90 mmHg。左利手，四肢肌力4级，左侧肌张力增高，双眼球右侧凝视。

辅助检查：心电图示前间壁心梗，ST段改变。CT示双侧基底节、左侧放射冠多发腔隙性脑梗死，左侧基底节放射冠陈旧性脑梗死，老年脑改变，脑白质变性。心脏B超检查示动脉硬化并主动脉瓣关闭不全，左心房增大。

临床诊断：

1. 脑梗死。

2. 冠状动脉粥样硬化、陈旧性心肌梗死、主动脉关闭不全。

3. 高血压。

脑梗死(cerebral infarction)又称缺血性脑卒中，是指各种原因所致脑部血液供应障碍，导致脑组织缺血缺氧性坏死，出现相应神经功能缺损的一种疾病。脑梗死是脑血管病的最常见类型，占全部脑血管病的70%～80%。脑梗死的病因分型目前主要采用TOAST分型，包括大动脉粥样硬化型、心源性栓塞型、小动脉闭塞型、其他病因型和不明原因型。依据局部脑组织发生缺血坏死的发病机制可将脑梗死分为三种主要病理、生理学类型：脑血栓形成、脑栓塞和血流动力学机制所致的脑梗死。脑梗死后出现的局限神经功能缺损征象，与梗死的部位、受损区侧支循环、参与供血的动脉变异以及既往脑细胞损伤情况有关。

【病因与发病机制】

(一)动脉粥样硬化

脑动脉血管壁内动脉粥样硬化是老年脑梗死的根本原因，各动脉斑块形成血栓并脱落阻塞血管是脑梗死的首要病因。

(二)动脉炎

脑动脉炎症性改变、吸烟、高血压等多可使血管壁发生改变，管腔狭窄而形成血栓。

(三)疾病因素

疾病因素包括药源性、血液系统疾病(如红细胞增多症、血小板增多症、弥散性血管内凝血等)、遗传性高凝状态(如蛋白C缺乏、蛋白S缺乏等)、脑淀粉样血管病、烟雾病和颅内外(颈动脉和椎动脉)夹层动脉瘤等致血流缓慢，形成栓子，随血流进入颅内动脉，栓子流经与其直径大小相同的血管时，则栓子堵塞血管，引起脑组织缺血缺氧，出现瘫痪等症状。房颤、冠心病等也是脑梗死常见病因。

【临床表现】

(一)症状

1. 一般特点　动脉粥样硬化性脑梗死多见于中老年人，动脉炎性脑梗死以中青年居多。25%老年病人发病前有短暂性脑缺血史，如一过性的头晕、麻木、黑矇、晕厥、无力等，常在安静或睡眠中发病，也可在活动中发病，局灶性体征多在发病后10余小时或1～2天达到高峰，临床表现取决于梗死灶的大小和部位。65岁以上老年人脑梗死无症状发生率可达28%，病人一般意识清楚。当发生基底动脉血栓或大面积脑梗死时，可出现意识障碍，甚至危及生命。

2. 各脑血管闭塞的临床表现 脑梗死因脑血管供应不同脑组织表现出不同闭塞临床表现，主要梗死的脑血管有颈内动脉闭塞、大脑中动脉闭塞、大脑前动脉闭塞、大脑后动脉闭塞、椎-基底动脉闭塞等。

3. 特殊类型的脑梗死

(1)大面积脑梗死 其表现为病灶对侧完全性偏瘫、偏身感觉障碍及向病灶对侧凝视麻痹。病程进行性加重，易出现明显的脑水肿和颅内压增高征象，甚至发生脑疝死亡。

(2)分水岭脑梗死 这是由相邻血管供血区交界处或分水岭局部缺血导致，也称边缘带脑梗死，纠正病因后病情易得到有效控制。主要分型有皮质前型、皮质后型、皮质下型。

(3)出血性梗死 这是在脑梗死灶内的动脉血管壁损伤、坏死的基础上，血管腔内血栓溶解或侧支循环开放等原因使已损伤的血管血流得到恢复，则血液会从破损的血管壁漏出，引发出血性脑梗死，常见于大面积脑梗死后。

(4)多发性脑梗死 这是指两个或两个以上不同部位脑血管闭塞引起的梗死，一般由反复多次发生脑梗死所致。

(二)体征

病人体查可见不同程度的意识状态、肌力、感觉等神经功能改变。

(三)并发症

常见的并发症有心肌缺血、肺部感染、尿路感染、肾功能不全、压疮、关节挛缩、应激性溃疡、继发性癫痫、痴呆等。

【辅助检查】

(一)血液和心电图检查

这些检查有利于发现脑梗死的危险因素，对鉴别诊断也有价值。

(二)神经影像学检查

CT 检查早期不能显示病灶，发病 24 h 后逐渐显示低密度梗死灶，但对排除脑出血至关重要。大面积脑梗死有脑水肿和占位效应，出血性梗死呈混杂密度(图 8-18)。MRI 可清晰显示早期缺血性梗死、脑干或小脑梗死、静脉窦血栓形成等。血管造影 DSA、CTA、MRA 可以发现血管狭窄、闭塞及其他血管病变。

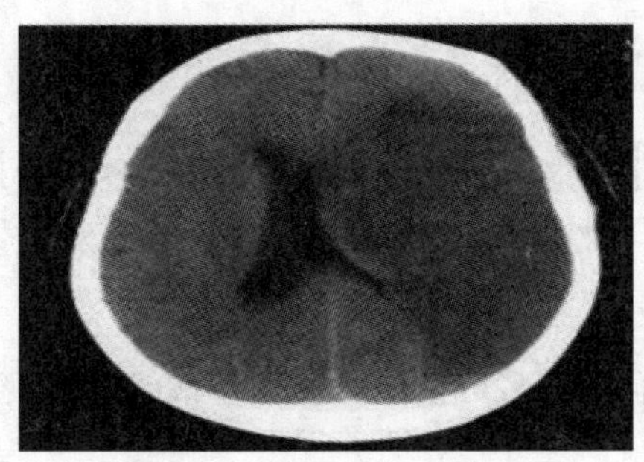

图 8-18 头颅 CT:左侧颞顶大片低密度阴影

(三)其他检查

脑梗死腰穿检查无异常表现，但可以鉴别其他疾病。经颅多普勒超声(TCD)检查可以分析颈动脉硬化程度等、超声心动图检查用于检测心脏瓣膜及其附着赘生物等。

【治疗要点】

(一)一般治疗

一般治疗主要为对症治疗，包括维持生命体征和处理并发症。

1. 调整血压 缺血性卒中急性期血压升高通常不需要特殊处理(高血压脑病、蛛网膜下腔出血、主动脉夹层分离、心力衰竭和肾衰竭除外)，如收缩压大于 220 mmHg 或舒张压大于 120 mmHg 及平均动脉压大于 130 mmHg 则需降压，血压应调整到稍高于正常血压，如收缩压 160 mmHg 左右，舒张压 90 mmHg 左右。如果出现持续性的低血压，需首选补充血容量和增加心输出量，无效可应用升压药。

2. 给氧和通气支持 对脑干卒中和大面积梗死等病情危重病人或有气道受累者，需要气道支持和辅助通气。

3. 调整血糖 脑卒中急性期高血糖较常见，可以是原有糖尿病的表现或应激反应。应常规检查血糖，当超过 11.1 mmol/L 时应立即予以胰岛素治疗，将血糖控制在 8.3 mmol/L 以下。

4. 降低脑水肿 脑水肿多见于大面积脑梗死，常于发病后 3～5 天达到高峰。治疗目标是降低颅内压、维持足够的脑灌注和预防脑疝的发生。可应用 20%甘露醇、呋塞米、甘油果糖静脉给药。

5. 控制感染 脑卒中病人(尤其是存在意识障碍者)急性期容易发生呼吸道、泌尿系统感染等，一旦发生应及时根据细菌培养和药敏实验应用敏感抗生素。

6. 处理消化道出血 高龄和重症脑卒中病人急性期容易发生应激性溃疡和消化道出血，应进行冰盐水洗胃、局部应用止血药；出血多引起休克者，输注新鲜全血或者红细胞成分输血。

7. 降温 脑梗死病人下丘脑体温调节中枢受损、并发感染、吸收坏死组织、脱水可致发热。中枢发热病人以物理降温为主。

8. 预防血栓形成 高龄、严重瘫痪和心房纤颤均会增加深静脉血栓形成的危险。护理人员应鼓励病人尽早活动下肢，避免下肢静脉输液(尤其是瘫痪侧)。可选用低分子肝素抗凝治疗，症状无缓解者应给予溶栓治疗。

9. 纠正水、电解质紊乱 脑卒中时由于神经内分泌功能紊乱、进食减少及脱水治疗常并发水、电解质紊乱，主要包括低钾血症、低钠血症和高钠血症。应对脑卒中病人常规进行水、电解质监测并及时加以纠正。

10. 防心脏损伤 脑卒中合并的心脏损伤是脑心综合征的表现之一，及时发现心脏损伤及时治疗。措施包括减轻心脏负荷，慎用增加心脏负担的药物，注意输液速度及输液量，积极处理心肌缺血、心肌梗死、心律失常或心功能衰竭等。

11. 治疗癫痫 一般不使用预防性抗癫痫治疗，如有癫痫发作或癫痫持续状态时可给予相应处理。脑卒中 2 周后如发生癫痫，应进行长期抗癫痫治疗。

(二)特殊治疗

特殊治疗包括以下几种治疗方式。

1. 超早期溶栓治疗 超早期溶栓治疗分为静脉溶栓和动脉溶栓，严格按照溶栓适应证及禁忌证在6 h时间窗内进行。常用的溶栓药物有尿激酶(UK)、重组组织型纤溶酶原激活物(rt-PA)。

2. 抗血小板聚集治疗 常用的抗血小板聚集药物有阿司匹林和氯吡格雷。未进行溶栓治疗的急性脑梗死病人应在 48 h 之内服用阿司匹林 100～325 mg/d。对阿司匹林过敏或不能使用时，可用氯吡格雷替代，口服 75 mg/d。

3. 抗凝治疗 抗凝治疗主要包括肝素、低分子肝素和华法林。一般不推荐急性缺血性卒中后急性期应用抗凝药。但对长期卧床、合并高凝状态有形成深静脉血栓和肺栓塞的趋势者，可以使用低分子肝素预防治疗。心房纤颤的病人可以应用华法林治疗。

4. 脑保护治疗 脑保护剂包括自由基清除剂、阿片受体阻滞剂、兴奋性氨基酸受体阻滞剂等。

5. 血管内治疗和外科治疗 对于颈动脉狭窄大于 70%的病人，而神经功能缺损与之相关的，可根据病人的具体情况考虑进行相应的血管治疗。对于有或无症状、单侧重度颈动脉狭窄大于 70%的病人，或经药物治疗无效者可以考虑进行颈动脉内膜切除术。

6. 其他药物治疗 其他药物治疗包括降纤治疗、中药制剂等。

7. 康复治疗 康复治疗应早期进行，并遵循个体化原则，制订短期和长期治疗计划，分阶段、因地制宜地选择治疗方法，对病人进行针对性体能和技能训练，降低致残率，增进神经功能恢复，提高生活质量。

【主要护理诊断】

1. 躯体活动障碍 与偏瘫或肌张力增高有关。

2. 语言沟通障碍 与语言中枢梗死有关。

3. 吞咽障碍 与意识障碍有关。

4. 有受伤的危险 与癫痫发作、偏瘫、平衡能力降低有关。

5. 焦虑 与担心疾病预后有关。

6. 潜在并发症 肺部感染、泌尿系统感染、消化道出血、压疮、便秘、失用综合征。

【护理措施】

(一)一般护理

1. 环境要求 居室环境清洁、空气新鲜、安静；床铺要设有保护性床栏；走廊、厕所要有扶手，以方便病人起坐、扶行；地面保持平整干燥、防滑，无障碍物；呼叫器和经常使用的物品置于床头。

2. 休息与活动 如病人昏迷尽量减少搬动，急性期病人应卧床休息，取平卧位，宜取头低位或放平床头，以改善头部的血液供应；恢复期病人枕头也不宜太高，病人可自由采取舒适的主动体位；大小便协助下进行；护理人员应注意保持偏瘫肢体功能位置并被动运动患肢与关节，指导和协助家属被动运动和按摩患侧肢体，指导病人进行有计划的肢体功能锻炼，做到运动适度、方法得当，防止运动量过度而造成肌腱牵拉伤。

3. 饮食护理 病人饮食以低脂、低胆固醇、低盐(高血压者)、丰富维生素为原则，少食肥肉、猪油、奶油、蛋黄、带鱼、动物内脏及糖果甜食等，多吃瘦肉、鱼虾、豆制品、新鲜蔬菜、水果和含碘食物，提倡食用植物油，戒烟酒。病人吞咽困难、饮水呛咳时，护理人员可给予糊状流质或半流质小口缓慢喂食，必要时给予鼻饲流质。

(二)心理护理

病人失去社会交往和自理能力，成为家人负担，特别是偏瘫病人，生命质量、生活幸福指数均下降，会产生焦虑、悲观、内疚、不平衡等复杂心理，表现为喜怒无常，甚至人格改变。护理人员要密切观察病人心理及行为变化，耐心细致地做好心理疏导并安慰鼓励，给予病人社会关爱和精神支持，稳定病人的情绪，鼓励其面对未来，配合医护治疗及康复护理，树立战胜疾病的信心。

(三)病情观察

护理人员应密切观察病人神志、瞳孔、血压、呼吸、体温、脉搏等生命体征的变化；发病后 48 h 至 5 天为脑水肿高峰期，观察病人有无头痛、呕吐、意识障碍等颅内压增高表现；观察各种并发症的变化；观察各种引流管道有无堵塞、折返、脱落、移位等现象，记录引流液的性质及量；观察各部位皮肤；观察静脉用药时针头穿刺血管的部位有无渗液现象，机体受压部位有无压疮发生，对采取约束带的躁动病人，观察约束带对四肢皮肤是否有损伤；观察会阴、肛周部位皮肤是否完整、有无感染等；观察用药后的效果及药物不良反应；对康复期的病人观察其心理、行为变化及康复效果等。

(四)对症护理

1. 避免颅内压增高 注意观察病人的意识状态、瞳孔及生命体征变化；保持病人半坐卧位或床头抬高 15°～30°，以促进脑部血液回流，减轻脑水肿；给病人翻身时动作轻缓，避免突发的动作；遵医嘱严格控制液体的摄入量；保持大便通畅；防止颅内高压诱发脑疝发生。

2. 防止肺部感染 卧床期间病人多翻身，经常取侧卧位，加强翻身叩背，及时清理呼吸道分泌物，避免误吸、窒息等，保持呼吸道通畅。

3. 防止下肢深静脉血栓形成 对长期卧床者，应首先帮助他们减少形成静脉血栓的因素，采取抬高下肢 20°～30°，避免膝下垫枕，过度屈髋，影响静脉回流。对肢体瘫痪病人最有效预防深静脉血栓形成的方法是增加病人的活动量，另外，还应鼓励病人深呼吸及咳嗽，早期下床活动。注意观察高危人群肺栓塞的三联征表现:血痰、咳嗽、出汗；血痰、胸痛、呼吸困难；胸痛、呼吸困难、恐惧等，及早发现肺栓塞。下肢深静脉是静脉血栓形成的好发部位，避免在下肢输血、输液。

4. 安全护理 急性期病人意识不清、神昏谵语、躁动不安，应加保护性床挡；恢复期有运动障碍的病人要防止跌倒。上肢肌力下降的病人不要自行活动，活动时选用三脚手杖等合适的辅助工具，并有人陪护。

5. 语言障碍的护理 鼓励病人说话，说话时用短而清楚的句子，速度比正常缓慢一点，对于有严重沟通障碍者，可以用手势、面部表情或借助文字及图片或多媒体的方式来沟通。

6. 引流管的护理 加强对各种引流管道的护理，如导尿管、鼻饲管、吸氧管、气管切开套管、输液管等，保证无堵塞、无折返、无脱落、无移位等现象，准确并及时记录各种引流液的性质及用量。

7. 预防并发症 保护病人关节功能,防止患肢肌肉萎缩及保护皮肤的完整性等同脑出血的护理。

(五)用药护理

护理人员注意观察病人药物疗效和不良反应,注意特殊药物的用法:静脉应用扩血管药物时,滴速宜慢,每分钟30滴左右,并注意血压变化;使用改善微循环药物(如低分子右旋糖酐),可有过敏反应,如发热、皮疹等,应注意观察;使用溶栓、抗凝药物时,应严格掌握药物剂量,注意有无出血倾向;口服阿司匹林者应注意有无黑便情况。

(六)健康教育

1. 疾病知识指导 护理人员为病人及家属讲解疾病及并发症的相关知识,提高家庭康复护理能力。指导病人及家属应注意以下几方面:患肢衣袖要宽松柔软,可装拉锁以便测量血压;穿衣时先穿患侧,后穿健侧,脱衣时先脱健侧,后脱患侧;注意开发健肢的潜能;对于后遗症,如偏瘫、失语等,可通过康复治疗恢复自理功能;在网上查找或购买一些有关方面的书籍和录像带,在家自己进行康复锻炼。康复宜早,病后6个月内是最佳时机。

2. 偏瘫的肢体功能恢复指导 在病情稳定情况下,指导和辅助其进行功能锻炼,要将患肢放在功能位置,取仰卧或侧卧位。从简单的屈伸开始,要求活动每天2~4次,每次5~10 min。并配合药物治疗,按摩患侧肢体,针刺穴位等。

3. 康复指导 护理人员告知病人及家属脑梗死属于高复发性的慢性脑血管意外疾病,脑梗死病人出院后仍需按医生嘱咐坚持服药,控制好血压、血脂、血糖等,病人应坚持肢体功能锻炼及语言沟通,合理饮食、睡眠,适度活动锻炼,定时监测血压,定期到医院复查。

(冷育清)

任务十八　脑出血病人的护理

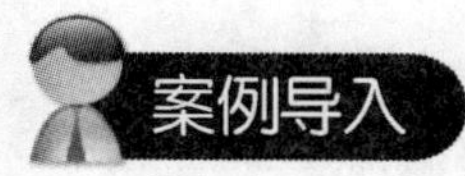

病人,男,60岁,因"突发右侧肢体活动障碍3 h"就诊。病人在打扑克牌过程中突然出现右侧肢体活动障碍3 h入院,当时无头痛、无恶心呕吐,无视物模糊,既往病人体健,病后无意识障碍,无抽搐,睡眠好,饮食佳,二便正常,体重无减轻。其否认高血压、糖尿病病史、肝炎病史,否认外伤、手术、输血史。

体格检查:体温36.2 ℃,脉搏88次/分,呼吸16次/分,血压151/122 mmHg;神清语利,双侧瞳孔等大等圆,光反应灵敏,眼球运动自如,伸舌右偏,右侧肢体肌力2级,左侧肢体肌力5级,右侧病理征阳性。

辅助检查:头部CT示左侧底节区高密度影,大约10 mL。

临床诊断:脑出血。

脑出血(cerebral hemorrhage)俗称脑溢血,属于"脑中风"的一种,是指非外伤性脑实质内血管破裂引起的出血,主要表现为意识障碍、肢体偏瘫、失语等神经系统的损害,是中老年高血压病人常见的严重脑部并发症。

脑出血最常见的发病机理是在原有高血压、脑动脉硬化、颅内血管畸形等基础上,因用力、情绪激动等因素诱发血压急骤升高,血液突破血管流入且压迫脑组织而引起的症状。故大多在活动中突然发病,临床上脑出血发病十分迅速,病情凶险、死亡率高,是中老年人常见致死性疾病之一,男性稍多于女性,冬、春两季发病率较高。

【病因与发病机制】

(一)高血压病

60%高血压病人合并脑小动脉硬化,30%高血压病人合并脑动脉瘤或脑动-静脉血管畸形,血压短时间升高突破血管致脑出血，脑出血是高血压病最常见、最严重、最高级别的并发症之一。

（二）其他病因

血液病（如白血病、再生障碍性贫血、血小板减少性紫癜、血友病等）因为血液呈低凝状态，在情绪激动或活动过程中易渗出血管引起脑出血。脑淀粉样血管病变等因为血管淀粉样变失去弹性引起脑出血。

（三）诱发因素

1. 气候变化　脑血管病的发生在季节变化时尤为多见，如春夏、秋冬交界季节，气温短时间变化较快致血管调节不适应引起脑出血。

2. 情绪改变　情绪改变是脑出血的又一重要诱因，包括极度的悲伤、兴奋、恐惧等，多数脑出血病人发病之前都有情绪激动病史，临床证实近 30％的病人因生气、情绪激动可导致脑出血。

3. 不良生活习惯　吸烟、饮酒、过度劳累、缺少体育锻炼等也是诱发脑出血的重要因素。

【临床表现】

（一）一般症状

病人多有头痛、呕吐和不同程度的意识障碍，如嗜睡或昏迷等，大约 10％脑出血病例有抽搐发作、血压明显升高、颅内压升高等症状。

（二）局限性定位症状

脑出血局限性定位症状取决于出血量和出血部位，现介绍如下。

1. 基底节区出血

（1）壳核出血　壳核出血最常见，约占脑出血病例的 60％，常有病灶对侧偏瘫、偏身感觉缺失和同向性偏盲，出现双眼球向病灶（出血侧）凝视，呈“凝视病灶”状。优势半球受累可有失语。

（2）丘脑出血　丘脑出血占脑出血病例的 5％～10％，常有对侧偏瘫、偏身感觉障碍，通常感觉障碍重于运动障碍。深浅感觉均受累，而深感觉障碍更明显。可有特征性眼征，如上视不能或凝视鼻尖、眼球偏斜或分离性斜视、眼球会聚障碍和无反应性小瞳孔等。小量丘脑出血致丘脑中间腹侧核受累可出现运动性震颤和帕金森综合征样表现；累及丘脑底核或纹状体可呈偏身舞蹈-投掷样运动；优势侧丘脑出血可出现丘脑性失语、精神障碍、认知障碍和人格改变等。

（3）尾状核出血　尾状核出血较少见，常有头痛、呕吐、颈强直，神经系统功能缺损症状并不多见，故临床酷似蛛网膜下腔出血。

2. 脑叶出血　脑叶出血占脑出血的 5％～10％，出血以顶叶最常见，其次为颞叶、枕叶、额叶，也有多发脑叶出血的病例。如额叶出血可有偏瘫、排大小便障碍、Broca 失语、摸索和强握反射等；颞叶出血可有精神症状、对侧上象限盲；枕叶出血可有视野缺损；顶叶出血可有偏身感觉障碍、轻偏瘫、对侧下象限盲，非优势半球受累可有构象障碍。

3. 脑干出血

（1）脑桥出血　脑桥出血约占脑出血的 10％，出血灶多位于脑桥基底部与被盖部之间。大量出血（血肿＞5 mL）累及双侧被盖部和基底部，常破入第四脑室，病人迅即出现昏迷、双侧针尖样瞳孔、呕吐咖啡样胃内容物、中枢性高热、中枢性呼吸障碍、眼球浮动、四肢瘫痪和去大脑强直发作等。小量出血可无意识障碍，表现为交叉性瘫痪和共济失调性偏瘫，两眼向病灶侧凝视麻痹或核间性眼肌麻痹。

（2）中脑出血　中脑出血较少见，常有头痛、呕吐和意识障碍。轻症表现为一侧或双侧动眼神经不全麻痹、眼球不同轴、同侧肢体共济失调；重症表现为深昏迷，四肢弛缓性瘫痪，可迅速死亡。

（3）延髓出血　延髓出血更为少见，临床表现为突然意识障碍，影响生命体征，如呼吸、心率、血压改变，继而死亡。

4. 小脑出血　小脑出血约占脑出血的 10％，常有头痛、呕吐，眩晕和共济失调明显，起病突然，可伴有枕部疼痛。出血量较少者，主要表现为小脑受损症状，如患侧共济失调、眼震和小脑语言等，多无瘫痪；出血量较多者，尤其是小脑蚓部出血，病情迅速发展，发病时或病后 12～24 h 内出现昏迷及脑干受压征象，双侧瞳孔缩小至针尖样、呼吸不规则等。暴发型则常突然昏迷，在数小时内迅速死亡。

5. 脑室出血　脑室出血占脑出血的 3％～5％，常有头痛、呕吐，严重者出现意识障碍，如深昏迷、脑膜刺激征、针尖样瞳孔、四肢弛缓性瘫痪及去脑强直发作、高热、呼吸不规则、脉搏和血压不稳定等症状。临床上易误诊为蛛网膜下腔出血。

（三）体征

由于出血部位、出血量不同，体征各异，一般有肌力下降、肌张力增高或减低，病理征（如巴氏征、查多克征等）阳性、双侧或单侧瞳孔异常等。

【辅助检查】

（一）CT 检查

颅脑 CT 扫描是诊断脑出血首选的重要方法，可清楚显示出血部位、估计出血量、血肿形态、是否破入脑室以及血肿周围有无低密度水肿带和占位效应等（图 8-19）。

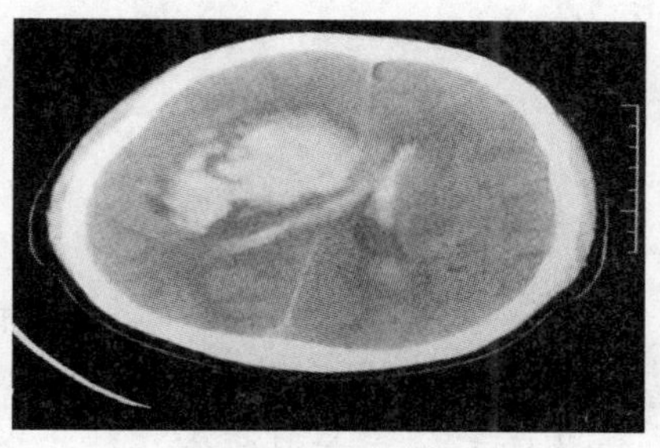

图 8-19　头颅 CT：右侧基底节区出血灶

（二）MRI 和 MRA 检查

MRI 和 MRA 检查对发现结构异常、明确脑出血的病因很有帮助。对脑干和小脑的出血灶和监测脑出血的演进过程优于 CT 扫描，对急性脑出血诊断不及 CT 检查。

（三）脑脊液检查

脑出血病人一般无需进行腰椎穿刺检查，以免诱发脑疝形成，如需排除颅内感染和蛛网膜下腔出血，可谨慎进行。

（四）数字减影血管造影（DSA）

脑出血病人一般不需要进行 DSA 检查，除非疑有血管畸形、血管炎或 moyamoya 病需外科手术或血管介入治疗时才考虑进行。DSA 可清楚显示异常血管和造影剂外漏的破裂血管及部位。

（五）其他检查

其他检查包括血常规、血液生化、凝血功能、心电图检查和胸部 X 线摄片检查。外周白细胞可暂时增高，血糖和尿素氮水平也可升高，凝血活酶时间和部分凝血活酶时间异常提示有凝血功能障碍。

【治疗要点】

治疗要点为安静卧床、脱水降颅压、调整血压、防治继续出血、加强护理防治并发症，以达到挽救生命、降低死亡率和残疾率及减少复发的目的。

1. 一般治疗　病人应卧床休息，保持呼吸道通畅，吸氧，鼻饲，预防感染等。

2. 调控血压　病人在急性期一般不急于降血压，当血压高于 200/110 mmHg 时，在降颅内压的同时可慎重进行降血压治疗，使血压维持在 180/105 mmHg 左右或略高于发病前水平，降压幅度不宜过大，以免造成脑低灌注。

3. 降低颅内压　颅内压增高是脑出血病人死亡的主要原因，因此，控制脑水肿、降低颅内压是脑出血急性期处理的一个重要环节。常用药物有 20% 甘露醇、甘油果糖、呋塞米（速尿）、七叶皂苷钠等。

4. 止血药物　止血药物在凝血功能障碍时可使用，时间不超过 1 周。

5. 手术治疗　大脑半球出血量在 30 mL 以上和小脑出血量在 10 mL 以上可考虑手术治疗，开颅清除血肿，对破入脑室者可行脑室穿刺引流，也可行经皮颅骨钻孔血肿穿刺抽吸治疗方法。

6. 早期康复治疗　脑出血病情稳定后宜尽早进行康复治疗，多数脑出血病人康复治疗在病后 10～14

天开始进行。有条件的医院应建立卒中单元(stroke unit,SU),将卒中病人收入SU治疗。

【主要护理诊断】

1. 急性意识障碍 与脑出血、脑水肿所致大脑功能受损有关。

2. 清理呼吸道无效 与疾病导致意识障碍、长期卧床有关。

3. 潜在并发症 脑疝、上消化道出血、便秘、误吸。

4. 语言沟通障碍 与脑出血致语言中枢受损有关。

5. 自理能力缺陷 与脑出血所致意识障碍、运动障碍或长期卧床有关。

6. 焦虑 与社交障碍及担心疾病预后、手术等有关。

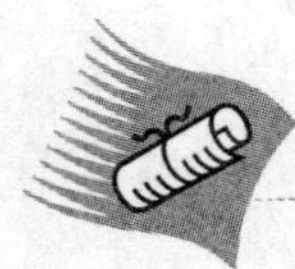

知识链接

失用性综合征

失用性综合征或称运动不足综合征,是指由于长期卧床和制动引起一系列的临床表现和各种并发症,使病情恶化,日常生活能力减退,病人需要部分或完全帮助的一种临床现象。常见于患病或伤残而导致长期卧床、坐轮椅或只能室内生活不能外出的老年人,一旦进入这种状态后果严重,难以摆脱。康复的希望较小,所以要重视各种护理,防止失用性综合征发生。

【护理措施】

(一)一般护理

1. 环境要求 居室环境清洁、安静,空气新鲜,避免一切噪声。特别是发病2周内,减少亲属探望以保持情绪稳定,避免各种不良情绪影响。

2. 休息与活动 治疗时间尽量集中,以利于病人有足够的时间休息和睡眠,急性期应卧床休息2~4周,进食、大小便须在床上进行;在病情稳定后,宜在早期进行康复治疗和锻炼。

3. 饮食护理 发病24 h内,病人颅内压增高所致呕吐、消化功能减退等宜暂时禁食;对意识不清病人遵医嘱行胃管鼻饲;病情稳定期或康复期病人饮食宜清淡,多吃富含蛋白、维生素及粗纤维食品(如鱼肉、鸡肉、蛋、奶、新鲜蔬菜及水果),以保证足够蛋白质的摄入,同时以利防止便秘。高血压病人应控制食盐的摄入,每天少于6 g为宜,戒烟酒。

(二)心理护理

瘫痪病人意识恢复,接受康复治疗时应给予心理疏导。病人由于突然患病卧床,不适应角色转换,丧失生活自理能力,成为家人的负担,自身舒适度改变且担心预后等,会产生恐惧、焦躁、悲观、内疚和失望的复杂心理,护理人员要密切观察病人心理及行为变化,耐心做好心理疏导,及时解除病人各种顾虑,给予其社会关爱和精神支持,稳定病人情绪,鼓励其正确面对未来,配合医护治疗及康复护理,树立战胜疾病的信心。

(三)病情观察

对危重病人应予以心电监测,密切观察病人神志、瞳孔、血压、呼吸、体温、脉搏、血氧饱和度等生命体征的变化;因病人意识不清、躁动不安,所以重点观察各种引流管道有无堵塞、折返、脱落、移位等现象,及时准确记录引流液的性质及量;重点观察输液部位有无渗液、静脉留置针局部皮肤有无感染、受压部位有无褥疮发生,采取约束带病人的四肢皮肤是否有损伤,二便失禁病人肛周皮肤是否破溃,观察用药效果及不良反应。对恢复期的病人观察其心理、行为变化、康复效果等,发现问题及时反馈医生并实施有效护理措施。

(四)对症护理

1. 安全护理 急性期病人意识不清、躁动不安,应加保护床挡,必要时使用约束带。

2. 各种引流管的护理 同脑梗死的护理。

3. 语言沟通障碍护理 同脑梗死的护理。

4. 预防并发症

(1)避免颅内高压 病人予以半坐卧位或床头抬高 15°～30°,以促进脑部血液回流,减轻脑水肿,翻身时动作轻缓,遵医嘱控制液体入量,保持大便通畅等,防止颅内高压诱发脑疝。

(2)预防肺部感染 老年人长期卧床易肺部感染,多翻身拍背、加强营养,增强免疫力。对于痰多不易咳出者,除药物祛痰外,应加强翻身叩背,给予雾化吸入、电动吸痰等措施促进排痰。

(3)防止压疮发生 病人应经常变换体位,每 2～4 h 翻身一次;床铺保持干燥、清洁、平整、柔软;对受压部位及骨骼隆突处,每天早晚用温水(或 50%酒精)擦浴按摩等。

(4)保护关节功能 加强瘫痪肢体护理,保持关节功能位置;加强按摩护理,防止肌萎缩,预防关节挛缩变形。

(5)加强会阴肛周皮肤护理 大小便失禁病人局部皮肤易被尿液、大便长期浸渍而破溃感染,要及时做好局部皮肤清洁、干燥护理。

(五)用药护理

注意观察药物疗效和不良反应,注意特殊药物的用法。脑出血病人常用甘露醇或呋塞米等降颅内压,其中甘露醇给药速度快,要求 30 min 内滴完,避免药液外渗,否则易引起组织坏死;服用降压药物要按时定量,不能随意增减药量,防止血压骤升骤降加重病情;注意止血药物的适应证选择等。

(六)健康教育

1. 疾病知识指导 护理人员针对疾病稳定期或康复期的病人讲解疾病相关知识,提高病人对疾病的认知程度,进而提高病人的自我防范和应对能力,提高其自觉遵医嘱的依从性。如指导病人保持生活规律,饮食合理,运动适度,心情舒畅,自觉戒烟戒酒,控制血压,坚持康复锻炼,防止或降低各种并发症的发生。

2. 告知病人识别病情变化的危险信号 有高血压病史的老年人,一旦出现以下症状:突发头痛并逐渐加重;突发头晕或原有头晕明显加重;突发一侧肢体或头面、舌部短暂性发麻、乏力或活动欠灵活;突发嘴角流水、舌头发硬、咬字不准、吐字不清或突发血压持续升高不降。应立即停止活动,采取正确的防治措施尽快就医。

3. 康复指导 告知病人出院后定期到门诊随访,监测血压血脂等;适当体育活动,如散步,太极拳等。病人病情稳定后一般 7～10 天可进行康复训练(如床上活动、坐位平衡训练、床椅间转移、坐站控制练习、站立练习),对恢复期病人的神经功能、生活质量的提高有益。

(七)偏瘫家庭康复指导

1. 功能锻炼的意义 功能锻炼是偏瘫病人家庭护理的重要措施,功能锻炼可促进瘫痪肢体血液循环和肌肉收缩,有利于患病机体康复。同时,功能锻炼需要循序渐进,持之以恒。

2. 完全性偏瘫阶段 病人采用按摩、推拿和被动活动进行功能锻炼。动作由轻到重,再由重到轻,被动活动不要用力过度,每天数次,每次锻炼 15～30 min。保持瘫痪肢体功能位,肘关节弯曲、腕和手指关节伸直、踝关节保持垂直。

3. 部分功能恢复阶段 这一阶段要继续前一阶段的各项锻炼。帮助病人翻身、起坐、站立锻炼(如站立练习先扶床架、椅背站立,然后徒手站立)、肢体运动锻炼(如上肢的上举、外展、外旋,肘关节、下肢和足的伸屈活动)。

4. 基本恢复阶段 在站立和上肢简单活动的基础上开始练习步行,手精细动作练习和语言功能练习。步行锻炼先在扶持下左右移动身体,两腿轮流负重,继之踏步,逐步过渡到手扶拐杖独自行走。出现划圈步态时,应练习屈膝和提腿动作。上肢锻炼可练习拿碗、汤匙、筷子,穿脱(衣服),编织;打算盘等精细活动。失语者要帮助其进行语言功能恢复锻炼,如采用发音、纸片识字、组词等方式。

(冷育清)

任务十九　老年性精神病病人的护理

案例导入

病人，男，68岁，初中文化，工人，在家属陪同下到医院就诊。家属代诉：病人近2个月昼睡夜醒，醒后屋里吸烟、踱步；进食无规律；有时在街上大小便；不认识亲属，不会计算；说邻居给他下了毒，并偷了他家的东西；曾深夜出走，不认识回家路，被派出所收容，家人领回。病人平素性格多疑，敏感，脾气暴躁，与人交往少；有吸烟、饮酒史；三年前曾患脑梗死，经治疗好转，其他未见异常。其父有糖尿病，其祖母有精神病。

体格检查：体温36.7 ℃，脉搏70次/分，呼吸22次/分，血压110/80 mmHg；意识清楚，自我定向存在，空间定向障碍，存有被害妄想、被窃妄想，情绪不稳，行为紊乱，不知羞耻，智力障碍，无自知力。

辅助检查：头颅CT提示脑梗死，脑轻度萎缩；心电图正常；肝功能、血糖无异常。

临床诊断：

1. 精神病（被害妄想）？
2. 脑梗死。
3. 阿尔茨海默病。

精神病（psychosis）是指患有严重的心理障碍，病人的认识、情感、意志、动作行为等心理活动均可出现持久的明显异常，不能正常学习、工作、生活，动作行为难以被一般人理解，在病态心理的支配下，有自杀或攻击伤害他人的动作行为。

老年精神病及许多精神症状的病人，都伴有脑组织衰老退化的特点。老年期最容易发生急、慢性脑综合征。急性脑综合征的主要症状是意识障碍，常伴有幻觉和神经兴奋，意识障碍多为阵发性或一过性，即发作后很快恢复。慢性脑综合征的主要症状是痴呆，可分为脑血管性痴呆和老年性痴呆两大类。痴呆是不可逆的，呈进行性加重，这两组症候群在各种老年精神病的发病过程中都可不同程度地显现出来。

【病因】

老年期精神障碍是由多种原因造成的，主要有遗传、躯体疾病、心理因素、社会因素等方面，这都可能是导致老年精神异常的重要因素。

（一）生物学因素

1. 遗传　迄今为止，比较公认的是一些精神疾病与遗传因素有肯定的关系，如精神分裂症、情感性精神病、某些神经症的发生，均属于一种多基因遗传疾病。

2. 躯体因素　呼吸系统、内分泌系统、消化系统、神经系统、泌尿系统、结缔组织和血液等系统的疾病，引起机体水和电解质代谢紊乱、组织缺氧、器官衰竭及一系列毒性代谢产物的产生等，导致脑器质性病变，影响脑功能正常进行等，如肝性脑病、肺性脑病、脑膜炎等，均可导致精神障碍。

3. 理化因素　颅脑外伤引起脑组织损伤，也可导致短暂的或迟发而持久的精神障碍。精神活性物质（如镇静药、催眠药、鸦片类物质）的长期应用，以及有毒物质（如一氧化碳、农药中毒）均可影响中枢神经系统导致意识和精神障碍。

（二）社会心理因素

1. 精神应激因素　精神应激是生活中某些事件，引起个体精神紧张和感到难以应付而造成的心理压力。老年群体会面对各种问题，如社会地位失落，子女赡养不理想，处于空巢、失独状况及物质、精神生活条件较差（如长期压抑，不平衡心理）等，可引发精神症状。

2. 其他　社会因素（如环境改变）、个性因素（如性格孤僻、敏感多疑）、机能老化等可导致精神障碍。

【临床表现】

（一）症状

老年人常有多疑、孤独、被遗弃、死亡恐惧、焦虑、抑郁等心理特点。常表现为以下症状。

1. 脑血管病变引起的精神症状 抑郁常见，表现为心情压抑、唉声叹气、情绪低落、缺乏热情和兴趣、进食差、睡眠障碍等。

2. 精神病性的症状 表现为幻听、多疑，怀疑有人害他、财产被人偷窃、配偶有外遇等，考虑可能与老年人记忆障碍有关，常会出现冲动伤人举动。

3. 痴呆症状 表现为记忆障碍，理解、判断、计算障碍，空间定向障碍(如出家门后回不了家)；不知羞耻，行为幼稚，收集废物视为珍宝；睡觉节律改变，昼卧夜出。

4. 情感障碍 大部分老年病人常有无精打采、郁郁寡欢，兴趣下降、有孤独感，自觉悲观和绝望等抑郁情绪，严重者可有自杀倾向，情感反应略显淡漠或迟钝。也有病人有突出的焦虑烦躁症状，也有表现为敌意和易激惹。

(二)体征

无明显异常，随疾病进展可出现躯体疾病的体征。

【辅助检查】

(一)脑电图检查

老年脑器质性疾病病人、精神障碍病人脑电图异常率较高；老年精神分裂症及情感性精神病病人脑电图没有特殊异常变化。

(二)颅脑CT检查

部分病人有脑室扩大、额叶变小、脑沟增宽、小脑萎缩等症状。

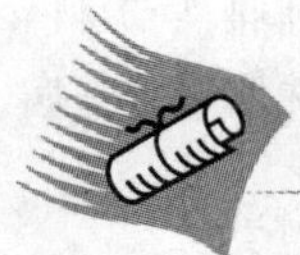

知识链接

中国精神疾病诊断与分类标准(CCMD-Ⅲ)

中国精神疾病诊断与分类标准(CCMD-Ⅲ)将精神疾病分为以下十大类：

(1)器质性精神障碍(包括症状性精神障碍)；

(2)精神活性物质或非成瘾物质所致精神障碍；

(3)精神分裂症和其他精神性障碍；

(4)心境障碍(情感性精神障碍)；

(5)癔症、应激相关障碍、神经症；

(6)心理因素相关生理障碍；

(7)人格障碍、习惯与冲动控制障碍、性心理障碍；

(8)精神发育迟滞；

(9)童年和少年的多动障碍；

(10)其他精神障碍。

【治疗要点】

(一)一般治疗

1. 轻症病人 对于此类病人应加强心理支持和行为指导，使病人尽可能地保持生活自理和人际交往能力。

2. 重症病人 重症病人常因进食障碍出现营养失调、电解质紊乱，应注意加强饮食护理，给予病人富含营养的食物。对厌食者，从小剂量开始，逐步增量，采取液体、半流食、软食、普食过渡；对拒绝进食者，给予鼻饲喂食；防止水、电解质、酸碱平衡紊乱；并预防各种并发症发生。

(二)对症处理

1. 失眠、情绪激动、焦虑的病人 使用抗焦虑药，如安定、利眠宁、硝基安定、舒乐安定等。

2. 抑郁情绪明显的病人 使用三环抗抑郁药，如多塞平、氯丙咪嗪、阿米替林等。新型抗抑郁剂包括选择性 5-HT 再摄取抑制剂(SSRI)，如氟西汀、帕罗西汀、舍曲林、氟伏沙明、西酞普兰等。

3. 兴奋及妄想病人 可选用甲硫哒嗪或奋乃静，需合理使用，注意掌握剂量。

4. 改善认知功能 选用促进脑代谢药，如吡乙酰胺、吡硫醇、肌苷、三磷酸腺苷等；改善脑血循环的药，如西比灵、尼莫地平及大量维生素等。

【主要护理诊断】

1. 有自杀的危险 与情绪低落、孤独、有被遗弃感有关。

2. 有受伤的危险 与神志不清、走路不稳、遗忘、误食或意外等有关。

3. 自理能力缺陷 与病人认知能力丧失有关。

4. 焦虑 与健康状况改变及精神症状有关。

5. 营养失调，低于机体需要量 与进食不规律、食欲减退等有关。

6. 睡眠型态紊乱 与幻觉、妄想等因素有关。

7. 社会功能障碍 与不能正确地自我评价和孤独、缺乏人际沟通有关。

【护理措施】

(一)一般护理

1. 环境要求 创造安静、舒适的休养环境，室内光线柔和，地面平坦，空气新鲜流通。

2. 休息与活动 很多老年精神病病人都会出现睡眠障碍的情况，原因是多方面的，如兴奋、躁动、紧张、恐惧、焦虑情绪的影响，以及身体不适或环境因素等，均可影响病人睡眠。护理人员要根据病人睡眠障碍的原因及表现进行护理。护理人员应指导病人养成按时睡眠的习惯，夜晚睡前禁饮浓茶、咖啡等饮料，避免进行刺激性的娱乐和谈心活动。根据病情安排病室，以免互相干扰，晚间人睡前用温水洗脚，兴奋病人睡前给予药物辅助入睡等。

3. 饮食护理 在老年精神病病人中，饮食障碍是多种多样的，既有因症状的支配而暴饮暴食或拒食，也有挑食、厌食，吞咽困难或噎食等，因此，要评估不同情况进行有效护理，特别是对服用抗精神病药产生锥体外系副作用的病人，防止噎食发生。对年老体弱或因药物副反应进食困难的老年精神病病人，应给以半流或流质饮食；对暴饮暴食的病人，要限制其进食量，并密切观察病人进食情况；对拒食的病人，做好耐心的解释工作，打消病人的顾虑；为病人挑选营养丰富、柔软、易消化的饮食，注意食物的色、香、味，以促进食欲。

(二)心理护理

心理护理对老年精神病病人非常重要，尤其对那些精神异常、情感障碍较重病人，恰当的心理护理，可明显改善病人的病态情感反应。护理人员应态度和蔼，语言亲切，尊重爱护病人，建立良好的护患关系。对躁动的病人，护理人员要充满爱心、耐心，避免刺激病人；对情绪抑郁的老年精神病人，要做好心理疏导工作，耐心与病人交谈，减轻病人的焦虑情绪；对拒食的病人，应找出病人拒食的原因，采取不同的心理护理；对于有自杀企图的老年精神病病人，护理人员要帮助其树立生活的信心和勇气，并根据病人的爱好，利用工娱治疗，转移病人注意力，增强病人的信心。

(三)病情观察

老年精神病病人的精神表现及躯体症状主要依靠临床观察协助诊断，所以，护理人员要密切关注病人心理、行为及行动的变化；观察意识及生命体征的变化；观察各种症状及异常的表现。善于从病人异常的表情、行为中发现诊断治疗的依据，及时反馈医师，并对病人的治疗、护理等做出预见性的评估。

(四)对症护理

1. 安全护理 评估病人可能受伤的危险因素，采取以下护理措施：禁止病人单独活动；防止病人因智力障碍而产生错误判断、分析，做出危险的应对行动；对抑郁情绪的老年精神病病人，实行 24 h 监护，严格交接班，防止其自杀；对精神运动性兴奋或意识障碍等的病人，因其有突然的冲动性攻击行为，要做好双向防护，既照顾好病人不出意外，也需做好自身防护，治疗和护理时尽可能地不单独与病人接触。

2. 基础护理 因病人自知力、定向力等不完整，生活自理能力下降，应做好皮肤、头发、口腔、指(趾)

甲、大小便、约束带、床单位等方面的护理，防止并发症发生，积极配合医生给予支持性的护理。

（五）用药护理

病人因思维障碍、智力不完整，口服药物不一定主动配合，护理人员应注意以下几点：首先，保证病人确实服药；其次，准确给药，护理人员要认真查对医嘱，做到及时核对用药剂量的增减，发药精准无误；最后，观察病人用药后的疗效及不良反应，因为病人不会准确表述自我感受，应在第一时间发现异常信息及时反馈医师。

（六）健康教育

1. 疾病知识指导 向病人或家属介绍精神疾病的相关知识，指导病人或家属，视疾病情况可适当参加一些劳动，注意劳逸结合。为保证晚间睡眠，病人睡前不做易兴奋的活动，不饮咖啡、浓茶等。指导病人家属理解病人的病态行为，不要惩罚他们的病态行为，给予其家庭的亲情关爱。对重度精神病病人指导病人家属防止病人突发意外，如出走、噎食、暴力、自杀等。

2. 精神病复发的先兆 指导病人家属识别精神病复发的先兆，如自知力动摇、睡眠障碍、生活能力减退、情绪不稳定、躯体不适、精神症状再现。

3. 避免复发 护理人员应指导病人坚持服药；正确处理各种心理应激；识别复发的“预警症状”；采取有效便利的求助策略；保持良好的社会角色；避免使用精神活性物质，如酒精、毒品等。

4. 出院指导 病人应遵照医嘱坚持服药、定期复查，服药期间监测肝功能、肾功能；适时进行家庭个人卫生整理及简单家务能力训练；适当参加社会老年活动，恢复社会交往能力。

（冷育清）

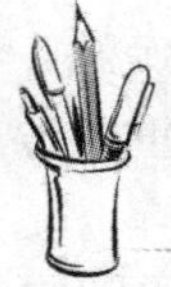

项目小结

睡眠呼吸暂停低通气综合征是由于增龄、肥胖、中枢神经肌肉疾病、咽喉部疾病等导致的低通气综合征；主要表现为睡眠中打鼾、呼吸暂停、憋醒后嗜睡、头痛乏力、高血压、烦躁伴记忆力减退等神经精神症状；多导睡眠图是诊断本病的首选标准；治疗措施为改善生活行为、氧疗、呼吸机通气治疗、药物治疗、手术治疗等，护理以饮食护理、对症护理、用药护理为主。

慢性阻塞性肺疾病是一组气流受限的肺部疾病，与慢性支气管炎及肺气肿密切相关，感染、吸烟、气候变化、老化等是老年性慢性阻塞性肺疾病主要病因，主要表现为咳嗽、咳痰、气短、呼吸困难等，治疗主要为控制感染、祛痰、止喘、氧疗等，护理重点为家庭氧疗、饮食护理、对症护理、呼吸功能锻炼等。

老年人心绞痛和心肌梗死是老年冠心病最常见的类型，发病相关危险因素同中青年人，但高血压是老年人冠心病最主要的独立危险因素；老年人心绞痛与心肌梗死诱因、疼痛部位等不明显，心肌梗死可以发热、呼吸困难、腹痛、休克、心力衰竭等为首发症状；心电图检查可见 S-T 段改变、T 波变化；血肌酸激酶及同工酶峰值出现时间及消退时间较晚；治疗立即予以休息、给氧、镇痛，改善冠脉循环，心肌梗死时以“尽早溶栓、冠脉介入再通”为首要措施，抗休克、纠正心律失常、治疗心力衰竭等对症处理，护理注意休息、给氧、镇痛处理，避免饮食因素影响，密切观察病情变化，对症护理，加强用药护理。

老年高血压主要因为大动脉血管壁粥样硬化、血管壁弹性减退、交感活性减弱所致；表现为收缩压升高，血压变化大、症状少、并发症多；治疗主要是对不良生活方式的干预及六类常用药物的使用；护理时应加强生活指导、用药护理。

老年糖尿病多为 2 型糖尿病，主要与老化、遗传、环境等因素有关，老年人“三多一少”症状不典型，以非特异性症状为首发症状；老年糖尿病并发症分为高渗性非酮症昏迷等急性并发症和心脑血管、神经病变等慢性并发症，还有老年糖尿病特殊表现，如肩关节疼痛、糖尿病肌病、足部大泡等；实验室检查主要是血糖检测为主、也可监测尿糖、口服糖耐量试验，糖化血红蛋白检测等；治疗方案主要为“五驾马车”；护理加强糖尿病病人饮食护理、运动指导，指导病人及家属监测血糖、用药护理、健康教育。

骨质疏松症是一种多因素所致的慢性系统性骨病，其特征是骨量下降和骨的微细结构破坏，常因轻微的创伤而骨折或自发性骨折；分原发性和继发性两类，原发的骨质疏松症又分为Ⅰ型和Ⅱ型，老年性骨质疏松症属于Ⅱ型原发性骨质疏松症，临床表现以慢性疼痛为主，典型体征为身高缩短和驼背；治疗多以补充钙剂、调节激素水平为主；护理要点多以饮食护理、功能锻炼及预防为主。

良性前列腺增生是由于老年人性激素代谢障碍导致的不同程度腺体和(或)纤维、肌肉组织增生而造成前列腺体积增大、正常结构破坏并引起一系列功能障碍的疾病。主要症状为尿频、夜尿增多、排尿困难。主要检查项目有肾功能、PSA 测定、尿路 X 线检查、B 超检查、膀胱镜检查等。临床治疗以药物和手术治疗为主，如 α 肾上腺受体阻滞剂(如特拉唑嗪等)、植物制剂(如舍尼通等)、中成药制剂(如前列康、前列通等)。手术方式主要有经尿道前列腺电切除术、开放手术及微创手术等。主要护理要点为对急性尿潴留、术后、会阴部皮肤做好护理，配合饮食护理、生活指导等。

退行性骨关节病是一种关节软骨退行性变化，引起关节软骨完整性破坏及关节边缘软骨下骨板病变，继而导致一系列症状和体征的慢性关节疾病。病因尚不清楚，目前考虑与年龄、肥胖、机械性磨损、气候、性别、遗传、免疫等因素有关。主要临床表现有关节疼痛、活动功能障碍、肿胀、畸形等。阳性检查手段依赖于 X 线、CT、核磁 MRI 等。治疗措施早期以理疗、口服药物、关节腔注射及局部贴膏药为主，严重时考虑手术。护理要点为休息与活动结合、饮食护理、缓解疼痛、功能锻炼等。

颈椎病是由于颈椎长期劳损、骨质增生、椎间盘脱出、韧带增厚等原因导致颈椎脊髓、神经根或椎动脉受压，颈椎动脉血流受阻，所引起的一系列症状和体征，主要表现为头、颈、肩、背、手臂酸痛等。病情较轻者予以颈椎制动、牵引、按摩、理疗、外敷药物等保守治疗，较重者行手术治疗，护理要点为对症护理、颈部功能锻炼、饮食护理及预防为主。

老年腰椎病是指由脊柱及脊柱周围软组织急慢性损伤或腰椎间盘退变、腰椎骨质增生等原因引起，在临床上表现为以腰痛、腰部活动受限和腰腿痛为主要症状的一组疾病。辅助检查以影像学为主。治疗要点为解热镇痛、封闭疗法、按摩推拿、牵引、针灸、电疗、拔罐等，严重时考虑手术。护理要点为休息与活动合理、饮食护理、缓解疼痛、功能康复锻炼等。

老年性白内障是后天性白内障中最常见的一种，主要症状是眼前阴影和渐进性、无痛性视力减退。常为双侧发病，女性多于男性，多发生于 50 岁以上的老年人。病因与紫外线照射、内分泌紊乱、外界的温度、缺氧、维生素缺乏、衰老、遗传等因素有关。治疗要点以药物控制，手术治疗为主。护理要点包括饮食护理、心理护理、对症护理及康复指导等。

青光眼是一组以老年人眼压病理性增高、视神经凹陷萎缩和视野缺损为共同特点的眼科常见病。临床分四型，老年人以原发性青光眼多见，原发性青光眼又分闭角型青光眼和开角型青光眼两种类型。普遍认为青光眼可能与眼压升高、年龄、遗传、基础病变等有关；临床主要表现为患侧眼胀、头痛、虹视现象伴视力骤降、视野严重缺损；主要检查手段有暗室检查、视野检查等。治疗要点为药物治疗、手术疗法。护理要点为休息与合理活动、饮食护理、对症护理、用药护理、术后护理等。

老视又称老花眼，是指随着机体年龄增长，晶状体逐渐硬化，弹性下降，睫状肌功能变弱，眼的调节力减退，而出现视近困难的一种生理现象。多从 45 岁左右开始。主要原因是由于年龄增长造成眼晶状体弹性减弱，眼调节力下降；检查手段是通过视力检查和验光；处理措施为佩戴眼镜矫正和手术。护理要点为指导病人做好眼部保健。

老年性耳聋是指随着年龄增加，逐渐发生的进行性、不可逆的由高频向低频缓慢进行的双侧对称性耳聋的一种老年性疾病，重者可致全聋。临床症状为耳聋、重振、伴或不伴有耳鸣现象等；检查手段主要依赖听力学测试；治疗要点主要是辅助药物治疗及佩戴助听器。护理要点为做好饮食护理、对症护理及助听器的使用、指导病人改善内耳循环保健等。

老年痴呆症是一种以进行性认知功能障碍和行为损害为特征的中枢神经系统退行性病变。病因主要是遗传、神经递质改变、铝的摄入、感染、神经纤维缠结和老年斑的形成等，临床表现为记忆障碍、语言障碍、思维障碍、人格和行为改变等。对于老年痴呆症的治疗，尚无特效药，主要是改善脑循环类和胆碱酯酶抑制类药物；护理方面应加强生活护理、安全护理、对症护理及健康教育。

帕金森病主要是由于中脑黑质多巴胺能神经元变性死亡，纹状体 DA 含量显著减少而致，以静止性震颤、肌强直、运动迟缓和体位不稳为主要临床特征。确切病因目前仍不清楚，可能与遗传、环境、年龄老化、氧化应激等因素有关。辅助检查主要有 CT 及功能显像；治疗要点以药物、手术及康复锻炼为主；护理要点为饮食护理、对症护理、康复锻炼等。

脑梗死是指各种原因所致脑部血液供应障碍，导致脑组织缺血、缺氧性坏死，出现相应神经功能缺损的一类临床综合征。其临床表现为脑梗前有短暂的头晕、麻木、乏力、意识丧失等脑缺血的症状，随后出现肢体麻木、活动障碍等症状，不同脑血管闭塞的临床特点及特殊类型的脑梗死。常见并发症有心肌缺血、肺部感染、尿路感染、肾功能不全、压疮、关节挛缩等；辅助检查主要有影像学的脑 CT 和 MRI；治疗方法主要为对症治疗，包括维持生命体征和处理并发症；超早期溶栓治疗、抗血小板治疗、抗凝治疗、血管内治疗、细胞保护治疗和外科治疗。护理要点为饮食护理、对症护理及康复护理等。

脑出血是指非外伤性脑实质内血管破裂引起的出血，主要表现为意识障碍、肢体偏瘫、失语等神经系统损害的严重脑部并发症，最常见的病因是高血压、脑动脉硬化等，情绪激动、不良生活习惯等是其发病诱发因素。治疗要点有一般治疗（如卧床休息、保持呼吸道通畅、吸氧等）、调控血压、降低颅内及外科手术等；护理重点是密切观察意识及生命体征、保持呼吸道通畅、饮食护理、心理护理及康复护理等。

老年精神病是指严重的心理障碍，病人的认识、情感、意志、动作行为等心理活动均可出现持久的明显的异常，带有脑衰老退化及多疑、孤独、有被遗弃感等心理特点。没有明显的阳性体征，治疗要点为药物控制，护理主要是加强饮食生活护理、安全护理等。

（周立平、冷育清）

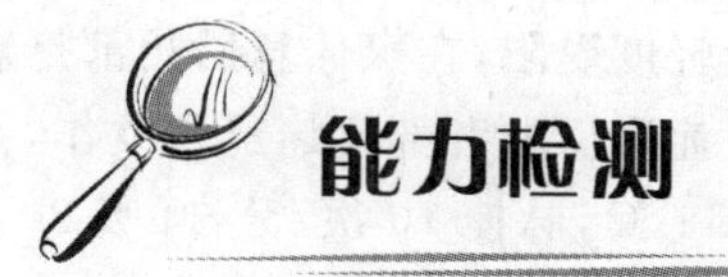

能力检测

一、案例分析

1. 病人，男，66 岁，早上醒来头痛、整天困倦。嗜睡 3 年，3 年来晨起头痛，头脑昏沉，睡眠中时有打鼾，常憋醒，再入睡则睡不醒，要家人喊上十几分钟才会醒，记忆力明显下降。增加睡眠时间后无改善，睡久了病情更严重。脑 CT、心肺、血常规等常规检查正常。既往有鼻中隔肥大偏曲。

案例分析任务：

（1）病人可能患什么疾病？如何确诊？首选治疗方法是什么？

（2）怎样指导病人改善呼吸？

2. 病人，男，66 岁，退休工人。病人因间断咳嗽、咳痰、喘息十余年，加重 4 天，于 2013 年 5 月 15 日收住呼吸科。入院查体：体温 38.7 ℃，心率 88 次/分，呼吸 24 次/分，血压 130/90 mmHg。精神差，呼吸急促，桶状胸，双肺呼吸音减弱，伴少许湿性啰音。无药物过敏史。

案例分析任务：

（1）病人目前的初步医疗诊断是什么？

（2）还需要哪些检查进一步确诊？

（3）怎样对病人进行对症护理？

3. 病人，女，56 岁，因反复活动后心悸、胸闷 2 年余，再发作加重伴胸痛 2 h 入院。既往有“高血压病”，血压最高达 180/100 mmHg，无药物过敏史。体格检查：体温 36 ℃，心率 62 次/分，呼吸 20 次/分，血压 102/70 mmHg。神志清，平卧位，口唇无发绀，颈静脉充盈，双肺呼吸音清，未闻及干湿性啰音，律齐，无杂音；腹软，胸骨中下段痛、无反跳痛，双下肢无浮肿。入院动态心电图示：$V_1 \sim V_3$ 导联 ST 段弓背向下移，T 波倒置。

案例任务分析：

（1）该病人可能的医疗诊断是什么？

(2)病人首优护理诊断是什么?

(3)病人疼痛时应如何护理?

4.病人,男,63岁,因头晕1年入院。体格检查:体温36.7℃,脉搏76次/分,呼吸20次/分,血压160/94 mmHg。神清,颈静脉无充盈,双肺未闻及干湿性啰音,律齐,无杂音,腹软,无压痛及反跳痛,双下肢无水肿。辅助检查:血常规、肾功能正常;电解质:血钾3.33 mmol/L;ECG正常。胸片+颈椎片:两肺未见明显病变。

案例分析任务:

(1)病人目前考虑什么疾病?

(2)如何指导病人饮食?

(3)怎样为病人选择药物?

5.病人,男,78岁,体重71 kg,身高165 cm,3个月前发现血糖升高,伴口干、多饮,体重下降3 kg,诊断为“2型糖尿病”,于10天前开始服用二甲双胍和降糖胶囊,口干、多饮症状缓解,监测空腹及餐后2 h血糖仍偏高。既往有“前列腺炎、冠心病、无症状性心肌缺血型、高血压病(3级,极高危)”病史,有四环素、土霉素、磺胺类、青霉素及油漆过敏史。体格检查:体温37.2℃,脉搏62次/分,呼吸20次/分,血压140/64 mmHg。神清,双肺未闻及干湿性啰音,律齐,腹平软,双下肢无水肿。

案例分析任务:

(1)病人目前存在的主要护理问题有哪些?

(2)请指导病人制订一份饮食计划。

(3)病人可能出现哪些并发症?

6.病人,男,80岁,因摔伤后腰背部疼痛伴双下肢活动受限1天就诊。病人诉1天前行走不慎摔倒地上,伤后自觉下腰部明显疼痛,双下肢行走轻度受限,在家休息后腰部疼痛无明显好转。既往30年前曾因慢性腰背部疼痛,确诊为“原发性骨质疏松症”,后腰背部疼痛经常发作,曾发生腰椎轻度压缩性骨折2次,均经保守治疗后好转。体格检查:体温36.8℃,脉搏76次/分,呼吸20次/分,血压150/100 mmHg。胸腰段明显左侧弯畸形,局部双侧椎旁轻度触痛,以腰3椎体周围为主,双下肢无感觉、运动障碍,直腿抬高试验阴性,余未见明显异常。辅助检查:腰椎X线片示胸腰段左侧弯畸形,腰1～3椎体轻度压缩,胸12～腰5各椎体高度均不同程度丢失,各椎体周围退行性变化明显。腰椎MRI提示胸腰段左侧弯畸形,腰1～3椎体轻度压缩,腰3椎体呈长T_1长T_2信号改变,胸12～腰5各椎体高度均不同程度丢失。

案例分析任务:

(1)病人目前的初步医疗诊断是什么?

(2)病人还需要哪些检查进一步确诊?

(3)怎样对病人进行对症护理?

7.病人,男,66岁,因尿频,夜尿增多6年,加重伴排尿困难1年收住院。体格检查:体温36.2℃,心率88次/分,呼吸24次/分,血压130/90 mmHg,心肺未见异常。腹平坦,双肾区未触及肿物,无叩击痛,输尿管走行区无压痛,下腹膨隆,无压痛,膀胱区叩浊音。直肠指检:前列腺Ⅱ度增大,中央沟变浅,质韧,无压痛,未触及结节,肛门括约肌肌力正常。

案例分析任务:

(1)病人目前的初步医疗诊断是什么?

(2)病人还需要哪些检查进一步确诊?

(3)怎样对病人进行对症护理?

8.病人,男,66岁,因腰部疼痛间断性发作2年,加重2天就诊。病人于2年前开始出现下腰部疼痛不适,多于久坐后或干活时发作,但症状较轻,一直未就诊;本次2天前在家中干活后再次出现腰部疼痛不适,经卧床休息无明显好转。体格检查:脊柱双侧对称,无明显畸形或侧弯,腰3～腰5左侧椎旁触痛阳性,左侧椎旁肌明显痉挛,未引出向双下肢的放射性疼痛,双下肢直腿抬高试验阴性,余未见明显异常。辅助检查:X线提示腰段脊柱曲度变直,腰3～腰5椎体周围骨赘形成明显,腰4～腰5椎间隙轻度变窄。

案例分析任务:

(1)病人目前的初步医疗诊断是什么?

(2)病人还需要哪些检查进一步确诊?

(3)怎样对病人进行对症护理?

9.病人,男,66岁,后颈部疼痛伴右前臂放射性痛5个月余,就诊于骨科门诊。体格检查:颈部双侧对称,生理曲度变直,颈双侧椎旁肌明显痉挛,触痛阳性,以颈4～6椎旁明显,按压时可引出向右前臂外侧的放射痛,颈椎活动轻度受限,右侧臂丛牵拉试验(+),压颈试验(+),双膝腱反射正常,双侧 Hoffmann 征(一)、Babinski 征(一)。辅助检查:颈椎X片提示颈椎曲度变直,颈4～6椎间隙轻度狭窄,椎体右侧缘、后缘可见骨赘形成。

案例分析任务:

(1)病人目前的初步医疗诊断是什么?

(2)病人还需要哪些检查进一步确诊?

(3)怎样对病人进行对症护理?

10.病人,男,60岁,因腰腿疼痛反复发作8年余,加重伴右下肢放射痛6天就诊。病人诉8年前开始出现下腰部闷痛不适感,多在久坐或弯腰后发作,呈间断性发作,并逐渐加重;6天前因长途旅行后,渐感腰部疼痛较前明显加重,弯腰活动时出现腰部向右下肢外侧的放射性疼痛,自行在家卧床休息6天,无明显好转。体格检查:体温36.1℃,脉搏76次/分,呼吸18次/分,血压135/88 mmHg,腰部脊柱双侧对称,无明显畸形或侧弯,腰4～骶1右侧触痛明显,按压椎旁可引出向右下肢外侧的放射性疼痛,右下肢直腿抬高试验阳性,抬高角度约40°,余未见明显异常。辅助检查:腰椎X线检查提示腰5～骶1椎体周围骨赘形成明显,腰4、5椎间隙变窄。

案例分析任务:

(1)病人目前的初步医疗诊断是什么?

(2)病人还需要哪些检查进一步确诊?

(3)怎样对病人进行对症护理?

11.李某,女,70岁,主诉:近5年来右眼视力逐渐下降,近半年加重,分辨手指困难,而且左眼视力也有所下降。病人目前尚能照顾自己,但非常担心失明,害怕手术。体格检查:右眼视力:指数/20 cm,左眼视力0.2。右眼晶体呈乳白色混浊,左眼晶体部分混浊,其他正常。

案例分析任务:

(1)病人目前的初步医疗诊断是什么?

(2)病人还需要哪些检查进一步确诊?

(3)怎样对病人进行对症护理?

12.刘某,女,72岁,因头痛、恶心、呕吐2天来院就诊。先就诊神经内科,头颅CT检查未见异常,予以镇痛、止呕治疗,症状稍缓解,今诉右眼视物不清。

案例分析任务:

(1)病人目前的初步医疗诊断是什么?

(2)病人还需要哪些检查进一步确诊?

(3)怎样对病人进行对症护理?

13.病人,男,61岁,退休工人。病人诉日常戴眼镜,视物清晰,当阅读时摘掉眼镜后方能看清。体格检查:矫正视力右眼为1.0,左眼为1.0,外延及眼底检查均正常。屈光检查:右眼为－3.00D,左眼为－3.00D,全身查体无异常。

案例分析任务:

(1)病人目前可能出现了什么变化?

(2)怎样对病人进行保健指导?

14.病人,男,66岁,退休工人,因双耳渐进性听力减退伴耳鸣5年就诊。体格检查:体温38.7℃,心率88次/分,呼吸24次/分,血压130/90 mmHg,耳郭无畸形,双外耳道通畅,鼓膜完整,标志清晰。既往病史:高血压10年,无中耳流脓病史。

案例分析任务：

(1)病人目前的初步医疗诊断是什么？

(2)病人还需要哪些检查确诊？

(3)怎样指导病人佩戴助听器？

15.病人，男性，75 岁，退休工人。因健忘、言语重复、啰嗦，家人难以照顾而入院。病人于 3 年前开始出现健忘，经常丢三落四，刚看完的书又要找这本书看，言语多、重复。常无故发脾气，近半年来病情加重，有事外出找不到回家的路，自己的东西刚放下就找不到，有时怀疑家中进了小偷，生活懒散，不修边幅，自理能力差，昼睡夜醒，家人劝说无效送入院。体格检查：体温 36.2 ℃，脉搏 74 次/分，呼吸 18 次/分，血压 130/100 mmHg，神志不清，定向障碍，智力障碍，无自知力。

案例分析任务：

(1)病人目前的初步医疗诊断是什么？

(2)病人存在哪些护理诊断？

(3)为防止病人受伤，可对病人采取哪些安全护理措施？

16.病人，男，70 岁，右上肢不自主震颤 6 年，加重伴行动迟缓 2 年。病人 6 年前无明显诱因出现右上肢震颤，表现为右手不自主搓丸样震颤，静止时明显，持物或睡眠时消失，逐渐发展至左侧上肢。2 年前双侧肢体震颤加重，且伴有行动迟缓，行走时小碎步。既往高血压病史。体格检查：体温 36.9 ℃，脉搏 74 次/分，呼吸 18 次/分，血压 130/95 mmHg，神清语利，面具脸，慌张步态，颅神经检查未见异常，双手静止性不自主震颤，四肢肌力 5 级，肌张力齿轮样增高，双侧病理征阴性，感觉系统检查未见异常，后拉试验（+）。

案例分析任务：

(1)病人目前的初步医疗诊断是什么？

(2)此病有哪些特征性临床表现？

(3)怎样对该病人指导用药？

17.病人，程某，男性，55 岁，汉族。主诉：右侧肢体无力 3 天。现病史：病人 3 天前无明显诱因出现右侧肢体无力、麻木、行走步态不稳遂来医院就诊。神志清楚，精神欠佳，无晕厥，无大小便失禁。既往史：有高血压病史 1 年余，血压最高为 180/100 mmHg，有脑梗死病史半年，无糖尿病、冠心病史，无过敏史，否认家族遗传病史。体格检查：体温 36.4 ℃、心率 88 次/分、呼吸 22 次/分、血压 140/100 mmHg，SPO_2 98%，血糖 5.1 mmol/L，神清语利，颅神经检查未见异常。右侧肢体肌力 4 级，肌张力正常，右侧病理征阳性。辅助检查：血总胆固醇 8.65 mmol/L↑，纤维蛋白原 4.92 g/L↑。影像学检查：次日 CT 所见脑桥及右侧基底节区见点状密度影，幕下小脑及脑干无明显异常。

案例分析任务：

(1)病人目前的初步医疗诊断是什么？

(2)怎样降低颅内压？

(3)如何协助病人进行肢体护理？

18.病人，男，42 岁，主因言语不利、流涎 12 h、意识不清 3 h 就诊。病人 12 h 前无明显诱因感言语不利、流涎，3 h 前突感头痛头晕，随即意识丧失，伴有四肢抽搐、小便失禁。约 5 min 后四肢抽搐停止，恶心呕吐 3 次均为胃内容物，急送我院。既往有高血压病史 2 年。体格检查：昏迷状态，GCS 评分 6～7 分，不言语、不睁眼，刺激后右侧肢体有收缩，双侧瞳孔等大等圆，对光反射迟钝，左侧鼻唇沟浅，颈项强直，左侧肢体肌张力增高，无自主活动，右侧肢体可见轻微自主活动。左 Babinski 征（+），右 Babinski 征（±），左 Hoffmann 征（+），右 Hoffmann 征（－）。辅助检查：急查头颅 CT 提示右侧基底节区高密度血肿影，周围水肿，右侧侧脑室移位，血肿破入第三脑室、第四脑室及双侧侧脑室。

案例分析任务：

(1)病人目前的初步医疗诊断是什么？

(2)病人可能出现哪些并发症？

(3)如何对病人进行康复护理？

19.病人,男,65岁,退休干部,主因睡眠差、耳闻人语、疑被人害、怀疑老伴有外遇20天入院。病人退休后性格发生了改变,近期经常出现自言自语;认为有人在菜中下了毒,每天只吃米饭和馒头,不吃菜,不喝水;怀疑老伴跟小区一个老头好上了,有不正当的男女关系,每天老伴出门都要跟踪监视,回来还要翻看衣服,家中无法管理,送医院住院治疗。精神检查:意识清楚,定向力完整,衣着整洁,接触被动,存有言语性幻听,有被害妄想、嫉妒妄想,情绪不稳,不承认有病,行为冲动。入院后病人拒药、拒食,给予氟哌啶醇肌注、维思通口服液治疗,半个月后病情好转。

案例分析任务:

(1)病人目前的医疗诊断是什么?

(2)病人有哪些护理诊断?

(3)主要护理措施有哪些?

(周立平、冷育清)

项目九

老年人临终关怀护理

1. 掌握临终老年人的心理、生理变化及护理措施。
2. 熟悉临终关怀与死亡的概念、分期及死亡老年人的身体护理。
3. 了解国内外临终关怀的发展。

案例导入

李某，男，78岁，高血压病25年，5年前发生脑出血留下右半身偏瘫、口齿不清、吞咽困难等后遗症。半年前因胸痛、咳嗽、高热入院，经检查诊断为肺癌并发脑转移，采取姑息治疗。现病人诉胸腹部疼痛入院。

体格检查：极度消瘦，两侧瞳孔不等大，大小便失禁。体温38.7 ℃，脉搏90次/分，呼吸22次/分，血压180/106 mmHg。

辅助检查：血常规示白细胞总数19×10^9/L，中性粒细胞比例为79%。MRI检查显示脑部6个转移灶，胸部透视提示两侧肺下部感染。

对症治疗：止痛、抗炎治疗后，病人疼痛有一定程度缓解。

案例分析任务：

1. 病人的主要健康问题有哪些？
2. 如何为病人采取相应的护理措施？
3. 如何对病人家属进行健康指导和提供有效的帮助？

任务一　临终关怀概述

临终关怀又称善终服务、安宁照护，是一种特殊的卫生保健服务，也是医疗健康服务体系中重要的组成部分之一。随着我国老龄化步伐的加快，经济生活水平的提高，医疗科技水平与人文关怀的发展，社会对临终关怀的需求愈加突显。加快老年人临终关怀护理的实施与发展，满足人们不断增长的卫生服务需求，是老年护理学的重要任务之一。

一、临终关怀的概念与意义

（一）临终关怀的概念

临终关怀（hospice care）是指对临终病人及家属提供的一种全面的医疗照护，使临终病人的生命质量提高，能够舒适、无痛苦、有尊严地度过生命的最后旅程，使临终病人家属得到心理关怀与慰藉，从而减轻精神压力。临终关怀是从生理、心理、社会及环境等方面，全方位提供的服务，涉及多学科、多专业的协作与配合，是一项正处于发展中的卫生保健服务事业。随着人们对人性、疾病、尊严等的深入理解与认识，其内涵与外延将不断拓展。

(二)临终关怀的意义

随着我国老龄化人口的快速增长,家庭规模的小型化,老年人的照护特别是临终关怀服务的需求更为普遍,且不断增长。社会文明的发展使得人们对生活质量的追求以及对有尊严死亡的愿望更加强烈。因此,发展老年人临终关怀事业,具有重要的意义。

1. 减轻痛苦,提高临终老年人生存质量 对临终老年人提供临终关怀服务主要从减轻痛苦、提高其生命质量考虑,强调"舒缓疗护",不把延长临终老年人的生命作为重点,而是着重强调为临终老年人提供身心舒适的照料,尽量满足其各种生理、心理需求,减少恐惧、痛苦,提高生命质量,使其平静、安宁、舒适地走完人生的最后里程。

2. 维护尊严,实现临终老年人善终愿望 人对尊严的渴求与生俱来,即使生命到了终点,尊严仍然是人的重要需求。现代社会较多的临终老年人在生命的最后时刻,身上常常插满各种管道,身体极度衰弱,床边心电监护仪上时刻显示着临终老人的生理指标。躯体因素、精神因素、社会经济因素等,常使临终老年人内心充满了对死亡的恐惧和无助。临终关怀则通过姑息治疗、护理与心理疏导,为临终老年人提供心理上的关怀与安慰,保持老年人的体貌,维护老年人的自主性、自尊和他尊,使其不因死亡来临而自卑,实现善终的愿望。

3. 优化资源,促进医疗卫生资源的公平分配 临终关怀的重点不是治疗,不追求可能给病人增添痛苦或无意义的治疗。对于那些濒危且救治无效的病人,医护人员应以娴熟的技术和良好的服务来控制病人的症状,用舒适的照顾来替代卫生资源的消耗,可以减少不必要的医疗费用,节省家庭开支,且可将有限的医疗卫生资源用到更需要、更有应用价值的地方,这样既提高了卫生资源的使用效率和价值,又促进了卫生资源的公平分配。

4. 协助家属,解决老年人家庭照护困难 临终关怀不仅是临终老年人自身的需要,同时也是其子女和家属的需要。现代社会的家庭中普遍是独生子女,一些临终老年人今后将只有一个子女照顾,而现代生活节奏的增快及工作压力的增加,使得很多临终老年人的照顾存在困难。临终关怀可以解决临终老年人家庭照护困难,将家庭成员的工作转移到社会,满足老年人临终前得到照顾的需求。

二、临终关怀的历史与发展

(一)国外临终关怀的历史与发展

最早的临终关怀可以追踪到公元4世纪,一位罗马的贵族妇女为了实现积德行善的愿望,在自己家里为贫穷的临终病人提供照护,并给这些病人提供饮食和衣物。临终关怀一词的英文翻译为 hospice,原意为"小旅馆""招待所""济贫院"。中世纪时期的 hospice 隶属于宗教团体,是一种慈善服务机构,多由教士、修女无偿地为长途跋涉的朝圣者和旅游者提供膳宿,照顾病人,替死去的人祈祷和安葬。17世纪,临终关怀在欧洲又重新兴起,法国牧师文森特·德·保尔在1600年曾被海盗掠去做奴隶,对社会底层人的苦难有着深切的体会。回国后,他四处找人募捐,为穷人建立了许多慈善机构,为奴隶建立了临终关怀院和孤儿院。法国的珍妮·加尼尔夫人在访问里昂贫民区时,在街头发现不少濒死的临终病人痛苦不堪、惨不忍睹、无人过问,于是她创立了一个专门照顾临终病人的机构,命名为"Hospice"。

现代意义的临终关怀于20世纪60年代在英国兴起,1967年,英国桑德斯博士在英国伦敦成立了圣克里斯多弗临终关怀病院(St. Christopher Hospice),这是世界上第一个现代临终关怀机构,这个机构的建立被誉为"点燃了世界临终关怀运动的灯塔"。这家临终关怀院以其完善的设施、优良的服务品质而成为整个英国,乃至全世界临终关怀组织学习的典范,对临终关怀的研究和发展产生了重要影响。

自20世纪70年代起,美国、日本、加拿大、澳大利亚以及南非等许多国家都相继开展了临终关怀的工作。1973年美国联邦政府将临终关怀纳入研究课题,到1980年10月正式将临终关怀纳入国家医疗保险法案,1982年美国国会颁布法令在医疗保险内容中加入临终关怀,为美国临终关怀的发展提供基础。据统计,美国已有临终关怀机构3100多所,临终关怀产业迅速发展。日本淀川基督教医院附设的临终关怀中心成立于1984年,该中心收留了很多需要照顾的临终病人并积累了大量的临床资料和科研数据,并得到了政府的承认与支持。加拿大于1975年在蒙特利尔创办了皇家维多利亚临终关怀院,这是加拿大第一个临终关怀院。在德国，现有临终关怀机构规模庞大，有临终关怀急救站1310个，临终关怀中心112家，还有90家止痛中心，临终关怀的实践者被称为“临终关怀员”，除此之外，全德国临终关怀机构工作的义务工作者大约有5万人。

（二）我国临终关怀历史与发展

我国临终关怀的思想和实践活动有着漫长的历史。《礼记·王制》记载，夏后氏养国老于东序，养庶老于西序；殷人养国老于右学，养庶老于左学。据考证，“序”和“学”就是最初有临终关怀含义的养老机构。中国最早的官办养老机构可以追溯到三千多年以前，主要是对鳏寡孤独者进行救助，并经过封建社会各个朝代不断地完善。历代政府也将养老问题纳入政府职责，把“扶老”视为一项社会公益事业。据考证，我国最早的养老机构始于夏朝，后传承并逐渐发展，到唐朝时期已经有比较完善的养老制度，如唐代在长安设有“悲田院”，收养孤苦老人，北宋在首都汴京设有“福田院”，规模最大时可接纳300余人。当时，地方政府也承担相应的责任，元朝时全国各地设有“济众院”，收养鳏寡孤独或者身体残疾而不能自养的人，为他们提供最基本的生活保障。到了明代已经以法律的形式规定下来。《明律·户律》明确规定：“凡鳏寡孤独及笃疾之人，贫穷无亲依靠，不能自存，所在官司应收养而不收养者，杖六十；若应给衣粮，而官吏克减者，以监守自盗论”。清代康熙皇帝首先在北京设立了“普济堂”，并责令各地政府仿效。这些机构或多或少具有养老、护老、送老的功能，是我国临终关怀院的雏形。

我国佛、道、儒以及各医学流派的理论著说中都能找到关于临终关怀理论和实践的印记。儒家文化中“孝道”占据重要位置，其核心思想就是“赡养父母、养老送终”。孔子在《论语·里仁》中写道“父母在，不远游”，强调家庭责任的重要性。我国历史上帝王将相、庶民百姓无不以临终关怀为“孝”的具体体现。在佛教的概念中，死亡不过是人在连续不断生死轮回中的一个阶段而已，临终之际亲友体贴入微的“临终助念”是佛教临终关怀的主要形式。祖国医学认为“为人治病……其不可为者，必实告之，不复为治”，体现了类似今日临终关怀中不做无谓救治的思想；“普同一等，皆如至亲”的观念体现了祖国医学中的临终关怀思想。这些理念和实践为现代临终关怀事业奠定了基础。

我国现代临终关怀事业起步较晚，最早是从对国外的临终关怀理念引进开始的。台湾学者谢美娥在1982年撰文介绍了临终关怀。香港九龙圣母医院也在1982年提出了善终服务。1986年台湾马偕医院主办了第一次临终关怀的学术研讨会。1986年，我国内地学者张燮泉刊登译文介绍了临终关怀的理念及国外的垂危病人医院，孟宪武撰文介绍了具有临终关怀含义的终末护理的概念。这些理论的引进和探讨，对我国现代临终关怀的产生和发展起到积极的促进作用。

自20世纪80年代以来，临终关怀服务逐渐在我国内地兴起。我国内地最早的临终关怀机构是1988年7月天津医学院率先成立的“临终关怀研究中心”；接着，1988年10月在上海创办了全国第一家独立的临终关怀机构“南汇护理院”；1992年北京正式成立专门招收濒危病人的临终关怀病院“松堂医院”；全国老龄委与中国红十字会联合主办的“临终关怀在中国”会议于1992年12月在人民大会堂隆重召开；1993年中国心理卫生协会建立了临终关怀专业委员会。自此，全国各地相继成立了不同类型的临终关怀机构。1998年11月18日，李嘉诚基金会在汕头大学医学院第一附属医院创建了全国首家宁养院，并创立了以家居服务为主要特色的宁养医疗服务模式，基金会2001年启动“全国宁养医疗服务计划”，至今已在全国32家著名医院设立宁养院，服务病人超过10万人，并发展成为国内临终关怀服务和慈善项目管理的样板。2006年4月，中国生命关怀协会成立，该协会的成立标志着我国的临终关怀事业进入了一个新的发展时期，临终关怀有了一个全国性行业管理的社会团体。2010年9月29日，中国内地首个社区临终关怀科在上海街道社区卫生服务中心成立。

我国老年临终关怀模式主要包括三种：①独立的临终关怀医院；②综合性医院附设的临终关怀专科病房或病区；③家庭临终关怀。实施家庭临终关怀又存在两种形式：一是在家庭中建立家庭临终关怀病床；二是在综合性医院姑息治疗病房中建立家庭式临终关怀病房。这两种形式均旨在为临终者创造一个类似于家庭的临终环境，以便对临终者实施临终关怀。

我国的临终关怀事业受到了政府的高度重视。2004年国内部分地区医院评审标准中新增了临终关怀的内容，2005年中国老龄事业的发展基金会启动了以关注高龄老年人养老问题、建立和完善老年人临终关怀服务机制，为党和政府分忧、促进和谐社会构建为主题的创建“爱心护理院”试点工作，计划在全国实施“爱心护理工程”，在300个大中城市建立“爱心护理院”，专门为老龄重病的老年人提供临终关怀服务。2011年原卫生部出台《护理院基本标准(2011版)》要求护理院增设临终关怀科，每床至少配备0.8名护理人员，并且在临终关怀科增设家属陪伴室，这体现了政府对临终关怀事业发展的重视。

三、临终关怀的原则

临终关怀是从生理、心理、社会、环境等方面对临终病人进行全方位的、综合的照护，针对临终老年人的诸多问题，为其提供舒适的医疗护理、人性的关爱和坚强的精神支持，帮助其无憾地走完人生的最后里程，同时对病人家属予以关怀和安慰。临终关怀原则不同于一般的医护原则。

(一)舒适护理

临终老年人疾病治愈无望，临床治疗已不重要，应采取对症为主的照护，而不是以康复为目的的治疗。通过给予临终老年人身心护理，减轻其痛苦，增进其舒适，从而提高临终老年人终末期的生命质量。

(二)适度治疗

临终老年人的基本需求为保存生命、解除痛苦、无痛苦地离开人世。不主张使用昂贵的药物以及各种积极的治疗方法，因其不仅可能给病人带来许多躯体和心理痛苦，还会给家属增加经济负担。目前，主张以控制症状、减轻或解除病人痛苦为目标的支持性、综合性姑息服务，更符合人道主义精神的医疗护理救助行为。

(三)心理关怀

临终老年人因疾病的折磨，对死的恐惧、生的依恋，以及对亲人的牵挂使其临终心理复杂多变。注重心理关怀和支持是临终关怀的一个重要原则。通过人文关怀和心理支持，使临终老年人正视即将到来的死亡现实，缓解或消除焦虑和痛苦，使其能安详、平静、乐观地面对死亡。

(四)伦理需要

现代医学的发展可以应用各种仪器维持临终老年人的生理生命，甚至可以使其处于植物性生存状态，该状态中生命质量已经退化，生命失去了其本质意义。这不一定符合临终老年人本人的意愿，有时甚至是违背其意愿的。因此，临终关怀应讲究生命伦理关怀原则，除了为临终老年人提供更多的关爱与理解外，还应尊重病人的人格和权利，维护病人的尊严。

(五)社会化

对临终老年人的临终关怀是一个系统工程，需要全社会的共同参与。首先，必须大力开展临终关怀知识普及、宣传教育工作，使人们了解死亡的相关知识，以科学的态度正确地对待死亡，让全社会了解、支持临终关怀事业；其次，开展临终关怀人员的培养和临终关怀基地建设，并发动其他社会团体关心、参与和建设临终关怀事业。

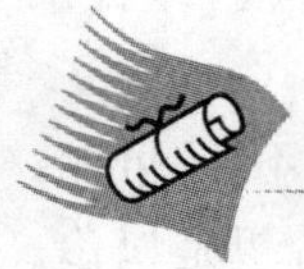

知识链接

临终关怀的“五全”照护

“五全”照护是指为临终者提供全人、全家、全程、全队、全社会的照护。

全人：对临终者身心进行全方位照护。

全家：照护临终者，也照护家属的身心等问题。

全程：照护临终者直至逝世及逝世后其家属的居丧照护。

全队：由医生、护士、社会工作者、艺术治疗师、营养师、宗教师、志愿服务者组成的综合照护团队。

全社会：全社会参与建设及支持临终关怀事业。

四、临终关怀护士的职责

(1)在临终关怀机构或病房医生及上级护士的指导下开展工作。

(2)按照临终关怀机构和病房工作程序的有关护理工作规定,及护理技术常规要求进行操作。

(3)负责对临终老年人进行日常护理与基础护理工作,并参与护理管理。

(4)参与临终关怀医生的查房,整理并核对医嘱,执行有关的临终关怀医嘱。

(5)对临终老年人进行入院、住院、死亡等阶段的评估,并做好临终关怀病房的各种统计与记录。

(6)向临终老年人及家属开展死亡教育,进行心理护理,并作好相应记录。

(7)负责对临终关怀病房有关工作人员的岗前培训工作,并对临终关怀志愿者进行协调与管理。

(8)做好临终老年人的家属在病人去世后的居丧照护工作。

任务二　临终关怀护理

老年人的临终关怀护理是护理人员应用各种知识和技能对处于临终状态的老年人进行身心等全方位的照护,使其无痛苦、无遗憾、安宁、有尊严地度过生命的最后阶段。

一、临终老年人的表现

(一)生理表现

1. 循环系统　临终老年人表现为脉搏快而弱、不规则并逐渐消失,心音低弱,血压下降或测不出。

2. 呼吸系统　临终老年人常表现为呼吸频率逐渐减慢,呼吸表浅,可有鼻翼扇动、潮式呼吸、间断呼吸等症状,多有痰鸣音及鼾声等。

3. 消化与泌尿系统　临终老年人表现为恶心、呕吐、食欲缺乏、腹胀、便秘、口干及脱水,可出现大小便失禁、尿潴留等。

4. 皮肤与肌张力　病人常表现为皮肤苍白、发绀、湿冷、四肢冰凉、肌张力降低、肢体软弱无力,不能进行自主活动,无法维持良好、舒适的功能体位。

5. 面容及感知觉方面　临终老年人面部可出现希氏面容,即面部消瘦、呈铅灰色、嘴微张、下颌下垂、眼眶凹陷、双眼半睁呆滞。语言逐渐混乱,发音困难。视力模糊至丧失,眼睛干燥,分泌物增多。而听觉通常最后消失。

6. 意识方面　表现为嗜睡、意识模糊、昏睡、昏迷等。若疼痛明显,可有痛苦面容。

(二)心理表现

临终老年人因遭受疾病的折磨,对生充满着渴望、对死充满着恐惧,其心理反应复杂多变。美国心理学家伊丽莎白·库勒·罗斯通过大量的临床观察,认为临终病人的心理反应一般经过五个阶段,即否认期、愤怒期、协议期、忧郁期与接受期。

1. 否认期　当病人得知自己病重即将面临死亡时,都会感到震惊和否认,其心理反应为:"不,不可能,这不可能是真的,一定是搞错了!"表现为难以接受事实,往往四处求医或抱着侥幸的心理,希望是误诊。此期持续时间因人而异,大部分老年人能很快度过,也有些人会持续否认直至死亡。

2. 愤怒期　老年人病情加重,否认难以维持,通常表现为生气、愤怒、怨恨、嫉妒,内心不平衡,并常常迁怒于周围的人,向家属、朋友、医护人员等发泄愤怒,甚至拒绝一切治疗。

3. 协议期　愤怒停止,该期老年人希望尽可能延长生命,以完成未竟心愿,并期望着新的治疗方法和奇迹出现。此期病人变得和善、宽容,对病情抱有一线希望,能积极配合治疗,并希望通过许愿和做善事扭转死亡的命运。

4. 忧郁期　随着病情进一步恶化,治疗无望时,该期老年病人常常会产生强烈的失落感,表现为明显的忧郁,消沉退缩,深沉的悲哀,时常哭泣等,并希望能会见亲朋好友,有喜爱的人陪伴,并着手交代准备后事。

5. 接受期 此期老年人对死亡已有所准备，对家庭安排、财产分配、遗体处理方式等均有所安排，恐惧、焦虑及最大的心理痛苦已经逐渐消失，显得平静安详。因精神和肉体的极度疲劳和衰竭，常处于嗜睡状态，情感减退，静等死亡的来临。

二、临终老年人的护理

（一）基础护理

1. 提供舒适的临终环境 根据临终老年人的意愿、家属的观念、经济承受能力及疾病状况选择适当的临终处所。其居室应当整洁、安静、阳光充足、空气清新、温度与湿度适宜、色彩和谐。根据老年人的日常生活习惯，可以放置电视机、收录机、绿色植物、鲜花等，还可摆放图画和家人的照片等。

2. 做好个人卫生护理 每天帮助临终老年人做好个人卫生，以轻柔的操作帮助其洗脸、漱口刷牙、梳头、洗脚、修剪指甲，让其头发整齐，衣服整洁、舒适，不要让临终老年人因个人卫生而难堪。对其进行口腔护理时，注意观察口腔内有无感染及溃疡发生，注意操作时动作要轻柔，避免碰伤牙龈与黏膜，有活动性义齿的需取下，用冷水刷干净后协助戴上，暂时不需要的可以浸泡于清水中备用。做好皮肤与会阴部的清洁护理，增加舒适度，并做好遮挡工作。及时清除其呕吐物和排泄物，及时更换床单，定时翻身，多拍背、按摩，更换四肢的位置，避免压疮。

3. 休息与活动 注意评估临终老年人的休息，特别是睡眠情况，有无失眠，若有要了解失眠原因，针对具体情况采取相应措施，如进行交谈、按摩或药物治疗，以增进休息时间和质量。同时，根据临终老年人的具体情况安排相应的日常活动，如看电视、欣赏音乐，让临终期生活充实而有意义。

4. 生命体征的观察及护理 密切观察临终老年人的体温、脉搏、呼吸、血压的变化以及皮肤颜色、温度等。若出现呼吸困难，应先畅通呼吸道（如吸痰），然后立即给氧以纠正缺氧状态。如病情允许，可抬高头及肩或采取半坐卧位以扩大胸腔容量，减少回心血量，有利于改善呼吸困难；如病人四肢冰冷，应注意保暖，提高室温，必要时用热水袋，但要防止烫伤；对昏迷的老年人，宜采取侧卧位或仰卧位并使其头偏向一侧，以利于呼吸道分泌物的引流，防止窒息或发生肺部并发症。

（二）心理护理

1. 否认期 否认是抵御严重心理冲击的一种保护性反应。护士应以真诚、坦率、关心、温和、耐心的态度与临终老年人沟通，既要维护其知情权，又不要轻易揭穿其防卫机制，让病人逐步适应。医护人员要与家属协商，在与其谈论病情时应注意保持口径一致。护士应经常陪伴病人，倾听其述说，维持病人适当的希望。

2. 愤怒期 临终老年人因面临死亡而产生心理不平衡，可能会将愤懑的情绪转向周围的家属或医护人员，医护人员应将这种发泄看成是一种有益于健康的正常反应，不要指责或告诫临终老年人该怎么做或不该怎么做，应允许其发怒、抱怨，给其机会以宣泄心中的忧虑和恐惧。护士应尽量多陪伴这期老年人，认真倾听其内心感受，理解其不合作的行为，同时做好家属的工作，给予宽容、关爱、理解等心理支持。

3. 协议期 此期临终老年人常希望寻找名医或寻求祖传秘方，甚至寄希望于神佛，以期延长生命。有的老年人还希望争取一些时间来实现一些愿望，如完成未竟的事业等。护士应主动关心体贴临终老年人，尽量满足其要求，指导其更好地配合治疗与护理，以便进一步控制症状，减轻病人的痛苦；创造良好的环境，指导、协助病人完成角色义务，帮助老年人实现其愿望，使其充实地渡过生命的最后时光，从而提高其生命质量。

4. 忧郁期 此期老年人觉察到所有的期望都很渺茫，自己正逐渐走向死亡，会遭受强烈的心理痛苦，感到悲哀和抑郁，通常表现为不吃不喝、少言寡语、神情冷漠。护士应经常陪伴病人，给予更多的同情和照顾，允许老年人表达其悲哀的情绪。从心理上给予其支持，尽量满足其合理的要求，如可以安排亲朋好友会面，让家属陪伴在身旁等。同时，要观察此期老年人有无自杀倾向，预防意外发生。

5. 接受期 此期老年人面临死亡，护理人员应尊重其信仰，不勉强与其交谈，减少外界干扰，避免在病人面前提及不开心的话题，给病人提供一个安静、舒适的环境，并加强生活护理，使临终病人平静、安详地离开人间。

(三)饮食护理

临终老年人病情危重,疾病折磨导致体力消耗严重,加之食欲下降、恶心、呕吐常会发生严重的营养不良。护士要注意了解病人的饮食习惯,不予考虑过多的饮食禁忌。在保证营养的前提下,注意食物的色、香、味,少量多餐,以增进食欲;给予流质、半流质饮食,以利于吞咽;必要时通过鼻饲或肠外营养供给以保证其营养需求。要做好饮食卫生,在进食前做好口腔卫生,消除口腔异味,并提供洁净的卫生环境,拆走便器,避免因进食导致呕吐、腹泻及便秘而给病人增添痛苦。

(四)用药护理

1. 镇痛药 镇痛药物以不同的方式作用于周围和中枢神经系统,起到缓解疼痛和镇痛的作用。临终老年人常用的镇痛药物包括非类固醇消炎药和麻醉性镇痛药。非类固醇消炎药主要有抗炎、镇痛、解热及抗血小板聚集作用,此类药物可引起胃肠道反应,如上腹不适、恶心、呕吐、溃疡和出血,有时还可出现头痛、眩晕等症状,少数病人可出现荨麻疹、血管神经性水肿甚至导致支气管痉挛而诱发哮喘。麻醉性镇痛药物主要起到镇痛、镇静的作用,这类药物常见的不良反应有眩晕、恶心、呕吐、便秘、呼吸抑制、少尿、体位性低血压等,长期使用易产生耐药性和依赖性,过量使用可引起急性中毒,表现为昏迷、深度呼吸抑制、瞳孔缩小、血压下降、严重缺氧及尿潴留等。在使用镇痛药的时候,护士需观察用药后的镇痛效果及病人的反应,注意有无副作用出现,若出现应及时处理。

2. 镇静药 临终老年人出现失眠、狂躁、谵妄的时候,需要使用镇静药物。常用的镇静药物有苯二氮卓类,可以起到抗焦虑、镇静催眠、抗惊厥、肌肉松弛和安定作用,其常见副作用有头昏、嗜睡、乏力、记忆障碍等,过量使用可引起急性中毒致昏迷和呼吸抑制。久用可产生依赖性和成瘾性,突然停药可引起戒断症状,表现为失眠、焦虑、激动、震颤等。在与其他中枢神经系统抑制药,如吗啡、乙醇合用时,作用加强,严重者可致死,临床上需合用时宜降低剂量,并密切监护病人。

3. 止血药 临终老年人易发生出血,严重者因大出血致死。常用的止血药有维生素K、凝血酶原复合物、氨甲苯酸、氨甲环酸等。使用止血药物后注意观察出血量是否减少或停止,并观察有无副作用,如有无出汗、胸闷、血压下降等不良反应的发生。

4. 脱水药 临终老年人易发生脑水肿,可用脱水药甘露醇,主要可以降低颅内压,治疗脑水肿。但其易导致水和电解质紊乱,引起稀释性低钠血症,静脉滴注过快可出现一过性头痛、眩晕、视力模糊、寒战、发热。该药不能与氯化钠、氯化钾等无机盐及强酸、强碱配伍,以防引起甘露醇结晶析出。静脉滴注时若发生外漏可引起局部组织肿胀坏死,一旦外漏,立即用0.5%普鲁卡因局部封闭,并及时给予热敷;应用时要监测病人血压、肾功能、血电解质浓度及尿量;因甘露醇增加循环血量而加重心脏负荷,故禁用于慢性心功能不全、肺水肿及颅内活动性出血者。

(五)对症护理

1. 疼痛 疼痛是临终老年人最常出现的症状之一。在生命的最后几天,绝大多数病人都会有新的疼痛产生。护理时,应注意观察疼痛的性质、部位、程度及持续的时间等。目前,WHO建议用"三阶梯法"控制疼痛。第一阶梯为非阿片类镇痛药物,常用的有阿司匹林、对乙酰氨基酚、布洛芬、吲哚美辛栓剂等,适用于轻中度疼痛;第二阶梯为弱阿片类止痛药,常用的有可待因、二氢可待因、布桂嗪、曲马多等;第三阶梯为强阿片类止痛药,常用的有吗啡、哌替啶、美沙酮、芬太尼等。第二、三阶梯止痛药可联合非阿片类止痛药以增强疗效,根据病情给或不给辅助用药。在用药过程中尽量选择口服用药,对不能口服者,可使用皮肤贴片、舌下含化、静脉或肌内注射等各种方式给予止痛药。应用止痛药应规律、足量,而不应等到疼痛发生时再控制,其比预防疼痛发生更困难。除了药物止痛,还可采用松弛术、催眠术、针灸疗法、神经外科手术疗法等非药物止痛方法来缓解疼痛。

2. 呼吸困难 呼吸困难是临终老年人的常见症状之一,主要由于痰液排出不畅引起。临终老年人床旁应备好吸引器,以便及时吸痰。当病人呼吸困难或有潮式呼吸时,应立即给氧,病情允许时抬高头与肩或取半坐卧位。对张口呼吸者,用湿巾或棉签湿润口腔,或用润唇膏润滑嘴唇,睡眠时用薄湿纱布遮盖口部。若出现痰鸣音即所谓的"濒死喉声",可使用湿冷的气雾进行雾化,促使分泌物变稀,易于咳出。同时,开窗或使用风扇通风以保持室内空气清新。

3. 出血 出血是临终老年人常见的症状，大出血常是导致死亡的直接原因之一。严重急性的呕血、便血、阴道出血等，若一次出血量超过 800 mL 就会出现休克，需要迅速予以控制。因此，应准备好止血药、镇静剂及吗啡等，以便随时遵医嘱给予止血、镇静及止痛，并配合医生进行其他止血处理。当病人大出血时，应想办法减轻或消除病人精神紧张和情绪波动。胃肠道出血者一般应禁食 24～48 h，进行胃部冷敷；协助呕血者采取平卧位，头偏向一侧，防止误吸。便血频繁者，可在病人肛周垫上纸垫，注意保持臀部清洁。

4. 便秘 由于疾病原因，活动减少及饮食结构变化，临终老年人常出现便秘。首先要防止老年人因不能自理而有意识地抑制排便，有便意时不要忽视，更不要憋住不排便。照料临终老年人排便时，注意屏风遮挡，不要催促排便，不增加老年人的心理压力，指导老年人放松心情，先深吸气，后屏住呼吸，向肛门部位用力排便。出现便秘时，首先，护士应鼓励、指导、协助病人多饮水，多饮蜂蜜水有助于通便，还要从饮食上进行调理；其次，按摩腹部，从右下腹开始，向上一向左一再向下，按顺时针方向按摩腹部(即顺着升结肠、横结肠、降结肠、乙状结肠的顺序按摩腹部)，每次 20～30 min；便秘严重时，可以使用开塞露、灌肠或人工取便法通便。

5. 谵妄 部分临终老年人死前会出现谵妄等神志改变，症状在下午或晚上会加重，主要由电解质紊乱、代谢性脑病变、癌症脑转移、营养异常等因素引起。躁动不安的病人需要密切观察，同时保障其安全，避免坠床，必要时使用保护具。

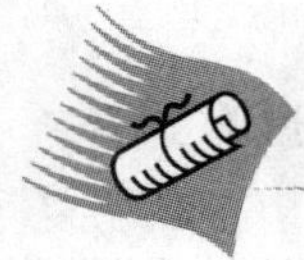

知识链接

临终关怀的补充治疗

补充治疗包括音乐治疗、治疗性触摸、按摩、冥想等，对临终病人进行一般治疗或护理的同时结合补充治疗已证实能够改善病人身体症状、提高生活质量以及提升病人的抗压能力。

三、死亡老年人的护理

(一)身体护理

老年人死亡后，医生应确认并开具死亡诊断书，护士应尽快对死亡老年人的身体进行护理，以保持其身体整洁，姿势良好，易于辨认。同时，做好死亡老年人身体护理不仅是对死者人格的尊重，对死者家属也是极大的安慰。护士应本着人道主义精神，遵从护理职业道德，严肃认真地对死亡老年人的身体进行护理，尊重死亡老年人生前的遗愿，满足其亲属的合理要求。

1. 身体的评估 首先查阅死者的诊断、死亡时间、原因、死亡诊断书，是否有传染病，迅速评估死者面容、尸体清洁程度、有无伤口或引流管等，同时还要了解死者的民族、宗教信仰，以及死者家属对死亡的态度。

2. 环境准备 安排单独房间或用屏风遮挡，保持安静、肃穆。

3. 用物准备 为死亡老年人备好衣裤，包尸单或尸袍，治疗盘内备填写好的尸体识别卡三张、剪刀、血管钳、梳子、不脱脂棉花适量、绷带、松节油；擦洗用具；有伤口及引流管者备换药敷料；备隔离衣及手套等。

4. 操作准备

(1)护士洗手，戴口罩，携准备好的用物至床旁，劝慰家属暂时离开病房，家属不在应尽快通知。

(2)撤去一切治疗用物，以便对死亡老年人的身体进行料理。

(3)将床放平，尸体仰卧，头下垫一枕头，以防面部瘀血变色，两臂置于身体两侧，脱去衣裤，留一大单遮盖尸体。

(4)洗脸，闭合口、眼。如眼睑不能闭合，可用毛巾湿敷或按摩后将眼睑闭合；如下颌不能闭合，可轻揉下颌或用绷带托起，如有义齿将其装上，以维持尸体良好的外观。

(5)脱去衣裤，擦洗上肢、胸腹部、背部、臀部及下肢。有伤口时要更换敷料，有引流管时应拔出，再缝合或用蝶形胶布封住并包扎，胶布痕迹需用松节油擦干净。

(6)用棉球将口、鼻、耳、阴道、肛门等腔道塞住，以防体液外溢，注意棉球不要外漏。

(7)将衣裤穿上，梳理头发，撤去大单，将第一张尸体识别卡系于腕部。

(8)将尸体移放于平车的尸单上，用尸单包裹尸体；也可以将尸体放入尸袍中，拉上拉链，第二张尸体识别卡系于尸体腰间的尸单或尸袍上。送至太平间或由太平间工作人员接走尸体，将第三张尸体识别卡交给太平间工作人员。到太平间后，将尸体置于停尸屉内，并将第三张尸体识别卡系在停尸屉外。

(9)填写死亡通知单，按出院病人护理进行床单位、用物的消毒及文件的处理，体温单上填写死亡时间，并办理出院及结账手续。

(10)清点遗物交给家属，如家属不在，应由两人共同清点，并列出清单交护士长保存。

5. 注意事项　护士应尽快对死亡老年人身体进行料理，以防僵硬，并要保持严肃认真的态度。如为传染病病人，应用消毒液消毒尸体，孔道应用浸有1%氯胺溶液的棉球进行填塞，包裹尸体应用一次性的尸单或尸袍，并装入不透水的带子中，外面作传染标志；尸体识别卡应放置正确，便于识别尸体。

(二)居丧照护

居丧照护是医护人员在临终老年人死亡后对其家属提供的一种身心照护。丧偶是重大的心理应激事件之一，是一种痛苦的经历，对老年人来说更是沉重的打击。一旦遭配偶亡故，常会悲痛欲绝、不知所措，持续下去可能引发包括抑郁症在内的各种精神疾患，加重原有的躯体疾病，甚至导致死亡。

1. 丧偶老年人的心理反应　丧偶老年人的身体健康状况、心理承受能力、夫妻关系等都能影响丧偶老年人的心理。心理学家派克斯曾对此进行了研究，认为丧偶老年人的心理反应可分为麻木、渴望、颓丧、复原四个不同的阶段。

(1)麻木　这是老年人丧失配偶后的第一反应。很多老年人在得知配偶亡故的消息后，都会表现为麻木、发呆几小时甚至数天。这种麻木并不意味着情感淡漠，而是情感休克的表现。这种麻木、发呆可以看作是对噩耗的排斥，也是对自己无力驾驭的强烈情感的制服。

(2)渴望　丧偶老年人麻木反应后是内心的悲痛。很多老年人会反复思考逝者去世前发生的事，有时甚至会出现内疚、自责的现象，总觉得对不起逝者，常表现为渴望见到已逝去的配偶，真切希望逝者能够回来，有时甚至能感觉到逝者的存在，看到逝者的影子，或者听到逝者的声音。这种状态可能持续几周甚至几年。

(3)颓丧　随着时间的推移，丧偶老年人会逐渐理智地承认既成的事实，由于配偶去世所带来的常规生活的改变，有着无所适从的感觉，经常有空虚、孤独、颓丧的感觉，对一切事物没有兴趣，对人产生淡漠之情。

(4)复原　当丧偶老年人逐渐认识到人的生、老、病、死是无法抗拒的自然规律，当前重要的是保重身体、更好地生活下去，理智战胜了情感，身心也就能逐渐恢复常态，开始积极寻找探索新的生活，生活逐渐充满希望。

2. 对丧偶老年人的照护　当临终老年人进入濒死期，即开始协助家属做好后事工作。在临终老年人去世后，协助办理丧葬事宜，并重点做好丧偶老年人的居丧照护工作。

(1)陪伴与聆听　在刚刚得知配偶去世的消息后，老年人常表现为麻木，可能会出现情感休克。此时护士应主动安慰与关心丧偶老年人，陪伴在老年人身旁，可轻轻握住他(她)的手，或扶住他(她)的肩。由于承受着巨大的心理冲击，丧偶老年人往往难以对关心和安慰做出适当的反应，护士应理解丧偶老年人特定的心理，耐心聆听他(她)说出内心的悲伤和痛苦，并给予持续的安慰和心理支持，使老年人感到并非独自面对不幸，进而增强战胜孤独的信心。此外，还应及时照护好老年人的日常生活，帮助料理家务、处理后事，提醒老年人的饮食起居，保证充足的休息。

(2)协助丧偶老年人表达悲伤　护士应劝慰丧偶老年人节哀，允许丧偶的老年人痛哭、诉说和回忆，恰当安排丧偶老年人表达内心悲痛的场所。有些老年人强忍悲伤，从不失声痛哭，悲痛难以宣泄，此时，应该告诉老年人，哭泣是一种很自然的情感表现，不是软弱，而是一种很好的舒解内心忧伤痛苦的方法，鼓励老年人把悲哀宣泄出来。

(3)转移注意力　为了避免丧偶老年人睹物思人，可与老年人商量把已故配偶的遗物暂时收藏起来，同时建议老年人多与外界交往，多与子孙交谈，或到亲戚朋友家小住一段时间，或到外面旅游。鼓励老年人参加一些集体活动，培养一些业余爱好，如垂钓、书法、绘画、健身舞等，或做一些有利于他人的力所能及的事，从而转移注意力，尽快走出丧偶的阴影。

(4)建立新的生活方式　老年人丧偶后，原已习惯的生活规律或生活方式可能发生改变，此时，应该主动帮助老年人调整生活方式，使之与子女、亲友重新建立和谐的依恋关系，让其觉得虽然失去了配偶，但还有其他亲人的关爱，让其充分感受家庭的温暖，感到生活的连续性和安全感，从而使他们尽快投入新的生活。

(5)关于丧偶老年人再婚问题　丧偶后老年人最怕的就是孤独，需要在家庭生活中寻找一种新的依恋关系，这种依恋关系可减轻丧偶后的孤独感和心理失衡。大量事实已经证明，做好老年人的再婚工作，对社会、对家庭、对老年人的健康长寿均是有益的，应当积极支持。老年人是否选择再婚是他们自己的权利，家庭和社会可给他们提供参考意见，不能强行干涉。丧偶老年人的子女应当懂得更多地关心老年人的生活，理解并支持老年人的正当要求和需要。

任务三　死亡教育

一、死亡的界定

(一)死亡的概念

死亡是指自然人和生物生命活动的终止，是人和生物必须经历的客观现象。科学、准确地确定死亡，在医学和法律上都具有重要意义。将心跳和呼吸的停止作为判断死亡的标准已沿袭了几千年。但随着现代医学的进步，尤其是生物工程技术的发展和复苏术、器官移植的广泛应用，心跳、呼吸停止而大脑功能尚保持完整病人仍可依靠机器来延长生命，甚至痊愈。而一旦大脑功能受到不可逆的破坏即脑死亡，即使呼吸、心跳仍可依赖于机器继续维持，也只是保留了植物生命，失去了人的本质特征。1959 年，在法国的一个国际性医学会议上，法国学者 Mollaret 首次提出了“脑死亡”的概念。为此，传统的死亡标准受到了强烈冲击，现代医学界提出以“脑死亡”作为判断死亡的标准。1968 年在世界第 22 次医学会上美国哈佛大学医学院提出了脑死亡(brain death)的诊断标准：①不可逆的深昏迷，对各种内外刺激均无反应；②自主运动和呼吸停止；③脑干反射消失；④脑电波消失。并要求以上 4 条标准在 24 h 内反复测试结果无变化，同时排除体温过低(低于 32 ℃)及服用巴比妥药物等中枢神经系统抑制剂的病例。此后，世界各国先后提出了三十余种脑死亡的诊断标准，但基本与哈佛标准没有多大区别，目前大多数国家还是采用美国哈佛医学院的诊断标准。

(二)死亡过程的分期

临终老年人的死亡常是一个连续进展、由量变到质变的过程，一般分为如下三个阶段。

1. 濒死期　此期是死亡过程的开始阶段，脑干以上神经中枢功能抑制或丧失，脑干以下功能尚存，表现为意识模糊或丧失，呼吸、循环衰竭，心跳微弱，血压下降，出现潮式呼吸或间断呼吸，各种反射迟钝，肌张力减退或消失。濒死期的持续时间可随病人机体状况和死亡原因而异，某些猝死、严重颅脑损伤病人可不经过此期而直接进入临床死亡期。

2. 临床死亡期　此期延髓处于深度抑制状态，其特征性表现为心跳和呼吸完全停止，瞳孔散大，各种反射消失，但各种组织细胞仍有微弱而短暂的代谢活动。此期一般持续 4 min，超过 4 min，大脑将发生不可逆的变化。但在低温条件下，此期可延长达 1 h 或更久。

3. 生物学死亡期　此期是死亡过程的最后阶段，整个神经系统及各器官的新陈代谢相继停止，机体出现不可逆的变化，已不可复活。随着此期的进展，尸体发生变化。

(1)尸冷是最先发生的尸体现象，指死亡后由于产热停止，散热继续，尸体温度逐渐降低，一般死亡后24 h接近环境温度。

(2)尸斑是指死亡后血液循环停止，由于地心引力的作用，导致坠积性充血而使尸体最低部位的皮肤出现暗红色斑块和条纹。一般死亡后2～4 h开始出现，12 h后便发生永久性变色。

(3)尸僵是指由于ATP酶缺乏，肌肉僵硬，并使关节固定的现象。一般于死后1～3 h出现在下颌部，4～6 h扩延到全身，12～16 h达到高峰，24 h后开始缓解，3～7天后完全缓解。

(4)尸体腐败是指死亡后构成机体组织的蛋白质、脂肪和碳水化合物因腐败细菌作用而分解的过程。尸体腐败常见的表现有尸臭、尸绿等。尸臭是肠道内的有机物分解从口、鼻、肛门逸出的腐败气体。尸绿是尸体腐败时出现的色斑，一般在死后24 h先从右下腹出现，逐渐扩展到全腹，最后蔓延至全身，天气炎热时提前出现。

二、死亡教育的意义

死亡教育是一项既严肃又复杂的工作，不仅与政治经济制度相关，还与文化传统、伦理道德和风俗习惯有着密切联系。社会的发展，科技的进步，对生命质量的追求呼唤死亡教育，特别是在临终老年人中开展死亡教育，可帮助其采取有效策略处理内心冲突与死亡恐惧，正确面对死亡。因此，开展死亡教育具有重要现实意义。

(1)死亡教育是适应人口老龄化、提高个体生活质量的需要。目前，我国人口老龄化已引起社会的广泛关注，大量老年人需要了解与死亡相关的知识。离开工作岗位、生理的变化以及社会关系的变化使得老年人承受着过重的心理负担，许多老年人感受不到生活的乐趣和生命的价值。开展死亡教育，贯彻“优死”的健康思想，有利于老年人重新认识生命的意义，更加珍惜生命，欣赏生命，规划高质量的老年生活。

(2)通过死亡教育，加强老年人对死亡本质的认识，使其明白死亡是人生的一部分，是每个人必须经历的过程，人生的最终结局就是死亡，从而消除其不平衡心理，使其能坦然地面对死亡。

(3)通过死亡教育，可帮助老年人树立科学的死亡观。学习死亡的心理过程以及死亡对人们的影响，掌握与死亡有关的知识，可以消除老年人的悲观、恐惧和焦虑心理，为处理后事做好准备。

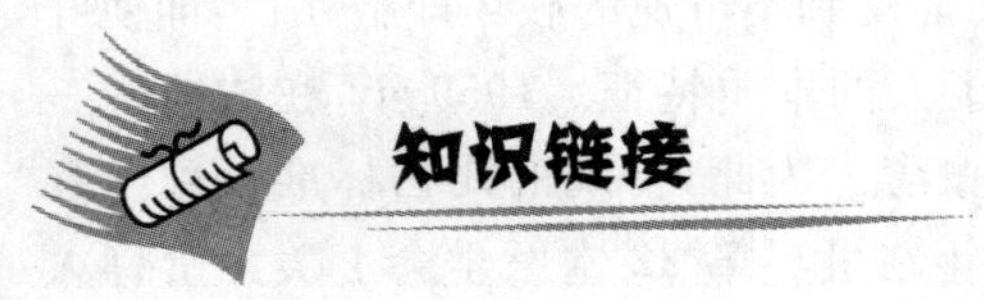

死亡教育的兴起

死亡教育最早源于美国，正式兴起则是在20世纪50年代末，Herman Feifel于1959年发表第一部死亡教育的代表著作《死亡的意义》(The Meaning of Death)，并迅速引起学术界与广大民众对死亡问题的深切关注；1963年，Robert Fulton在美国明尼苏达州的大学里首次开设了美国大学的第一门正规死亡教育课程。随后，在英国、日本、法国、德国、中国台湾等国家和地区相继建立了死亡教育的相关机构与组织，进行死亡教育、临终及居丧方面的实践与研究。1988年，天津医科大学成立了我国首家“临终关怀研究中心”，并正式成立了“中华医学会临终关怀专业委员会”，同时提出了“死亡教育”的课题，开启了中国现代死亡教育。

三、死亡教育的原则

(一)关爱原则

意识到人是会死的，是人的一大痛苦来源。对于老年人来说，死亡问题时常困扰着他们的内心，随着年纪增大，“时日不多”的感觉常使他们感到痛苦和焦虑。因此，进行死亡教育本身的内容层次和价值取向上要做符合老年人的心理，不能流于浅层次和表面化，要有一定的深度，这样才能感化人，达到预期的效果；另一方面开展死亡教育时对老年人的关爱要深切，要追踪和跟进下去，要使老年人感受到真诚的关爱。

（二）超越性原则

超越性是人的生命存在的根本属性，也是人的生命存在的基本生存形态。提及死亡，总是让人悲哀和恐惧。死亡教育应当注重引导老年人追求生命的超越，在精神和道德上修炼，建立德业，以获得生命的不朽和对死亡的超越，并在追求生命超越的过程中，发现生命的意义，创造生命的价值，实现生命的辉煌。

（三）幸福性原则

人生的一切行为和追求的终极目标就是幸福。老年人人生经历各异，阅历丰富，对幸福的理解不同，不管是追求现实生活的快乐还是精神的愉悦都无可厚非。开展死亡教育时帮助老年人不断认识自己和提升自己，同时回归本真，发挥自己最大潜能，不断调整，以达己愿，追求幸福最大化。

（四）个体化原则

在开展死亡教育时，要把前人的宝贵经验与现代医学的发展结合起来，讲解死亡的定义、本质、特点、标准、类型、过程以及安乐死和临终关怀等要注重科学性和实用性，并做到有的放矢，针对具体的问题和困惑进行相关教育。

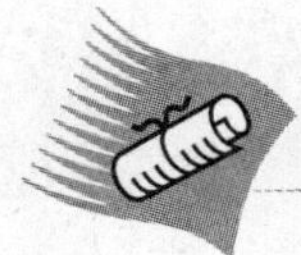

知识链接

“美善生命计划”倡导的“二人三嘱”

人生意义：为生命和死亡赋予意义，包括人生观、价值观及宗教等。

人生回顾：完成人生晚期的发展任务，整合人生。

遗嘱：包括遗产安排和遗物分配、器官捐赠、殡葬安排、丧礼形式，以及希望邀请参加自己丧礼的亲友名单。

预嘱：预设临终照顾计划，包括选择治疗方式、代理人、其他临终时的照顾等。

叮嘱：多与家人、朋友进行情感交流，传授生活智慧，冰释前嫌，珍惜共处等。

四、死亡教育内容

根据老年人的疾病特点、意愿及宗教信仰等，可以有针对性地开展死亡教育，主要内容如下：

(1)生命的本质及意义；

(2)对死亡及濒死的态度；

(3)对死亡及濒死的处理与调适；

(4)与死亡相关的伦理、道德、宗教、法律相关的知识；

(5)与死亡相关的特殊问题。

（杨雪琴）

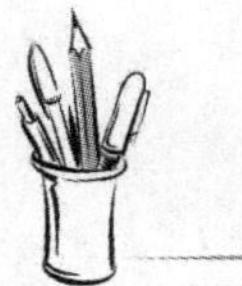

项目小结

本项目主要介绍了临终关怀与死亡的概念、临终老年人的心理及生理护理、死亡老年人的身体护理、丧偶老年人的居丧护理、临终关怀的原则及临终关怀护士的职责等内容。在老年人的临终护理中，重点不在康复治疗，着重强调舒缓疗护，让临终老年人没有痛苦、平静、安宁地走过人生的最后里程。

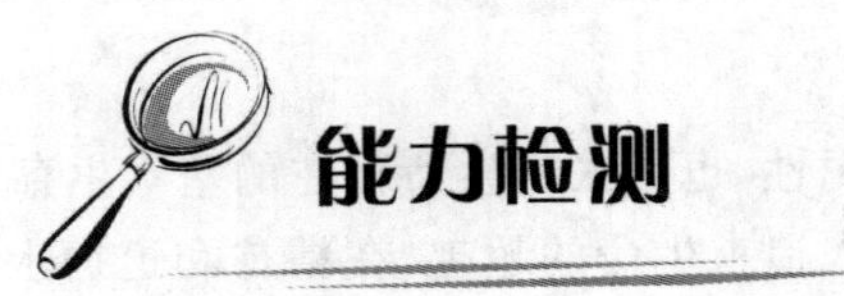

能力检测

一、选择题

1. 对临终老年人进行临终关怀的主要目的不包括（　　）。
A. 减轻疼痛　B. 心理关怀与慰藉　C. 提高生命质量
D. 尽可能康复治疗　E. 维护临终尊严

2. 被誉为“点燃了临终关怀运动灯塔”的临终关怀机构是（　　）。
A. 美国新港临终关怀病院　B. 英国圣克里斯多弗临终关怀病院
C. 台湾马偕医院安宁病房　D. 加拿大皇家维多利亚临终关怀院
E. 天津医学院临终关怀研究中心

3. 临床死亡的分期为（　　）。
A. 濒死期、临床死亡期、生物学死亡期　B. 濒死期、脑死亡期、心死亡期
C. 濒死期、心死亡期、临终期　D. 脑死亡期、心死亡期、临终期
E. 脑死亡期、临床死亡期、心死亡期

4. 临终老年人心理反应的分期不包括（　　）。
A. 否认期　B. 愤怒期　C. 麻木期　D. 忧郁期　E. 接受期

5. 中国老龄委与红十字会联合主办的“临终关怀在中国”首次于（　　）在人民大会堂召开。
A. 1988 年 7 月　B. 1988 年 10 月　C. 1992 年 12 月　D. 1993 年 7 月　E. 1998 年 11 月

6. WHO 建议用“三阶梯法”控制疼痛，属于第二阶梯的镇痛药为（　　）。
A. 阿司匹林　B. 对乙酰氨基酚　C. 布洛芬　D. 芬太尼　E. 可待因

7. 在临终老年人的身体护理中，第一张尸体识别卡放于（　　）。
A. 逝者的停尸屉外　B. 逝者腰间的尸单　C. 逝者头部
D. 逝者胸部　E. 逝者腕部

8. 老年人配偶去世后首先出现的心理反应常是（　　）。
A. 颓丧　B. 麻木　C. 渴望　D. 复原　E. 排斥

9. 脑死亡判断标准的内容中不包括（　　）。
A. 不可逆的深昏迷，对各种内外刺激均无反应
B. 自发呼吸停止　C. 自发心跳停止
D. 脑干反射消失　E. 脑电波消失

10. 死亡老年人的身体发生僵硬达最高峰的时间是（　　）。
A. 死亡后 1～3 h　B. 死亡后 4～6 h　C. 死亡后 5～8 h
D. 死亡后 12～16 h　E. 死亡后 24～32 h

二、案例分析

刘大爷，80 岁，肺心病伴肝癌晚期入院 2 个月，当得知自己患有肝癌后十分留恋人生，有时默不作声，有时哭泣流泪。

案例分析任务：

(1)刘大爷临终心理变化属于哪一期？

(2)护士该如何做好刘大爷的心理护理？

(3)如何指导家属关爱刘大爷？

（杨雪琴）

参考文献

[1] 黄金.老年护理学[M].2版.长沙:湖南科学技术出版社,2012.

[2] 尤黎明.老年护理学[M].5版.北京:北京大学医学出版社,2008.

[3] 李法琦,司良毅.老年医学[M].2版.北京:科学出版社,2008.

[4] 化前珍.老年护理学[M].3版.北京:人民卫生出版社,2012.

[5] 全国护士执业资格考试用书编写专家委员会.2013全国护士执业资格考试指导[M].北京:人民卫生出版社,2012.

[6] 李小寒,尚少梅.基础护理学 [M].5版,北京:人民卫生出版社,2012.

[7] 王海平,陈静.护士执业资格考试指南 [M].北京:科学出版社,2010.

[8] 邓一洁.老年护理学[M].北京:北京出版社,2010.

[9] 邵子民.老年护理学[M].北京:高等教育出版社,2004.

[10] 高清源.内科护理技术[M].2版.武汉:华中科技出版社,2013.

[11] 吕连祥.家用小药箱 [M].北京:中国社会出版社,2004.

[12] 刘铁桥.精神病学[M].北京:人民卫生出版社,2009.

[13] 何进娇.中国护理事业发展规划纲要(2011—2015年)贯彻实施与最新消化内科临床护理操作规范及优质护理服务规范考评指南[M].北京:人民卫生出版社,2011.

[14] 蹇在金.现代老年医学精要[M].长沙:湖南科学技术出版社,1999.

[15] 李乐之.外科护理学[M].5版.北京:人民卫生出版社,2012.

[16] 吴在德,吴肇汗.外科学[M].7版.北京:人民卫生出版社,2012.

[17] 尹华玲.五官科护理[M].2版.上海:同济大学出版社,2012.

[18] 胥少汀.实用骨科学[M].2版.北京:人民军医出版社,1999.

[19] (美)莫斯柯维奇等.骨关节炎:诊断与治疗[M].王学谦等主译.天津:天津科技翻译出版公司出版社,2005.

[20] 雷慧.精神护理[M].北京:人民卫生出版社,2006.

[21] 沈渔邨.精神病学[M].5版.北京:人民卫生出版社,2009.

[22] 蔡篮.精神科护理学[M].北京:北京出版社,2011.

[23] 李凌江.精神科护理学[M].2版.北京:人民卫生出版社,2008.

[24] 刘哲宁.精神科护理学[M].3版.北京:人民卫生出版社,2012.

[25] 贾建平.神经病学[M].6版.北京:人民卫生出版社,2012.

[26] 陈淑清.精神科护理学[M].长春:吉林省科学技术出版社,1994.

[27] 罗悦性.老年护理学[M].2版.北京:人民卫生出版社,2013.

[28] 童晓云.老年护理学[M].郑州:河南科学技术出版社,2013.